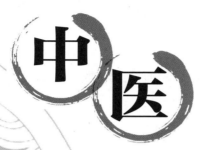

中医

10000个为什么

第一集

曾培杰 ◎ 著

朗照清度 ◎ 整理

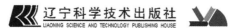

辽宁科学技术出版社
LIAONING SCIENCE AND TECHNOLOGY PUBLISHING HOUSE

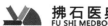

拂石医典
FU SHI MEDBOOK

图书在版编目（CIP）数据

中医10000个为什么. 第一集 / 曾培杰著. -- 沈阳 : 辽宁科学技术出版社, 2021.1
ISBN 978-7-5591-1659-8

Ⅰ. ①中… Ⅱ. ①曾… Ⅲ. ①中国医药学—问题解答
Ⅳ. ①R2-44

中国版本图书馆CIP数据核字（2020）第127140号

出版发行：辽宁科学技术出版社
　　　　　北京拂石医典图书有限公司
地　　址：北京海淀区车公庄西路华通大厦 B 座 15 层
联系电话：010-57262361/024-23284376
E-mail：fushimedbook@163.com
印刷者：河北环京美印刷有限公司
经销者：各地新华书店

幅面尺寸：145mm×210mm
字　　数：347 千字　　　　印　　张：13.375
出版时间：2021 年 1 月第 1 版　印刷时间：2021 年 1 月第 1 次印刷

责任编辑：李俊卿　　　　　责任校对：梁晓洁
封面设计：君和传媒　　　　封面制作：王东坡
版式设计：天地鹏博　　　　责任印制：丁　艾

如有质量问题，请速与印务部联系　联系电话：010-57262361

定　　价：65.00 元

前 言

在一次山林班徒步穿越时，大家登上高山之巅，俯瞰着大地群山，见来时的路虽然蜿蜒曲折，但却了了分明，顿时豪情万丈，不复当初爬山时的迷茫与艰辛。

曾师对大家说，思想的高地，我们不用正知正见去占领，就会成为邪知邪见的敌占区。

现代社会的健康危机，其根源就是我们中医思想普及教育工作的缺失。

人们在没有足够正确的防病保健观念这道防火墙的保护下，随时都会被各种错误的信息思想所困扰，最终只能活在疾病的恐惧与痛苦之中。

所以对于我们这些中医普及者来说，工作的重心就是在人们的思想中构筑一道防病保健的防火墙，让人们能够知病防病养病愈病。

《中医10000个为什么》这套书，与其说是在答疑解惑，不如说是在帮助大家树立正确的防病养生观。

本套书不管是在思想的正本清源上，还是在养生疗病的方法上，都有详尽阐述。

若您能宽心细性地阅读，一定会有意想不到的收获。

目 录

第一集

i

第一集

第一集

第一集

第一集

第
一
集

1 为什么读不懂经文？

问：师父，我对中医比较感兴趣，现在在读《皇帝内经》，这是入门书，要全部背下来，好在我高中时非常喜欢古文，古诗词，但有些还是不太懂其中含义。

答：《黄帝内经》的"黄"字是"黄土"的"黄"，不是"皇上"的"皇"。古人这样起名用字，是有表法的，脾主土，其色黄，土能承载万物。所以黄帝不是"白""王"的高高在上，而是以"黄土"厚德来载物。

很多人读经不太懂其中含义，怎么办？

一是我们要用诚心诚意的心态去读古书。古语讲"至诚感通"，大家知道这些经典古籍，都是发大心的圣贤人物写出来的。如果我们没发大心，没调到他们那个频率，没有与他们感应道交，也就不能跟经典相应，如此我们又怎么能真正从经典里面学到智慧呢？

二是说明功底不够，熏修得少。古语讲"功夫到，滞涩通"，又讲"书读百遍，其义自现"。因此反复地熏修一部书，早晚能明白其中的要义。

三是要听明师讲解，遵循古注古训，因为师承很重要，学医最讲究传承。有句话是这样说的：饶你聪明赛颜渊，不遇明师莫强猜。

所以要通达经典的义理，一看发心，二看用功，三看能否从明师学习。

2 医道从孝道中来

问：谢谢中医普及学堂，这是一个很好的学习中医的平台。大夫，我想咨询一下风湿应该怎么治疗才好？我爸爸去年患了风湿性关节炎，吃了一年的西药，人瘦如柴，一到傍晚就腿脚酸软发冷。

答：首先，我们要明白风湿是怎么得的。风湿，顾名思义，就是风跟湿。医圣张仲景讲得很好，他说，此病伤于汗出当风，或者久伤取冷所致。

为什么风湿病人那么多，而且中老年人占多数？大家一看就知道，我们的父母祖辈，他们都很辛苦，把我们带大不容易。他们经常干完活后，身体劳累，然后又给我们煮饭烧菜，烧水洗衣服。这样身体劳损，而风冷水湿又乘虚而入。常跟水打交道，身体哪能不沾湿气？

刚开始只是普通的感冒打喷嚏，时间一长，风寒湿由表入里，痹阻经脉，关节就会屈伸不利，气血过不去，晚上腰脚就会酸软发冷。所以治疗风湿最好的办法：让气血充满，然后运动锻炼。

中医治病，可以执简驭繁，我们常从"盈虚通滞"四字下手。气血充盈，就容易通畅；气血亏虚，就容易涩滞。

如果能够行好孝道，让父母省心，多休息，那么气血就容易充盈。然后晚上帮父母泡泡脚，平时替父母捶捶背，这些非常简单的动作，都可以让父母感动，并使他们周身气脉调匀。只是很多人太忙或认为太简单了，轻视它的作用而没有去做，其实医道是从孝道中来的。

风湿肢节痹痛，是手足出了问题。对于人体头脑躯干而言，手足属于下辈。我们做下辈后辈的要反思，我们的孝道有没有做足，有没有真让父母省心？

点点按按，病去一半。

世界上最厉害的推拿按摩手，不是医生，而是孝子。你看古时候父母咳嗽一声，孩子就会上前去递杯水，帮父母捶捶背。父母哆嗦一下，孩子很快会去帮父母打来热水，让父母泡脚，取来衣服披在父母身上。

很多病之所以难治，是因为你的行为不够至诚，只有发自至诚心，才能感通天地，感通父母，真正把温暖送到父母心坎上去。

3 运动有智慧

问：老师您好！每天仔仔细细看完老师的文章，内心很受触动。正己才能化人，感谢老师。

我老婆2个月前有一次打陀螺，第二天开始右臂感觉非常痛，后来医生说是筋发炎了，此病无法医治，只能养着，用热水敷不要动。还有3周前她也感冒咳嗽过一次，我不知道该怎么办了，希望老师抽空解答一下，谢谢！

答：古语讲"流水不腐，户枢不蠹"，人需要劳动，但劳动不可以过度。

《黄帝内经》说，生病起于过用。过用了身体，就容易生病。这句话放之四海皆准，历时千秋不易。

如果过度了怎么办？比如肢体容易酸痛，这时用热水敷有好处，可以加强局部气血循环，有助于疲劳缓解。

对于养生而言，一般我们不建议病人做对抗性运动，竞技性运动，因为这些运动虽然有好处，但也有不足之处。那就是竞技性运动容易激发一个人的争斗之心。

上周来了一个病人，他每天坚持运动一个多小时，还是经常感觉疲倦劳累，腰部酸痛。我们问他做什么运动，他说，在乒乓球室里跟别人比赛。我们说，那是年轻人干的，你换个运动看看，把下午四点到六点的时间用到爬山徒步穿越。结果，过了没多长时间他腰不酸了，人也不疲累了。

病人很不解，为什么同样是运动出汗，换一种运动，效果居然这么不同。我们笑笑说，道法自然，无为而治。你如果运动还带着得失之心，老想打赢对方，心中就会较劲，拧巴，扭曲，严重的脸色都会变得很凶。不信你看那些得失心特重的人，打乒乓球像是打仇人一样，这不是在增进健康，而是在助长怨气，好像扣球就很痛快，却不知道世间有作用力跟反作用力——你有一分凶狠心，就有一分阴气。这时你出的淋漓大汗，又有何用呢？

而当你去爬山的时候，身心回归自然，没什么对抗，整个人都是和谐的。这种和谐性的运动，与世无争，与人无求，所以越爬越精神。

大家要懂得去感受，如果这种运动让我们越做越累，就应该换一种。而如果这种运动让我们越做越有劲，气色越来越好，就要努力去坚持。不能人云亦云，以为某项运动对身体好，就随便跟风去做这项运动。

正所谓正而不邪，觉而不迷。正是一味大药，觉是一味灵丹。生病起于无知邪见，健康源于觉悟正见。

4 看清疾病背后的相

问：你好，微信上看到你们原生态无污染的田园生活，很是羡慕。我去年查出乳房有钙点，大夫看了说没事，但是我自己总是害怕，害怕会转成癌，有什么办法能消除掉它吗？

答：一个人想要健康幸福，有两条路子。一条是心灵回归传统文化；另一条是身体回归自然生活。

有些人会说，我人在城市，身不由己，如何回归山村自然呢？我也知道在山村生活好啊！

这说明他还没有明白自然生活的真谛。走进乡村生活只是一种表面的回归自然，最重要的是走进一种规律合乎道的生活方式，这才是真正的道法自然，回归自然。比如日出而作，日落而息，不熬夜，不过度。

顺应自然之道去过活，才是自然生活的真谛。

我们生活在山里虽然环境不错，但为何照样有些山民得顽固风湿，还有各种疑难杂病呢？原来他们有些虽然身处在环境优美的山里，但晚上看电视到十二点，早上睡到九点多也不吃早餐。还经常跟家人大声吵架，成为情绪污染的元凶。我们都知道环境污染很可怕，其实心灵情志的污染更可怕。

那应该怎么办呢？

我们不仅要做好自然环境的保护，还要做好心灵环保！

我们常说"相由心生"，"相"不仅指人的面相，像这些结石相，癌症相，乳房包块相，也都属于相。这些疾病相，本来是没有的，是后天心灵扭曲在前，情绪污染随之，而后疾病就形成了。

有人会问：你这么说的依据是什么呢？其实在孙思邈《千金方》上就有家庭关系与养生的论述。他说，凡居家要常注意内外长幼，有不快需要早点儿讲出来解决掉，而不是强忍着，以为没什么，结果一拖再拖，杠在那里，最后演化成疾病，甚至不断加重，遂至不救。所以你看，这家庭关系多重要啊！

很多得大病重病的人，一回想这一生原来自己一直都处于怨怒状态。

俗话说"怨恨恼怒烦，人生五毒丸"。你如果天天服这"五毒丸"，没有毒死自己只能算自己命大。就像天天电闪雷鸣，风雨交加，草木花鸟当然被摧残了。

回归自然的真谛是什么？是回归一颗平静自然喜乐的心。

中医讲天人合一，你的人生也是一个自然小宇宙。《菜根谭》讲，疾风骤雨，禽鸟凄凄惨惨，晴天朗日，草木欣欣向荣，是以天地不可一日无和气，人心不可一日无喜神。

害怕疾病，对身体健康无助。找到害怕疾病的原因，然后去修改它，这样才是对身体健康真正有好处。

我们现在早晚会做两个功课，一个是晨起发愿文，一个是夜幕省思文。晨起发愿文，能够引导我们一天走向正能量；而夜幕省思文，能够消除我们一整天的负能量。大家可以尝试为自己量身写一些发愿文，或省思文，也可以到网上去找一些文章做参考。

一个人常发美好的愿望，如愿天常生好人，愿人常行好事，身体的阳光正气会越来越多。常反思自己过失，身体阴暗病气会越来越少。

现在人只想健康，却很少去发愿，去省思，如果说健康是硕果，而发愿省思就是浇灌人生这棵树的甘露肥料。

祖师大德常说，定课很重要，确实这早晚的定课非常重要。我们经常去做，还怕得不到硕果吗？

5 穷孩子与富孩子

问：老师，您好，小儿不到十个月，手心热，脚心热，肚子有点硬，口气热，舌苔白但不是很厚，是不是有点积食？

答：一般中医看来，手背发热多外感，手心发热多内伤积滞。如果孩子肚子硬，口气热臭，小便容易发黄，那说明里面有积滞了。

孩子的病往往很简单，未论用药，先讲食疗。为什么古人讲"若要小儿安，常带三分饥与寒"，因为小孩肝常有余，脾常不足，他对食物的欲望远远大过他身体的需要，所以常常吃伤。

大家可别小看吃伤，认为只是食积生病，其实说得严重些，还暗中损命呢。孙思邈就讲过，"饱食一顿，损三日之寿命"。所以父母真想对孩子好，千万别让孩子吃撑吃饱。因为无知的爱等于伤害。

我们镇上有穷富两家人，他们互为邻居。穷人家的小孩，从小到大没有上过医院。富人家的孩子三天两头就往医院跑。

穷人家的孩子吃的是五谷米糊，粗粮玉米汤，经常在田地里打滚，身体结实粗壮得像玉米棒。而富人家的孩子，什么都讲营养，精挑细选，吃进口奶粉，从来不让孩子在地上打滚，怕脏有细菌，结果把个孩子养得病快快的，孩子老是口吐臭气，大便干结，厌食挑食。

富人就到邻居穷人家那里说，我小孩能否请你养一阵子啊？穷人点头说，我没有什么办法，我家里就只有萝卜干，咸菜地瓜粥。结果这富人的孩子吃一段时间后，病少了，不用老往医院跑了，胃口也开了，还经常跟穷人的孩子在田地里打滚，神色也越发精神。

大家看，应该怎么养好孩子啊？要道法自然啊！

大自然没有给我们提供什么高档营养，看似粗粗糙糙的，其实里面什么都有。

所以你说，小孩子究竟是天生病弱，还是我们把他养病了？

无知会残害我们祖国的幼苗。如果孩子偶尔生病，那没什么。如果老是生病，就应该反思我们的喂养孩子之道了。究竟应该走粗粗糙糙的农家路子，还是要走精挑细选的富贵路子？

我们相信身体是自然的，青菜萝卜糙米饭，咸菜地瓜玉米粥，这些东西能洗肠开胃，容易消化吸收，才是真正的饮食之道啊。

6 "参"是什么意思

问：根除烦恼的秘诀中要参我不应该……这个"参"是什么意思？是心中默念还是怎样？请老师指导。

答：“参”就是想、反省，曾子叫三省吾身，孔子叫反求诸己。又叫反参，禅家讲参话头，科学家讲做实验，就是人常处于那个实验状态，直到那个问题解决了。就像一个人经常生气抱怨，看别人不顺眼，看到天气转阴了，就抱怨这鬼天气，那么这个人的气场就会很乱，精气神就会很弱，很容易疲劳。这时为了让自己精神状态好起来，就要把这种计较暗耗的怨人心态，像用橡皮擦擦掉一样，所以他就开始参：我不应该生气，生气时不拿别人的错误来惩罚自己；每生一次气，就是在毒打自己一次；生气是中他人计，气出病来没人代替。

这样越想越参，生气的次数也就越来越少了。你在即将生气的一瞬间，马上就能觉悟，这在禅门又叫做觉照功夫，念起即觉，觉知则无。你在生气时能觉知你处于觉知状态，不让它再发生下去，那么你降伏其心的功夫就上去了。

同样喜欢抱怨的人，他就参：我不应该抱怨，不怨人是成佛大道根，明理不怨人，怨人就会伤人，怨气冲天的人，脑袋会不好，头痛很难治，一念怨气就会冲上头顶，人的头就是人的天。一肚子怨气的脾胃不好，脾主大腹，偶尔消化不好的人，可能吃错东西了，老是消化不好的人，一定是情绪不太好。

所以在怨念一起来时，马上就提醒自己不让它发生下去，这就是参的功夫，在禅门里又叫看念头。人的念头就像牛一样，你不看好它就会乱吃庄稼，你不看好你的念头它就会把你周身的气血都吞掉，让你觉得很容易累了困了病了。所以说这些不良情绪才是免疫力的最大杀手。

我们之所以疾病多，身体不强，就是因为这些情执太重了，情轻病亦轻，这些情绪慢慢被参淡后，心灵平静的时间越来越多，身体也会越来越好。

第一集

7
善言不离口，乱想莫经心

问：老师，我嘴唇发紫，手脚发麻，怎么用药？

答：古人讲"未议药，先议病"，我们要先搞清楚这病是怎么来的，才能够知道怎么让它去。登山者，必寻来龙去脉；行医者，必明前因后果。脾开窍于口，紫黑色乃血脉闭塞之色。长期饮食过度，劳倦伤脾的人，中焦气血不畅，嘴唇就容易表现出紫暗。一般麻为气虚，木为血瘀。而脾主四肢手脚，当脾脏自己受伤了，就不能源源不断地把营养供到手脚那里去了，所以要让脾胃恢复正常状态。

我们的身体其实很强大，你只要不伤害它，它就会很健康。现在很多人今天吃补脾胃的药，消化食积的方，明天就去暴饮暴食，应酬熬夜，把身体折腾伤得更凶。这不是在治病，而是在造病。

脾胃病不难治，就是不要再吃伤了，不要思虑过度。孙思邈在《千金要方》中讲，养生最重要的有两点，善言不离口，乱想莫经心。就是说，嘴巴讲好话，就是在养脾胃。我们嘴巴是脾胃开窍所在。如果一整天都讲粗话脏话，可见这脾胃被污染了，其实是在伤自己的脾胃。

那什么叫乱想莫经心呢？就是少让各种妄想杂念从心头出来。这是为什么呢？因为人一整天八成以上的气血，都让我们的心念给消耗掉了。

有人会问：你这些理论是怎么得出的？

我们是做过实验的。城里有些年轻人没事就在那里看电视喝茶聊天，一坐就一个下午。他们老说自己虚，无力气，干不了活。我们就带领这些没有在山里生活过的学生，天天下午出坡干活，而且还很少说话，你在干活出汗的时候，根本不能胡思乱想。就像让你跑步，你能想其他事吗？结果每个学生干完活儿后都精神振奋，步伐轻快，胃口大开。

古人讲"制心一处，无事不办"，你看坐在那里闲聊妄想，说张家长李家短，拿着遥控不断选择节目，那是相当耗神的。而你一到外面干活劳作，专注一处，耗神的开关马上被关住，身体很快就会感到舒服。道家养生叫忘我注内。

身体是锻炼出来的，不是靠吃药吃出来的。脾胃是保养出来的，不是靠医生治出来的。保养脾胃最重要的就是口出善言，心存正念，多动手脚，少动心脑。如此，不单你嘴唇的问题可以转过来，手脚的问题可以转过来，就连你的气质命运都会一起转过来的。

8 是谁偷了我的气血能量

问：曾老师，您好，我的月经一年没来了，五一假期想过来看看问题究竟出在哪里，感谢！

答：月经是怎么来的呢？

《黄帝内经》讲得很好，有三个条件，即天癸至，任脉通，太冲脉盛。天癸是肾所主，太冲脉是需要肝气条达。也就是讲，月经能按时来，一是肾中精血要足，二是经脉要通畅，三是肝气要条达。这三者缺一不可。

上大学的时候，常有些女同学在大考来临前两三个月，精神紧张，月经居然不来了。等大考一过，人没那么紧张，身心放松了，不熬夜备考了，月经又自动来了。这说明熬夜透支精血，让我们身体空虚，而长期精神紧张，让我们经脉错乱，肝气郁滞。

所以解决月经不来这个问题，就四个字——盈虚通滞。让气血保持充盈，经脉通畅，它就自动来了。如果气血空虚，经脉又滞塞，它想来也来不了。

现在很多人长期处于压抑加急状态，这种称为无意识紧张状态，吃进来的营养都不够他的负面情绪，何况：还有急躁的脾气也要消耗掉一些营养。

即使良医开出来的良药，也只能管住一时。

菩提须向心觅，灵山不能远求。我们要好好反省一下，是谁偷了我们的气血能量，让经水都来不了。

有个女孩子，十七岁，自从买了智能手机后，月经三个月都没来，家里人吓坏了。我们一看这女孩子来的时候还在玩手机，便笑着说，治此病难，也不难。女孩的父亲就不解。我们说，难在你女儿，不难在我。女孩的父亲还是不解。我们说，很多年轻人其实身体没什么问题，只是气血都漏在手机上了，要是能够放下手机，下午去爬两个小时的山，晚上早睡，做到这些医生才能给你开药。

后来我们就开了枸杞子、红豆、红衣花生、红糖、红枣、生姜。这叫五红一黄汤。借用生姜温胃暖阳，将各种补血养血的食物变为身体的气血。就这样一个月不到，这个女孩的月经自动就来了。真是学力根深方蒂固，功名水到自渠成。

水满则溢，水到渠成，如果气血能量你补不满，经水又怎么可能按时来呢？

我们发现很多人得所谓的"时代病"，都跟过度用智能手机分不开。人的气血源源不断地通过眼睛被网络吸进去了。你说这究竟是我们在玩手机，还是手机在玩我们呢？究竟疾病是别人传染给我们的，还是我们自己制造的呢？古籍上讲"人弃常则妖病兴"，一个人不按常规的早睡早起，锻炼跑步，那么疾病就会源源不断兴起来。所以我们要恢复正常很简单，先回归正常的饮食有节，起居有常，不妄作劳吧！

9 寿康之道，教育为先

问：老师，谢谢您微信分享的每一篇文章，每一份辛劳，让我感受自然淳朴与恬淡且充实的生活，精而简的文字起到教化的力量，养生从日常点滴做起，支持！您平常会有意向地先教想学中医的人医德吗？

答：是啊！大学中医《医古文》，首学《大医精诚》，即德教。用药来医治病人，是浅层次的治标。用德来教化，才是深层次的治本。所以医病，是善巧方便，启发民智，才是王道正道。

医学是入世出世间法之间最好的一道桥梁。如果你去仔细观察一个真正的名医，特别是历史名医，他的人生都是圆满的三步。第一步是读书临床，解救病苦；第二步是著书立说，总结经验；第三步是教育子弟，传承薪火。

一个人要能够教育子弟，必须自己先受教育，先做到。先受什么教育，就先做到什么？先受的是圣贤教育，先做到的就是德啊！

有些人把德跟术分开来，其实德和术是不能强行分开来的。德为根，术为枝叶花果，只爱看上面的枝叶花果，不爱下面的根基土壤，就像放在花瓶里的花一样，三日它就枯萎了，所以古人讲术非德不久。

其实我们并没有说要先教什么，后教什么，都是按照《黄帝内经》上的教法来的。《黄帝内经》讲"夫上古圣人之教下也"，《黄帝内经》开篇不是跟你讲怎么用药治病，而是跟你讲教育。寿康之道，教育为先。

《黄帝内经》开篇《上古天真论》里头的眼目跟灵魂，就四个字——德全不危。上古圣人能够度百岁而动作不衰，为什么呢？以其德全不危也。

换句话说，现在的人很多年过半百动作就衰了，瘫痪中风，坐轮椅，为什么呢？德危不全啊！

当道德出现危机的时候，不要说名誉难保，就连自己的生命健康都很难得到保全。我们大家都说《黄帝内经》很重要，而且《黄帝内经》首篇更是重中之重，可有多少人能从中读到教育的重要呢？又有多少人读完后，立马变化气质，先从教育自己下手呢？

如果你读完《黄帝内经》后，没有那种幡然警醒、重视修德的感觉，那即使已经读好几年了，其实也跟没有读差不多啊。

读书贵在变化气质，而变化气质在于不断地接受德化教育啊。所以说教育是一味药，它医治的是愚痴、愤怒、贪婪等常见"疾病"。

我们中医普及学堂为什么要回归传统文化教育，因为中医是传统国学土壤上面开出来的一朵奇葩。如果花在盆中，它就像盆那么大。如果花在大地土壤上，它得地气了，就能香飘四野。我们也是在边学习，边普及。普及分两个部分，一个是普及中医常识，另一个是普及国学常识。

这就是为何我们现在的早课是《朱子治家格言》，接下来要开讲《朱子治家格言》的学习心得体会——"朱子家训对家庭健康的启示"了。学生们每天都有写总结笔记，摞起来也有厚厚的一打。我们现在正忙于整理，希望接下来找机会发表出去，以启发帮助更多的人。

10 七分钟把脾胃养好

问：您好，看到您那里中医带徒好羡慕，我想学医，不知有没有这个机缘，对您的"中医普及"表示深深的敬意。

师父，请问如何养脾？另外三岁的孩子烫伤留疤，晚上睡前疤痕发痒，要挠很久，请问中医对这种情况有什么好的治疗方法吗？谢谢。

答：学医有很多种成就的办法，有遥学，书信著作往来皆可以成就；有近学，亲近名师大德，贴身跟从临床做学问，也可以成就。

拜师也有多种途径，一种是以经典为师，念念在经典，居则在席，行则在囊。一种是以人为师，从明师受戒，专信不犯。或学无常师，择善而事。

我们这个时代，要找一个好的老师，合适自己的不太容易，所以最适合个人学医的是以经典为师，以古德为师。选一门经典，长期熏修，很容易成就。

接下来我们说说养脾，我们就要看《脾胃论》的宗师李东垣。

脾开窍于口，主饮食，现在很多人动不动就想找什么药物来把脾胃修复好，却从来没有想过如何让自己的脾胃不受伤。

与其不断地找修车师傅，还不如用心将自己车技提高。

去年有个建筑商得了七年胃病，我们只用七分钟就教他治好了七年的胃病。后来他带了很多有脾胃病的人来，成了宣扬脾胃养生健康的人。

七分钟是如何教他把脾胃养好的呢？

李东垣在《脾胃论》中讲到，方怒不可食，不可大饱大饥；宜谷食多而肉食少，忌寒湿生冷之物。

我们来看看这位建筑商的生活饮食习惯。第一，这两条可以说他每天都在犯，他以前吃饭是个急性子，狼吞虎咽。吃完饭后瘫坐在沙发上看电视都不想动，食物压在那里下不去，就不断泛酸。在民间认为，这是吃了压气饭，很伤身子的。我们直接叫他吃慢些，慢半个节拍，而且饭后能站就不坐。

第二，以前这位建筑商早上睡到十点多，早餐也就省了，这叫大饥。晚上常常出去应酬吃宵夜，肚子必吃得圆滚滚才回来，这叫大饱。大饱一顿，损寿三日啊！这是孙思邈讲的。人吃撑一天，三天都恢复不过来。

第三，这位建筑商以前从来没有大便通畅过，大便都是黏黏腻腻，在厕所里冲都冲不下去，因为肉食多，而蔬谷少，我们叫他早晚吃素。很快大便就像箭一样快，肠通腑畅人健康。

第四，这位建筑商以前最喜欢喝冰啤酒，我们没跟他说戒酒，跟他讲了个试验，叫他用打火机把一瓶冰镇啤酒加热，看看需要用掉多少打火机的气。

大家想想，你把冰镇的啤酒喝到肚子里来，最后排出去的可是热腾腾的尿啊！这里头要消耗掉你多少元气呢？用脑袋稍微想一下就知道了。

建筑商豁然开朗，说他知道为何去广州、深圳找十几家医院，都没有治好病的原因了。半个月后他来道谢，说我们不是医生，而是他的健康导师。

我们笑笑说，现在的很多医生就像修理工，真正能够让车少坏的，不是修理工，而是教练啊！如果你学会了高超的驾车技术，你的车不仅保养得好，而且还会少很多麻烦和损耗。

有些人研究《脾胃论》，只看到里面最重要的补中益气汤等千古名方，却很少去看《脾胃论》后面四篇最为经典的养脾胃之法。

如果你想养好脾胃，却不知道脾胃使用手册，这怎么行呢？这四篇分别是《脾胃将理法》《摄养》《远欲》《省言箴》。李东垣把这四篇放在最后面，那可是压轴的重点啊。以后有机会我们再跟大家详讲，这里面有大智慧。提高自己使用身体的能力，比随便把身体交给医生更重要。

至于烧烫伤，很简单，大面积的感染要及时送往医院处理；小范围的烧烫伤，我们最常用的是芦荟。

芦荟是治烧烫伤的圣药，我们周围碰到被滚水或者明火，还有摩托车排气筒烫伤的有很多，大都不用花钱就能治好。

芦荟可以说用处多多。一能润肤美容；二能排肝毒从肠出；三可以捣烂外敷治烧烫伤。芦荟治烧烫伤，治好后还不留疤痕，这是很难得的。

所以为什么懂点草药常识的人，房前屋后，都会种几盆芦荟，真是闲时物，急时用啊！

11　与人无求，与世无争

问：老师，谢谢你们的普及，我正在自学中医，看了你们普及的内容，深有感触，另外，希望你们能继续更新"山居日记——我们的中医生活"，讲的很好，赞一个！

从关注学堂微信号，每天一篇的文章成了我每天的期待，看完之后心里仿佛充满明媚的阳光，特别舒服。感恩您的每一篇文章，让我警醒，让我反思。虽和您素未谋面，但已把您当成我的老师。感谢老师的付出。

答：感恩大家的赞叹！现在微信公众号里写的就是我们的山居日记，中医生活或者叫做传统文化生活。希望我们的回归，能够给大家带来更多心灵的启发。

因为文化的魅力在于落实。在平常耕田种地，走路跑步，读书写作，临床看病之中，都可以切身体会到。

有人说，耕田种地，没什么文化，其实不然，大家仔细去看看《天工开物》、《齐民要术》和《农政全书》这三部民生三大奇书就知道了。

我们近来边出坡耕作边研习，上次在中山明理孔子学堂学习时，也有幸听过有机农法的课，才知道农学里头，有很多智慧的东西，这些东西不单在农田里有用，在我们日常生活中也有大作用，以后我们再一一跟大家分享。

有位大德讲过，他以前读二十五史，有专门的隐逸传，就是些隐居之士，与世无争的人，他们凭什么被写进史书，而且加以赞叹呢？按道理史书应该记载歌颂功德言三不朽之人。

《声律启蒙》讲，战士邀功，必借干戈成勇武，逸民适志，须凭诗酒养疏慵。

孙思邈在太白山采药，没有入朝为太医，诸葛亮也隐居于隆中，躬耕于南阳。这些隐士过着闲逸淡泊的生活，有什么好传诵的？后来才明白这些隐居淡泊之士，有大作用。他们与人无求，与世无争，身心清静，于道相合，不仅是传统文化的化身，更是很多绝学的继承者，他们躲到山林里不是无所事事，做的都是公天下的事。

比如我们的《菜根谭》，就是洪应明先生隐居在山里头写的。还有《小窗幽记》等处世奇书，《朱子治家格言》这样的治家的典范，也是淡泊名利之人写出来的。

所以真正的功业，绝不是用贪嗔痴斗争之心去做的，而是用出世之心去做入世之事业，这样绝学才能真正传下去。不淡泊到那层次，不清静到那地步，你就没法真正领悟绝学的精髓。所以诸葛亮讲"非淡泊无以明志，非宁静无以致远"。对此我们在山里头太有体会了，每天云淡风轻，心胸皎洁如长空皓月，无车马乱耳，无丝竹扰心，做什么事情都很安详。起心皓月当空照，动笔三峡如水流。这种状态才能让我们更好地将文化普及开来。

12　当健康危机出现时，我们该怎么办？

问：谢谢老师，我会用心去学，不枉老师一片苦心，更想为中医普及贡献些许力量，以后会常请老师指导迷津。

想请教一下老师，如果没有条件回归自然，耕田种地，那平时做什么运动最好呢？

答： 按照中医的生活方式，把自己的身体修好，就是最好的为中医普及做贡献。

曾有个教育部门的领导来我们这里就诊，他身体不好，上楼梯都喘气，脚臭得都不敢穿袜子，还有严重的口臭。这么多年来，吃了不少药，也没有将这病去掉。我们跟他讲吃素食的好处，还有运动的重要性，好在他很快就听进去了，甚至把我们写的医嘱贴在案桌上：

每餐七分饱胜服调脾剂。

日行七公里真乃延寿方。

其实就是管住嘴跟迈开腿。

仅仅过了一个多月，他的体臭就基本闻不到了，人减了十多斤，赘肉没了，好像换了个人一样，看上去年轻精神多了。

看到这种转变我们倒没有惊讶，他的那些同事都纷纷向他请教是什么原因能让一个人产生脱胎换骨般的变化。

他很高兴，跟大家讲这是素食加运动的功劳。

素食能让血液清净，从源头上减少身体的臭浊。运动能让经脉调柔，但一定是要让身体进行充分的运动。

"东方欲晓，莫道君行早，踏遍青山人未老，风景这边独好……"这是毛泽东的诗，他很喜欢爬山的，认为徒步穿越在青山之间，是延年益寿的好方法。

后来，他早上常去爬周围的山，还带动不少人也去爬。他每日走七公里就花一个来小时而已，走完后身体那些杂质纷纷都被分解炼化掉，经脉为之开通。

虽然他没有学习中医，但是他也在为中医做贡献，因为他把这些健康的生活方式，展现给他周围的人看。周围人看了心生羡慕，也想学他，这样他就起到了中医普及的作用，对中医的传播做了贡献。

这素食七分饱不正是恬淡虚无吗？而每天缓慢徒步七公里，不正是户枢不蠹吗？这样血液一天比一天清洁，身体一天比一天灵活，疾病就像抽丝剥茧一样，一天比一天减少。

本来他还有狐臭，都准备去做手术了。

医生说，像这么严重的狐臭，非手术切割掉不可，结果还没有手术，狐臭就没了。可见很多病，本来就是没有的，只是我们不知道回归清淡自然的生活而已。

正像你问的，现在城市里头，没有办法回归田园，那身体怎么办，用什么运动最好呢？

前面我们跟大家讲到了，徒步穿越对现代人身心健康最有帮助了。

陶弘景在《养性延命录》中讲到，少不勤行，壮不竞时，长而安贫，老而寡欲，闲心劳形，养生之方也。现在很多人读不懂这古籍了，认为古代典籍没有价值，殊不知我们现在很多问题，古人都已经提出解决的办法了。

这句话的意思是说，如果一个人年少时，不勤于走路，那么等到年壮时，走起路来连一个时辰都支持不住。如果他年长时能够安于清贫，吃那些粗粮清淡的素食，年老时得失之心不太重，可以少思寡欲，这样自己的心就会很清闲安详，自己形体再多做劳动，干体力活，那么就很容易长寿且健康，这就是养生的大方法大原则啊！

所以我们为什么要提出徒步穿越，这不是我们发明创造的，古籍上已经教我们每日要有一个时辰的步行了。一个时辰是两个小时，两个小时大概能走七到十公里，这样人越走腿脚越灵活，身体越好。那些不爱动的人，腿脚越堕，身体就越容易出问题。古书叫，形不动则精不流，精不流则气郁。

叔公讲，以前在这山里砍柴要挑到集市上去卖，走十多公里路都没问题。现在你让很多人空身走也走不了十公里路，这不正是健康危机提前了吗？

可现在人身在危机中，还不知道危机，这是最可怕的。没有危机意识，等中风瘫痪来临的时候，再想解决就晚了。

古籍上还讲，出车入马是瘫痪的征兆。古代坐马车尚且是这样，何况我们今天坐小车，一整天两脚都没沾多少地，这会产生多么严重的健康危机也就可想而知了！

我们拿什么来消解这危机呢？拿这些古籍的智慧，千年的沉淀。

所以大家看，"闲心劳形"这四个字多么高明，说白了就是让心别乱想，让身动起来，这就是合乎道的精神。但现在人却背道而驰，让心脑忙起来，乱起来，却让形体安逸颓废懒惰，这其实是在养病。所以我们反过来讲，劳心闲形，养病之方也。

人的心是领导，形体是手下员工，如果一个单位领导老是焦头烂额，员工却很清闲，那这个单位就麻烦了。如果一个单位领导很泰然，而员工却勤而行之，那么这个单位一看就知道进入正轨，每个人都很充实。所以大家看，这社会企业单位都是这样的，何况是我们的身子呢？故云：外圆内方，处世大法。身动心静，益寿良好。

会养生的人，他在工作中，也会看得很透，而那些企业单位里头的佼佼者，他用里面的道理来养生，也一定是顶呱呱的。

13 吃东西的学问

问：我按照平时日常饮食的话没什么问题，但我稍微一吃点油腻食物或者平时比较少吃的东西，比如喝个瓦罐汤就会拉肚子，有没有什么好办法呢？谢谢！

答： 如果说圣人学一个字，就落实一个字；贤人学一句话，就落实一句话；凡人学多少，就忘多少，这样对日常生活很难有好的指导。

我们常跟学生说，按照《黄帝内经》讲的去做，就是加入我们中医普及的团队中去。中医普及学堂真正普及中医的目的，不是做知识的转移灌输，而是让医道在日常生活中落实，广东状元大儒陈白沙称之为"随处体认天理"，这样知识才真正能成为力量。

现在很多人都把自己脾胃吃坏了，因为现在有太多好吃的东西了。人只要不贪，脾胃是不会吃坏的。有个老寿星，大家向他请教饮食秘诀，老寿星哈哈大笑说："好吃不多吃。"这句话就是秘诀，这位老寿星就从来不会因为贪吃而吃伤脾胃。

像我们一天吃三餐，不缺早餐，也不吃夜宵零食。经常有病人送很多糖果来，我们随手就送出去。

有人可能说，吃一点儿也没关系吧，不过我要告诉你的是，身体需要的不是食物，而是规律的饮食。

如果你三餐规律，平静地进餐，不说话，不看电视，细嚼慢咽，充分体会食物，从上往下降本流末的过程，这样坚持一百天，不吃撑不吃零食，身体的脾胃功能绝对会大加好转。这是我们按照古法饮食切身体会到的好处。

大家只要按照这个来做，就是在做中医普及，以法为师，以道为友，就是加入我们中医普及学堂的阵容，就是在传承医道。

还有，如果没有充足的运动辅助的话，吃饭也不香，消化是不彻底的。

吃什么重要，但是你吃饭之前干什么更重要。比如我们早上一起来，如果什么功课都不做，就直接吃饭，肯定吃不香。所以我们起床后，都要先洒扫庭除，劈点柴，摘点菜，压压腿，拉拉筋，做做早课，诵读经典，用大半个小时的时间把筋骨拉开，让气血对流。

这时吃饭会特别香，其实不在于你吃什么，就算是吃白粥，不用加任何佐料，都能吃到稻谷的香味。

所以最高明的美食家，不是把食物做得香喷喷的勾人欲望，而是将食物做得朴素平常，去提高个人修养。让我们去品尝最原始的味道，没有添加任何多余调料的食物吧！叫好吃不过家常菜。

回归自然，不是说一下子就跑到山里来，而是在家里也能食得淡泊。"若要身体安，淡食胜灵丹"，这句话已经流传了几千年，经得起时间的考验。

我们从不缺乏知识，缺乏的是去落实。就像上次有个小孩子，吃了零食就不吃饭。他父母问：怎么治这孩子的厌食挑食呢？我们说，很简单，家里不要有零食，一日三餐。家长不相信，说就这么简单？蒙群说，孩子挑食是因为不饿。这父母回去后，没有再买零食，孩子也就没有再厌食挑食了。

所以说，很多身体上的病，都是我们自己制造出来的。我们稍微调整一下，疾病很快就被我们调过来了。这叫病在观念，福在受谏。生病时要靠医生来指点指导，但是健康之路还是要靠我们自己去走。

14　养生之道，唯"眠、食"二字而已

问：老师，我看了您在网上发的文章感觉非常受益，能

不能继续按您之前的思路再讲讲《药性赋》剩余的内容，还有汤剂，还有脉法？真是太感谢了。

请问一下，有头皮屑和头发油、掉头发怎么办呢？

答：在山里，诸多不便，比如交通、网络。学生们来一个月，没有出去购过物。刚开始不习惯，现在反而习惯了。正因为种种不方便，包括上网、打手机，信号都若有若无，经常要断线。这些看似不太方便，却是修学最大的便利。因为不会起太多的攀缘心，外求心。所以学生进步得也比较快，他们一个月就修一部《药性赋》的寒性药。

其实学习什么药不是最重要的，用什么思维去学，能不能结合古圣先贤的智慧，跟当今时代的弊病，这才是最重要的。

如果我们再继续讲，会讲温平的药，这些药物虽然药性不同，但其实质都是一样的。

我们先把寒热药讲完，其实就等于把阴阳讲完了。如果后面大家都要求继续讲下去的话，我们就再来接上。大家有需要，我们就尽力讲。

汤剂、脉法也是中医普及的重点，需要牢固基础，接近临床时，这些内容会非常关键。现在我们还处于打地基的阶段。

现在说说为什么很多人红光满面，头皮流油，头发都长不住，老掉头发，头皮屑还特别多呢？

中医认为，这是一种浊阴不降之象。浊阴为什么不降呢？是因为六腑不通啊，六腑它是主降的。六腑为什么不通呢？它的动力来自哪里？来自五脏。所以治标在六腑，治本在五脏。加强五脏动力，保持六腑通畅，是清升浊降的秘诀。现在很多人五脏没有动力了，为什么？内耗得太凶，太厉害了。人们普遍用眼用脑的强度和速度是古人的数十倍甚至数百倍。

　　六腑为什么不通畅呢？现在人饮食浑浊程度是古代的数十倍甚至数百倍，常常暴饮暴食吃伤脾胃。这修车的师父，远远不够用啊！修车的速度，也远远赶不上毁车拆车的速度啊！

　　俗话讲，六腑通畅百病消。这个道理很深。上次有个脂肪肝，头皮流油秃顶的病人过来。我们看他以前的药方都是补肝肾，乌须发的，像制首乌、枸杞子、巴戟天、熟地等。他问：还有什么更好的长头发药吗？我们笑笑说，吃萝卜去。他听了不解地问：不是说吃中药不能吃萝卜吗，萝卜解药啊！我们说，萝卜解药毒，也解食物之毒，你身体六腑都堵得严严实实的，什么营养也进不去。

　　我们教他吃粗粮粥，拌萝卜干。他坚持吃半个月，天天打屁，排便像箭一样快，以前肛门黏腻，怎么用卫生纸都擦不干净，后来没怎么用卫生纸都干干净净。半个月，他头皮没流油了，一个月后长出毛发来了。

　　他感觉很奇怪，自己吃那么多乌发生发的药，治了几年，还比不上你这萝卜菜干粥。

　　我们笑笑说，你如果懂得吃这山里自然无污染的自然萝卜菜干，再早睡早起，保证睡眠充足，哪里用得着一个多月，十多天就见效果了。

　　他听了直咂舌，这么顽固的头皮流油和掉头发，十多天就能见效果。我们说，是啊，这个我们见多了，为什么饮食跟睡觉这么重要？这是我们曾门养生的秘诀。

　　曾文正公当时教弟子养生就一句话，养生之道，唯眠食二字而已。说白了，就是睡眠要按时，要睡得沉，吃饭要吃自然清淡的，不要吃撑。现在人晚上到了睡觉时间，还在电脑前千般思索。到吃饭的时候还盯着电视，看着新闻，万种计较。这样觉睡不好，饭吃不香，身体能健康，那才是怪事呢？

我们去看，大地的草木蔬菜就像大地的头发，为什么那些禾苗，我们下午去看没什么，第二天早上一看，长高一大截，因为禾苗生长是在晚上。这叫阴成形，晚上是造阴血，长形体的时候。现在很多人掉头发，是因为焦虑熬夜，睡眠没保障。

还有很多人头发容易焦枯发白，为何呢？你不到这农村里头来还不知道，有不少蔬菜瓜果，都放了农药除草剂。除草剂所过之处，草木干枯零落。大家想想，用这种化学方式养出来的菜，我们吃到身体里会有什么感受。这是在抑郁生机啊！

连草木都枯干，凋落，这人的头发，怎么能够光泽牢固呢？所以食物安全问题大得很哪！

宁愿吃少吃清淡些，吃自然一点的东西，也不要老吃反季节，市场上卖得贵的东西。当我们身体有毛病时，就要自问一下：是不是我们离自然远了，离古圣先贤的教诲远了？

15 治愈疾病的杀手锏

问：老师您好，"百谷之实土地精，五味外美邪魔腥"，能请教一下您对这句话的理解吗？第一次看到这句话时有点儿被吓到了！还有，我牙一直出血好久了，这是怎么回事啊？

答：这里讲的是饮食之道，我们知道，法有正邪。何为正邪？外求为邪，内求为正。

《黄帝内经》最高明的饮食之道是"美其食"。这美其食，不是说把食品做得多漂亮，把食品味道调得多么诱人，而是拥有一颗圆满美丽的心。

如果你追求感官的刺激，那就麻烦了，这时你就是欲望做主，被食物牵着鼻子走；如果你追求内心的恬淡，那就太好了，这时你就是真心作主，不为饮食所惑。

古语讲：

藜口苋肠者，多冰清玉洁。

甘脆肥浓者，多腐肠败胃。

这是什么意思？是指吃清淡的野菜蔬果，气血会非常清净，不容易生病，而且人也会变聪明，智慧容易打开。而吃肥甘厚腻、刺激欲望的各种食物，一下子就让你难以自止，不是吃撑吃伤，就是吃出怒气来。这样人脾气会越来越大，身体会越来越差，因为一顿不合自己胃口，立马就暴跳如雷。这时已经不是你主宰自己身体了，你的身体已经被欲望主宰了。

所以古人讲："堂堂七尺躯，莫听三寸舌。舌上有龙泉，杀人不见血。"一方面祸从口舌出，另一方面病从口舌入。

当你淡泊不贪时，外界的美味都无法动摇你的内心，这时粗茶淡饭腹中饱，万事随缘了，身体哪还有什么病？

这就是《黄帝内经》为何教我们要有一颗恬淡虚无的心，这是因为此时天地的正气都往你身上聚啊！

有个中学老师，胃溃疡好几年了，多方治疗都没好转。从珠三角的医院，又回到家乡，他进山来时，问我们有没有更好的胃药。我们说，胃药没有，治胃病的方法倒有，只是不知道你能不能做得到。

他说，什么方法啊？我们说，少吃肉，多吃素，阳光底下常散步，身心清净了，寿命比彭祖。他不解地问：吃素有营养吗？吃素身体行不行啊，吃素脑力够不够用啊？

我们说，现在很多老师都是思虑过度了，不亲自去体证，在那里辩驳没有意思，治病最怕的不是疑难杂病，而是思虑过度的人，特别是知识学得多，形成了知识障，那就更可怕了。要如牛羊壮，营养在吃草，要如马跑快，运动不可少。

而且我们以前读过的课文，不是有一篇《曹刿论战》吗？里面就有肉食者鄙，未能远谋，素食者智，宁静致远的道理。

所以那些能想得长远的人，他们很多都是吃素的。连世界上长跑最厉害的冠军也是吃素的。孙中山、爱因斯坦这些能想得十分长远的人物，他们都是吃素的。

这下他没什么话说了，回去试吃半个月素，胃没有反酸了，胃溃疡也自愈了。

其实现在有那么多人得胃病，不是因为胃药不行，而是因为胡吃海塞，欲望作主。你想，那么多乱七八糟，难消化的肉食塞进胃里，一旦酸腐，那胃肠不被搞出溃疡来才怪呢？

所以吃素可以很快速地减轻胃溃疡和慢性胃炎。同时如果你再适当加强运动，胃动力一加强，身体好得更快。

我们常说，不怕病难治，就怕不听话。病人们说，什么病最难治呢？我们笑笑说，不老实，不听话，不真干的病最难治。

医生有一个法宝，也可以说是治愈疾病的杀手锏，就是把病人由欲望作主，转变为真心作主，把邪魔作主转变为真理作主。如此变化气质，治愈疾病也就成顺理成章的事了。

再说说牙龈出血，还有很多人刷牙容易出血，这一般分虚实两种情况。脾胃开窍于口，如果思虑过度，舌体淡白，属脾虚的用归脾丸，能够助脾主统血。如果容易烦躁上火，舌尖红的，用一味竹茹30克熬水，通降胃气，气机下行，其血遂止。

16 孝慈是中医的大根大本

问： 你好，谢谢你们给我在学习中医方面开了一扇窗。

我是一名中药房药师，对中医很感兴趣，但中医博大精深，一直苦于没有好的学习方法。在拜读了贵帖后，受益匪浅，您用生活中常见的事物对中医精深的理论做出深入浅出的分析，让中医学起来也不那么难了。

请问阴囊潮湿是怎么回事？还有手足心出汗异常，特别是喝水后，这是因为什么呢？谢谢解答！

答： 中医是生活的中医，如果离开了日用生活，谈玄说妙那不是中医。

我们为什么要学习中医？中医是从哪里来的？又要回归到哪里去？古代的人，父母看到孩子摔伤了腿，帮孩子抚摸，按揉，出于一片慈爱。孩子看到父母背弯腰酸，帮父母捶捶背，揉揉肩，出于一片孝心。慈孝是中医的大根大本。解决病痛是中医的用处。不孝不慈之人，是做不好医生的。

所以每个学习中医的人，能够学好的都有一颗慈孝之心。这颗心推而广之，慈爱天下，孝敬天下，那就是大医。

像中医的阴阳五行，其实都是很通俗易懂的，白天为阳，晚上为阴，白天运动，可以补阳，晚上静卧，可以养阴。

现在很多人都喊阳虚，不能吃生冷的东西，老容易腰凉背痛，手脚不暖和。为什么吃那么多补阳的药，都效果不理想，只能暂缓一时呢？因为他失去最大的补阳根本，就是白天对着阳光运动。《黄庭经》讲，日月之华救老残。沐浴阳光能让人老化变慢。

现在六味地黄丸很流行，大家都喊阴虚，喊透支，可为什么天天吃，效果都不理想？因为大家都拼命熬夜，晚上失去了最大补阴的根本。

学阴阳，要学到大根大本上。

现在很多人，对中医不是很有自信，这是因为没有回归到这大根大本上来去用药，所以没有底气。中医其实很合乎道的，道法阴阳，道法自然。我们只要回归自然，离健康就近了，现在人们之所以多病，是因为他们离自然越来越远了。

阴囊潮湿，不是什么大问题，它是反映你水湿下流。只要用点马勃粉外敷，很快就能治好。但前提是要明白为什么阴囊会潮湿，为什么手脚心会容易出汗？

中医讲汗为心之液，心急的人容易出汗，平静的人汗会少些，还有多话的人容易出汗，沉默的人汗会少些。

我们做过实验，一个女孩子手脚心多汗，她是个快嘴，很爱讲话，我们叫她止语，少说话，她手上出汗如流水的状态很快就消失了。可以看出来，这个人一讲话，动太多杂念，心意识，周身就会处于加急状态，一加急汗不由自主就会出来了。《中医基础理论》说，心在液为汗。

所以手脚心出汗，阴囊潮湿不是什么大病，它是提醒你生活是不是太急了，脾气是不是太大了，应该和缓和缓。

药物是帮助一时治标的，反求诸己，内修才能有助于治本。

17 吃辣，喝冷饮为什么脸上长痘？

问：老师晚上好，你们的微信公众号和书我一直在读，尤其是微信，写得很朴实，非常感动。我现在已看完《药性赋白话讲记》和《小郎中学医记》1~6，继续学习中医普及学堂其他的书（如《名医传》、《万病之源》、《跟诊日记》等）。

老师，请原谅我就这样开门见山地问问题，吃辣的食物，喝冷饮，为什么会在脸上长痘痘呢？又为什么长期喝冷啤酒会长啤酒肚呢？长期喝冷啤酒又会不会在脸上长痘痘呢？

答：每个人来到这个世上都有他的师缘，为什么有人师缘深厚，有人师缘就浅薄呢？

经典上讲，如果善根、福德、因缘三方面俱足，那么他到哪里都容易碰到贵人。

善根是什么？起心动念少。什么是恶？起心动念就是恶。修学讲的是觉悟，觉悟到什么呢？觉悟到念念利他，没有个人的起心动念。这样的人善根深厚，天底下的老师都想教这样的学生。

什么是福德？观福于量，观德于忍。所以量大福大，百忍成金。学生如果度量超不过师父，就没法将师父的智慧装进来。所以古人讲，见与师齐，减师半德。见过于师，方堪传授。

什么是因缘呢？

老师只是外缘，你的发心才是内因，你的发心跟老师的发心同步。那么你很快就会找到你真正的老师。

《黄帝内经》叫同气相求。所以自古以来不单学生找老师，更是老师也在找学生。

我们既要向外找，更要向里面善根、福德、因缘处找。

我们以前读一个名师的书籍，都会做一大堆笔记，读书养成做笔记的习惯，这非常重要，好记性不如烂笔头。

所以老师会很喜欢他的学生有一支勤快的笔，一定程度上讲，笔有多勤快，就反映他有多精进。经典讲，人有至心精进，求道不止，会当克果，何愿不得？如果都懒于动笔了，进步就可想而知了。所以书读快了读多了，要观想观想，究竟我记了多少，悟了多少。学习最怕误入猴子摘玉米，走马观花的误区。古人云，勤耕俭读，读书不要大手大脚，要细读深思。读书先求透，再求多。故书不厌百回读，熟读深思子自知。

关于吃辣的食品、喝冷饮这个问题问得好，《黄帝内经》的阴阳寒热思想都在里面。

辛辣走的是肺，肺主的是皮毛，所以吃辛辣多的人，脸红酒渣鼻，面上容易长痘。原来辛辣的东西，都把身体的浊阴往头面上发，特别是吃辛辣过度，发得就凶，我们管这种现象叫沉渣泛起。

而有些人不长面疮，却长痔疮，为什么？

肺与大肠相表里，辛辣之物也烧灼肛门，所以腐热成疮。所以稍微吃点辛辣的东西，可以解郁开肺，但总吃过吃，却会伤身体。特别是吃辛辣的东西再喝冷饮，脸色就很难看。这时长的痤疮特顽固，还不容易挤出来。就像一个个铁钉黑疙瘩一样。

因为辛辣上头后，这些凉饮再喝下去，立马气滞血瘀，痤疮就变成硬结。本来红色的疮，会变成黑色，变得顽固，因为热火为红，寒凉为黑。

很多顽固痤疮，清热泻火行不通，必须要活血化瘀；心脏阳气受伤了，还要温阳养心，加强血脉推动，把寒气散开。就像花朵碰上阳光会灿烂，心脏不受寒凉，那脸面也会变得灿烂。人的脸就是心脏开出来的一朵花。

长期喝冷啤酒，中医叫形寒饮冷伤肺，又叫寒凉伤脾阳。所以刚开始喝冷啤酒的人，容易打喷嚏，打哆嗦，反复感冒，甚至得过敏性鼻炎、荨麻疹。后来就开始拉肚子，大便不成形，脾胃炼化食物功能减退后，阳火不够了，肚子周围就开始长赘肉，因为脾主大腹。你看那些大腹便便的人，美其名曰将军肚，发福，其实身体脾阳都伤得很重。而脾又主湿，很多人肥胖不是肥肉，而是水湿，像寒跟湿经常狼狈为奸，脾阳伤了，寒湿不化，肚子就变大，腿脚发沉。

所以一个人因生冷伤脾后，整天都容易昏昏沉沉，懒惰不喜欢动，因为身体超负荷了。

长期喝冷啤酒，也有人脸上会长痤疮，那是因为这样的人，脾气大，亢阳很盛，或者熬夜很凶，虚火上冲。但总而言之，要明白一个道理——冰冻断人种，烧烤毁人容。

冰冻跟烧烤一起吃，就像开车把油门开到最大，再把刹车踩到最凶，这是在毁车。所以吃烧烤要节制，稍稍吃点，偶尔吃点。

冰饮凉茶更要节制，能不吃尽量不吃，能不喝尽量不喝。真上火了，也不要拼命吃，要适可而止。

18 中医最急缺的是什么？

我们中医现在最缺什么？资金？政策扶持？盖医院？大学院校建设？还是招收更多的学生呢？

相信大家都知道这些都不是最急迫的。那传统中医最急需的是什么？是人才。

哪方面的人才？能传承岐黄薪火、为医灯续焰的法门龙象。

而这些法门龙象又是怎么来的呢？教出来的。怎么教出来？一定要有如理如法的老师。

好学生是怎么来的，是由好老师教出来的。所以传统中医现在最急缺的就是这样的好老师。

修学容易遇师难，不遇明师总是闲。自作聪明空费力，盲修瞎炼亦徒然。

师承师承，无师如何承，无好师谈何好的传承。

这样的中医老师，必须具备哪些素质呢？

坐而能讲，站而能行，不为私利，只为公益。

像这样的中医老师，全国只要有几十个，中医的伟大复兴很快就到来了。一灯能点千灯亮，千灯与一共明光。这样的老师，每一个都可以带出千军万马之势，可这样的老师上哪找？不为私利，只为公益，单凭这八个字，就是世间第一等人。然后坐而能讲，站而能行，知行合一，就是人天模范。

现在很多人抱怨中医后继无人，说学生不行，知识夹生了，中不中，西不西。其实一切学生的不好，我们当老师的都要负百分之百的责任。老师不纯粹了，学生又怎么会纯粹呢？

为什么叫老师？不是年龄老，而是经验老到，是长老、尊者，是师范。

如果钣印印出来的钣不圆满，我们是修钣，还是修钣印呢？老百姓都知道要修钣印。如果教出来的弟子，到社会上去找不到工作，不能服务大众，是钣不行了还是印不行？

好的老师可以把烂泥做成印，可以把脏土变成肥料。可以把世人认为的垃圾，分类处理，变废为宝，这叫因材施教。

那学生为什么会不行了？《三字经》讲教不严，师之惰啊！

古圣先贤智慧高深，用小孩子都能够读懂的儿歌形式，把至理化于平常。

俗话讲，严师出高徒，没有严师，你怎么能出高徒呢？不出高徒，你岐黄薪火怎么后继有人？

那么严师要严在哪里呢？严在评职称，严在写论文，还是严在赚大钱？

都不是，这些都不算严，凡是向外的严格都不是真严。

把道德伦理的钢刀刺向自身，像雕琢玉石一样，格物致知，不断革除物欲，改过断恶，这是真严格。客家话叫严先生出秀才。

所以严师一定是待人如有春意，律己便似秋风。

做到了这些你不需要花太大力气去要求学生，学生也会不令而从。而如果你不能够严于律己，格除物欲，那么纵有学生千百，虽令不从。

现在有不少同学朋友，都想过来学医或看病，可是我们都没有公布地址。因为当地的病人学生都看不完，带不了，外缘越多，会让带教看病质量下降。

我们中医普及学堂现在最急着做什么呢？中医的薪火传承最重要在哪里呢？

有三个，一是面向病人做临床，二是面向学生办教学，三是面向大众搞普及。尤其是第三点，是我们中医界目前最薄弱的环节。中医如果不向大众普及，大众就不能深信。不能深信，就不能进到里面来，获得智慧，甚至有些人还会反对中医。这就是为何中国人居然自己也有反对中医的，不是他们不明智，而是我们教育普及的缺失。只有大众深信中医，才是中医传承发展的薪火来源。

因此我们的当务之急，不是临床看病，不是带学生，而是共同培养师资，普及传统中医文化。

名医李东垣找了一辈子弟子，其实他不是在找学生，而是在找老师，找能够将学问传下去的衣钵传人。当罗天益（元代医学家，主要作品《卫生宝鉴》）前来拜见时，李东垣问他，你是来传道的，还是来图衣食的？还有集金元三大家学术大成的罗知悌，居然闭门不见朱丹溪。

不是说医不叩门吗？真正的名医应该大开门户，给学生病人方便。怎么有拒人千里之外之势呢？

朱丹溪去拜师时，日拱立于其门，大风雨不易。不仅见不到老师一面，还被老师的门人斥骂，但他不气馁，每天坚持拜师，结果三个月后，罗知悌高兴地沐浴更衣。门人不知何故？罗知悌说，传我学问的人来了！后来朱丹溪成为"金元四大家"的最后一个大家。

为什么老师也会设坎？因为对于心志不坚的人来说，那是重重的坎。但对于心志坚定的人来说，相当于没有坎。

人家以为程门立雪够厉害的了，可朱丹溪罗门站立三个月，那是千百倍于程门立雪的精神啊！

真正的法器，是经得住考验的，而且必须经受过考验。当时我们在任之堂跟余老师学医时，起初心很浮躁，以为去学半个来月就行了。后来一学竟欲罢不能，越学越知道自己不足。

有一次，大家准备去游武当山，于是向老师请示，因为武当山就在十堰，很容易去。老师没有赞成，也没有反对。他拿起一根笔来，插到笔筒的底下，然后说，你们的心谁能够一下子沉到底？天下没有什么地方是不能去的，如果你们的心还没沉下去，就不要轻易出去。结果我们在任之堂两年，除了采药路过武当山脚下，都没有真正上去过。

所以说什么是严师，当你的心有一念夹杂，气沉不住时，老师都能及时给你提醒。明师便是如此道义砥砺，过失必规。

"真人之心若珠在渊，常人之心若瓢在水。"老师常讲这句话。学任何一门技艺，都要有在石上坐三年的勇气和毅力。如果你沉不住气，又如何成大器呢？

如果没有当年余老师的教导，我们可能早就放弃中医了。所以大家看严师重不重要。师父只要稍微松懈，弟子立马走样。弟子只要稍微经不住考验，也立马走样。只有老师真正做到了，能够专注在道上，才能把学生的心带到道上。

现在很多学生朋友说要过来学医，大家要自己问一下，学医是为了什么？

如果是为了升官发财，或为了捧一个铁饭碗，或为了解除自己身上的一些烦恼病苦，那么大家不需要过来学医，平时找其他职业做，或者业余熏修，注重养生就能做到。

要真学，必须真立志。《了凡四训》讲，人之有志，犹树之有根，立定此志，必须念念谦虚，尘尘方便。自然感天动地，而造化由我。

所以学习究竟为了什么，绝不是为了解救小病小痛，而是为了改变命运，转血肉之身为义理之身，真正地学有所成，就要带出更多的人。真正学为人师，行为世范。

什么叫做志呢？以前我们听说很多考上研究生的人，导师问他有什么志向呢？他还懵懵懂懂。

志者士之心也。士农工商，士排第一，他是榜样，要负担起传承圣贤慧命的重任，不然你都羞于说自己是读书人。苏辙讲，持危扶颠皆出于学者。

《朱子家训》讲，读书志在圣贤。我们很多人为什么没志了？读书不在圣贤，变成了志在金钱。如此你拿什么给学生立榜样，拿什么来让学生真正学有所用？

所以学生刚进来时，我们会先从学习传统文化开始。早晚课从未中断，每日写心得，未曾辍笔。

我们要培养什么样的人？传统中医的师资普及者。一是写手，二是讲师。所以一切学习都指向普及中医。

为什么要从传统文化下手？

传统中医首先是根植于传统文化上的。老师带领我们大家编写《医门日诵早晚课》时，把传统国学看得很重。

虽然学中医的在大学一年级也是先从医古文开始的，但还不够，必须深入儒释道智慧性海，扎根于性德上面，将来才能真正硕果累累。

有的学生不知道打基础要学习些什么，也不重视基础，老师就说，旁开一寸，更上一层，扎根道德，成就技艺。

孔夫子说"志于道，据于德，依于仁，游于艺"。现在大家只看到"游于艺"这第四层楼，没看到前面还有三层楼。只想一门心思把技术搞好，不知道技艺下面是道德仁义的深根。空中楼阁是绝对行不通的。没有这些深根，就像漂亮的花朵，插在瓶里，一时好看，过不几日就枯萎了。

所以我们应该急着开花，还是急着扎根呢？

我们在山里种了很多丝瓜，丝瓜很急性，才长一米多，就开花结小瓜了。有些学生看到就很高兴，以为很快就有瓜可吃了。

叔公笑笑说，赶紧连花带瓜摘掉不要。大家不解。叔公说，现在不是开花长瓜的时候，必须先让瓜的根长好，让瓜藤长满整个棚，到时候一开花结果起来，你们吃都吃不完。现在你太快让它开花结果，根扎不牢，瓜身不粗壮，将来就结不出更多的花果了。

大家一听恍然大悟，这才体会到叔公用心良苦，见识深远。

为什么古人讲，少年得志大不幸，少年富贵非好事？原来你要修学的最佳光阴是吃苦，少年是扎根的最好时机。少年吃苦终身事，莫向光阴惰寸功。吃苦才能深入，你没有往下扎，向下深入，把德行搞好，只顾着开花享受，一旦过了这时间，就结不出花果了。

所以学生一进来，我们完全有条件让大家过上富裕的生活，但是我们却选择在远离闹市的深山老林里头，让大家上不了网，没信号，见不到外人，跟外界隔离开，闭关修炼，过上复归于自然的清苦生活。

想想《二十四史》里头，有哪个伟大人物不是从清苦里头走出来的？范仲淹在寺庙里头读书，一碗粥，一点咸菜，还要分成两半，分两顿吃，你能甘住淡泊吗？一种地瓜叶吃上一年，一把锄头每天出坡干活一小时，一颗心扎根于一部经典，想想你能办到吗？

如果你能办到，这将决定你注定不是平庸之人。咬得住菜根，则万事可成！要么让我们努力配得上理想，要么与平庸握手言和。

刚开始学生盘腿听经闻法，半个小时腿就松了，脑子就昏沉了。想想，你能不能够如老僧入定，两腿一盘，没有酸麻胀痛，全心在道业上？

一个月下来，学生听经闻法，不仅不昏沉了，记笔记的速度也突飞猛进。我们说，大家之所以昏沉，是因为没勤动笔，一动笔，脑子就活了；大家之所以双腿酸麻，是因为下午出坡偷懒了，没有降伏自己双腿。拿什么去降伏疾病？劳其筋骨，莫过金刚趺。

山里有不少蚊子，有个病人看到我们的脚被蚊子咬了，问怎么不把它赶跑拍掉？

我们笑笑说，真的做学问，要拿出世间第一等大无畏精神，不然不要轻易住山。

牛顿把怀表当鸡蛋煮，王羲之误把墨汁当拌酱蘸来吃。这些故事，大家看似好笑，其实他们已经到了忘我的境界。那么出坡时，被蚊虫叮咬一下，你还会有烦心计较吗？还会生怨生嗔吗？我们都担忧在学习习劳里头时间不够用，哪会去顾及那些皮肉的痒痛。

又有病人看到我们手上扎了几根刺，因为每次开荒种地，都会被刺扎到。他们不解地问：为什么不赶紧挑掉呢？我们笑笑说，芒刺在肉，速于决剔，怨气在心，何日拔除！

现在很多人都重视外表肌肤肢末之感，手被刺扎了，就大惊小怪，着急想挑掉；而自己心中每天产生很多怨气是非，像钉子一样钉满五脏六腑，都麻木了，却不去拔除。

所以我们觉得在夜幕省思，每日功过本里头，拔除过失怨气的时间都不够用，怎么会去理睬那些皮肉之刺呢？很多大科学家，看似蓬头乱发，不修边幅，实际上他已经忘我了。

按《金刚经》上讲叫无我相。无我相，是最好的修学状态。这是天底下修学的第一大秘诀，是成就任何一番技艺的根本。

如果学生开口动口还我怎么样我怎么样，我们就笑笑跟他们说，你们还没有进入状态。真进入状态，是众生怎么样，圣贤怎么样。科学家讲奉献的精神，古圣先贤讲无我的精神。

为什么现在很多学生找不到好老师，而很多老师也找不到好传人呢？因为发勇猛心，发大心，无私无我的学生太少了。

什么叫载道之器？你必须是空了，才能容。朱丹溪四十多岁才踏上学医之路，人家都以为半路出家难成就，却不知道传统文化精深后，学医真如笼中抓鸡。

当朱丹溪见到罗知悌时，罗知悌说，完全舍弃你原来学过的医术，因为那些不是正道的东西。朱丹溪听闻后，茅塞顿开，所以一个人要空掉，才能够装进新知识，就像我们喝水，杯子要清净无物，才能够装上清水。

我们拜师学习，带着的成见、妄想、执念，这些都是障碍，叫所知障。

所知障是修学最大的阻碍。这些东西夹杂在身体上，就像有污垢的茶杯，如何能得到净水？

好学生的标准是什么？是真正放下身心，放下自我，放下是非，放下一切名闻利养，连身心的痛痒，那都是假的，都要放下，连出坡不断出汗的劳其筋骨，那也是假的，连吃饭时，那种口味都要放下。

孔子学习音乐时，听着高雅的音乐，三月不知肉味。三个月都处于琢磨入定状态，根本不知道吃东西是什么味道。这叫无人相，无众生相。

周围是什么不知道，尝的是什么也不知道。

这样的学生就可以成为载道之器，成为未来中医，乃至传统文化最强大的师资力量，他们能够真正现身说法。

前段日子，余老师写信来说，现在太缺人才了，中医界太缺乏能够指挥全局，边学习边教学，边整理教案的人才。《论语》上叫文行忠信之才。

大家想想，世界上不是缺乏好老师啊，而是缺乏真发心发大心的好学生。你这一念发心，立马要转学生之身为老师之身，不是救自己，而是救更多的人。很多学生全国参访，最后两手空空，说看不到好老师了。走千处不如坐一处。说无师，其实不是，不患无师，只患无德。

有德的话，天下皆是我师，万物皆为我师。没德的话，名师在你跟前，也低不下头去。下人不深，不得其真。

杯子如果高于水壶，怎么能接到水呢？杯子本身如果水满了，怎么能装到水呢？杯子如果是有污垢的，装的水再清洁，那也是有污垢的啊！所以如果贡高我慢，师心自用，两眼被所学的知识障住，又如何能看清前路？

在学习之前，要下的功夫很多。我们常跟学生讲：大家放下了没有？大家放空了没有？大家身心清净了没有？

对于在网上想前来学习的学生朋友同行，首先非常感谢各位的认可和诚意，但学业授道解惑是个苦差事，要下苦功夫，因此我们做如下五点声明，请大家"三"思而后行。

一是你们认真思考一下有没有石上坐三年的勇气，而且三年只是得小定。

二是你们能不能重视把学问扎根在道德仁义上面，全心修习传统国学，把根扎在最深处，然后再旁通医术。

三是毫不利己，专门利人，边学习边普及传播，想想你能否做到。

四是学为人师，学习的最大用处是成为能够带更多人的老师，不是成就自己，是成就众生，不是只做机器，而是成为制造机器的机器。

五是以苦为师，以戒为师，一门深入，长时熏修，不怕苦，不怕累，不怕死。过上比最穷的人还清苦的生活，劳作起来忘我，根本不考虑筋骨的感受，比老农还勤于出坡，听经闻法，腰板半点都不倒。总之，德往上比，欲往下比，千言万语，不过此句。

19 怀上好孩子的智慧

问：您好！去年通过网络上的《药性赋白话讲记》认识了你们，一直跟着学习受益匪浅，现在已经看完《药性赋白话讲记》，正接着看小指月的故事（《小郎中学医记》），还有微信公众号上的专题。发现自己学到的越多，问题也越多，在这里提出几个比较普遍的问题，希望老师们能在后边的专题里给予解答。谢谢你们！

关于备孕的问题，现在去妇科看不孕不育的人挺多的，男科看精子活力低的也挺多的，我跟我先生就正在海南省中医院做想要孩子的相关检查。网上关于中医思路的调理方案挺多的，但是我感觉都不系统，鱼龙混杂。《药性赋白话讲记》中也只看到鹿茸一类的补肾的益处，更多的是教育大众节制欲望的观点。希望听到你们关于"造人"问题的专业建议，尤其是像我这种大龄城市妇女，本身就亚健康，还要娃心切，有压力，真是一个大大的难题。

答：你这个问题问得很好，这已经不是个人的问题了，成了整个社会的问题。农村祠堂文化讲，财丁贵寿，家族四大追求。

现在夫妻要孩子都没有什么高追求了，他们以为只要生出孩子就好。其实生出孩子，只是最低的要求，要能生出无病长寿而又智慧的孩子，这才是真正的高要求。人要取法上，才能得乎中。取法中就得乎下。如果取法下，不严格，那就没得了。《论语》讲，中上之一，才可语上。中人以下，不可语上。

这样的高要求怎么做到呢？古籍《大生要旨》告诉我们，清心寡欲之人和，则得子定然贤智无病而寿。

所以一个家庭，夫妻就是天地，为什么以前皇帝住的宫叫乾清宫，皇后住的宫叫坤宁宫呢？

天清地宁出神灵啊！丈夫清心寡欲，自强不息，妻子宁静祥和，勤习劳苦，这样生出来的孩子就非常聪明水灵，身体长寿健康。《孟子》也讲过，寡欲者，多子且寿，聪明智慧，说的正是这道理。所以准备要孩子的夫妇，你们夫妻双方有没有准备好不抱怨不生气呢？

俗话讲各自责天清地宁，各相责天翻地覆。所以要天清地宁很简单，出了问题多找自己的不是，很快家庭就和。

古话常讲，家和万事兴，家庭气氛一和谐，不仅财物上兴旺，生意兴隆，更重要的是人丁也会兴旺，智慧也会兴旺，健康也会兴旺啊！居家和为贵，修身静当先。

我们曾建议一个不孕的妇人看两本书，一本是《王凤仪言行录》，一本是《了凡四训》。

她看完书后触动很大，她以前有很多不良生活习性，自动就改过来了，结果第二年就怀上了孩子。

这是怎么回事呢？

通过读书她明白了王凤仪怎么解救财主夫人的不孕症，教财主夫人不要怕脏怕累，很快财主夫人就有了个胖儿子。而袁了凡本身命中子息微弱，后来反省到人没有孩子的原因有六点，把这六点一改过来，居然子息旺盛，生的孩子也聪明智慧。

推荐大家读这两本书，非常有用。

当今时代不孕不育的病人越来越多，原因不在营养上，也不在外界条件上，大家的条件比以前人要好多了。那原因出在哪里呢？在自己的修养上。

袁了凡教我们六点。第一点，人不能有洁癖，水至清者常无鱼，地至秽者多生物。做母亲要有不怕脏不怕累不怕苦的精神。从古到今，大家可以去发现，子息旺盛的妇人都是这样的。她们绝对不会是香水满身，有洁癖的。她们都是没有怨言地干粗活，越干身体越强，吃饭越香，肌肉越壮。

所以我们的父母辈，当时根本没有什么检查，很多还在田头山脚下就生下娃。她们从怀孩子，到生孩子，根本没有停止过习劳苦。虽然大活累活要少干，但是小活家务活要常干，不干活，气血怎么能活呢？

第二点，肚子对胎儿来说是个小天地，你的身体是大天地，和气才能生万物，你生一场气，对于孩子来说，就是地震。所以为什么很多妇女平白无故老是流产，因为她子宫经常"地震"，孩子只好逃跑。

第三点，要有爱，爱心是生发万物的根本，不单要爱自己，爱家人，还要爱邻居，爱万物，昆虫草木都不忍伤害，为什么？因为你将来要做慈母，不先准备把慈爱之心养出来，孩子怎么敢来呢？所以要做母亲，要先有慈心。

第四点，多言耗气，平时要少说话。女人话多，容易得阴道炎，白带异常。男人话多，前列腺容易出问题。为什么？因为中气伤了，湿气就往下掉，化不了，不长孩子，尽长细菌。湿气重了一整天都很累，人累了没精神，就不适合生养孩子了。

我们做过实验，你讲话干活，干到一半，就累坏了；你不讲话，止语干活，干完全部活后，不仅不累，还越干越精神。所以家务活一定要干，干活不会累坏人，但你干活时心中杂念多，怨气多，口上话多，就会把身体折腾垮掉。

第五点，要远离烟酒。现在大家都知道，吸烟或者吸二手烟，会让胎儿畸形，酒精会让精子残缺，所以夫妻双方怀孕前半年，最好不要沾这些东西。新时代还增加了很多新的不孕不育原因，包括手机、微波炉、电视，都要尽量远离。这些你看似影响不大，但对胎儿来说，影响却是巨大的。

第六点，要按《黄帝内经》上讲的来养生，就一句话，饮食有节，起居有常，不妄作劳。饮食有节不单是不吃撑、不吃饱，更要吃清淡的，肥甘厚腻要少吃。因为那些浑浊的东西，吃多了，养出的孩子没智慧，脾气大。

现在女子能否怀孕，其实男女双方都有关系。很多女性流产，甚至很多胎儿长到几个月却停止发育，不少其实是男性的问题，精子质量不行啊！

为什么男子精子质量不行？有一个很大原因是晚上睡得太晚了。

中医认为子时是木气当令之时，木气代表什么，代表一股生生之机啊！如果老熬夜，精子缺少木气。缺乏了木气后，一个精子数量会减少，一个活动能力会降低。这叫做种子没力扎根。道家养生讲，子时不睡，则阳气不生，阳气不生，则病气随身。

女性的子宫如大地，种子必须有精神，不能是焦芽败种，这样生命力才顽强。怀不上孩子，可能男女都有问题，可一怀上就容易流产的女性，大都是丈夫纵欲或晚上十二点以后才睡觉休息的。

有很多孕妇看起来很瘦小，但怀孕生的宝宝却健康强壮，后来一经调查统计，发现很多都是丈夫晚上按时休息的缘故。

丈夫能养精蓄锐，精子精气神饱满，那就有无限的生机。所以大家千万别熬夜伤了木气。一个人熬夜伤了木气，就像大自然没有了春天一样，万物都会很萧条。

上次有个男子来诊治，他经常要熬夜上班，精子数目明显低于正常数目，到处吃壮阳药都没效。我们只给他出了两个主意，精子的数目和活动力就上去了。第一个是不要熬夜，十点前睡觉。第二个是给他用补中益气汤把疲倦的脉象恢复过来。

其实这补中益气汤里头没有一味明显补肾增加精子的药，为什么效果还这么好？妙就妙在它有升麻、柴胡。小剂量的升麻、柴胡是在制造一股春天生发之气，富含无限生机。

春风一到，万物都生发，人体一休息好，生发之气强，你吃五谷杂粮，精子数目都在拼命地增长，活动力都在迅速增强。

所以你如果看到丈夫拖着疲惫双腿回来时，要帮丈夫捶捶背泡泡脚，缓解疲劳。丈夫也是一样，要及时为子妻分忧，关爱妻子的身体。同时夫妻双方要早睡，要不断加强运动。

当然还有很多细节要注意，不过你把握了这些大方向，再多读些圣贤书，很多东西就会转化过来。人之所以碰到事情会忧虑，是因为圣贤书读得少。见病不能治，皆因少读书。

现在很多人花太多的时间去经营外在的财物，很少花心思去经营家庭。要知道中华文明的传承，炎黄子孙的延续靠的是家庭圣贤教育啊！

20　运动量怎么把握？

问：关于运动问题，我深深地认同您提倡的每天微微出汗的运动方式，现在也在尽可能地坚持去做，在这个过程中发现一点问题。首先，海南有大半年的夏天，我稍微干点活都已经满头大汗了，还怎么做微微出汗的运动呢？在这种炎热的气候是不是应该减少运动量？其次，我身体有点弱，有的时候运动稍微过量就很累，就啥都不能干了，又听说肾不好的人不能劳累。我现在就分辨不出来自己到底是要先补养还是继续这种强度的运动。最后，草地有潮气的时候是不是就不适合光脚运动了，尤其是像我这种本身湿气就重的人？

答：《黄帝内经》讲，汗为心之液。如果你容易出汗，首先要想到自己心性的问题。心平气静者自然汗少。所以运动不单是在劳其筋骨，同时更要注意修其心性。

运动效果好不好，全凭心意下功夫。如果一个人带着满肚子的不愿意，或者把运动当成工作来干，为了完成任务而去做，那运动很难有好效果。

为什么学生每次出坡回来，我们都要及时讲解？因为让学生明白运动是身体的需要，干活吃苦是身体的需要。对老师礼敬谦虚，不是老师需要，是我们自身的需要。这样学生的心态完全转变过来后，再去运动时，已经不是无奈而是乐意，一旦乐意，便有干劲和好效果。想叫他们早点回来，他们都舍不得。

所以运动的心法就是主动，当你真正认识到主动运动的利益时，你的一切牵挂担忧就都没了。

为什么感觉运动会累？因为心态没调过来，相由心生，境由心转。如果抱怨外在天气热，认为外面湿气重，那是心外求法。《大藏经》上讲，心外求法，无有是处。古代的禅师大德用他们的亲身修为印证这样的道理：众人避暑走如狂，唯有禅师不出房。非是禅房无热到，为人心静身清凉。

如果人真的清静专注干一件事，安详平和，即使出些汗也没什么，你的心会很清凉，你的精神会很愉悦。

这段时间山里下雨，土地都很潮湿，还有很多泥浆水。当我们赤脚在泥田里走时，那些农夫看了后，关切地对我们说，你们赶快穿上鞋，不然一会儿脚就痒了。我们笑笑说，这个经验对于普通人是适合的，但对于我们不适合。我们这样赤脚在泥田里干活都一年多了，没有脚部瘙痒，皮肤不适。为什么呢？

我们吃的食物很干净，他们很多人吃大鱼大肉，调料很多，血液本来就躁动污浊，就像身体里头有炸药，外界一旦有细菌来袭就会引发瘙痒。

如果你体内没有肥甘厚腻的"炸药"，没有血液浑浊的内因，那么即便外缘导火线点着了，也引爆不了。

为什么现在人皮肤病那么难治，畏这畏那，这也过敏，那也过敏，你想想如果你身体通透清洁了，会有那么多瘙痒不适吗？还有泼水节或去漂流，通身湿了，居然不感冒，是因为你快乐。上学时硬头皮去，还没淋两滴雨就伤寒鼻塞，因为你不乐意。人长期不乐意，严重伤抵抗力。

所以疾病一定是因跟缘相合的。我们不要过度地去看重外在的湿气，酷热，要多想想身体的内因。

我们体内都没有存有疾病的原因，何妨外界骚扰呢？铁牛不怕狮子吼，恰似木人看花鸟。但自无心于万物，何妨万物常围绕。

所以还是那句话，你是不是看重内在的修养。内行人看的是内在，外行人多讲外行话。真学中医的人是内行人，为什么《黄帝内经》叫内经呢？它教我们要重内修行。《黄帝内经》不仅是医学知识理论，更是教我们不断修行落实的一部书。如果一个人读完《黄帝内经》，甚至通篇会背，但却没有向内修行，那收效也不会很大。一个人读书学医后，能不能变化气质，全在于这里。

21 保健品有用吗？

问：精力允许的情况下，你们是不是可以像在《药性赋》那样一味一味地讲解一些常见的营养保健的东西，比如蜂蜜、红糖、阿胶等。因为老百姓看到的关于这些东西的介绍多是出自营销目的，多说正面，反面通常不提，因此真心需要公益之人普及一下这方面的知识。

盼解答。谢谢！

答：人可以用保健品，但绝对不要用奢侈品。如果昂贵的保健品能够解除健康的问题，那么天底下有钱的富人都不会得病，但恰恰相反，家里拥有最多保健品的富贵人家，往往却是身心疾苦深重。那些粗茶淡饭、日出而作的人反而自在。

要相信，你身体需要什么，大自然早为你安排好了。最好的保健品是道德。但很多人曲解了道德，什么是道德？自然规律就是道，符合自然规律去做，就是德。

那什么是自然规律？像我们最常见的一年春生夏长，秋收冬藏，一天日出东方，日落西方，这些都是道。而我们如果遵循早睡早起，一天日出而作，日落而息，这就是德。

白天你动作则养阳，晚上你静卧则养阴，这就是阴阳平衡的关键。

古语讲，得道者多助，失道者寡助。你按照道来生活，天地能量都往你身上灌，都帮你。

昨天学生们写总结的时候，提到一点说，刚开始进山里来，想到山里清苦，天天吃地瓜叶，都有点害怕。想不到进来以后，吃一个多月地瓜叶，居然百吃不厌，怎么在外面哪里都吃不到这地瓜叶的味道，是不是山里地瓜叶的品种不同啊？

不是品种不同，而是心态不同，身体不同。你在外面没有在这山里这么清静，这叫保心。你在外面的劳动量、运动量，也没有在山里这么大，这叫健身。在保心健身的基础上服食各种食品药品，效果超好。

所以什么叫保健品，保心健身在前，这些货品在后。没有保心健身的功夫，哪怕给你天底下最好的，最贵的物品，你都不受用。

保心健身是植物的根，至于那些营养品，保健品，只是肥料，如果根都烂了，肥料再好也没有用。

现在很多人没有将自己身心搞好，就想借助药物来代劳，就像没有先把田地里的杂草拔干净，没有将田地里的土壤锄松，就想下肥料，结果肥料不是被水冲走，就是跑去长草了。

之前有个病人拿一罐进口的奶粉来问我们怎么样，为什么孩子吃了经常上火，脸上长暗包？而且老是两三天才一次大便，黏黏腻腻，冲不干净。

我们说，既然身体不适合，再贵的保健品又有什么用，马上建议她改用米糊跟青菜粥给孩子吃，然后带孩子晒太阳，给孩子捏脊。结果不到一个星期，孩子大便粗大成条，脸上的暗包也全都消了。

我们曾经听过一个养猪的长者讲过，他养的猪既大又壮，有什么秘诀呢？

他说，要让猪吃得粗粗糙糙，只要那猪拉出的大便粗大成条，这猪的身体就特好。而让猪拉出这种粗条成形的大便，不是饲料，而是地瓜秧。食粗食，而非精粮。

所以我们说再浓缩提纯的营养，也比不上大自然的恩赐。大家想想，营养素再怎么提纯，它都是单一的，而大自然应季节的蔬菜，则是全面整体的。

《黄帝阴符经》上讲，食其时，百骸理。如果一个保健品，不是这节气的，或者你吃了，排出大便都不是粗条成形的，那么你就要慎重了。

现在很多人都不知道，吃完保健品后，上厕所拉的大便冲不下马桶，或者蹲在厕所里老拉不干净，黏黏腻腻，这不是往身体送保健品，而是往身体送"炸药包"。

22 坚持读诵，一家熏修，一家健康、智慧、幸福

问： 培杰、创涛你们好！你们的微信文章是我与妻子每日期盼的精神食粮。感触很大，很真实，很贴切，真所谓大道至简，只不过我们日用而不知啊！相比之下，我所拥有的这点可怜的医技真是相去甚远！现在我妻子也加入中医普及学堂的行列，每日与我诵读经典，至美至善地做医先做的经典。还有我七岁的儿子也会背诵《清静经》了，祝你们一切安好！

答： 什么是上士？闻道而勤行，不令间断，真上士也，又叫即知即行。

世间的道，很多都记载于古圣先贤的典籍之中，常持诵熏修，依教奉行，很容易就满愿成就。《朱子治家格言》讲到，子孙虽愚，经书不可不读。小孩子从小教他读经典，将来虽愚必明，虽柔必强。

但读经典要注意有三个要点：一要慢，二声音要洪亮，三吐字要清晰。

慢才能过心，快了就像水过鸭背，不留痕迹。

洪亮可以养吾胸中浩然之气，声音洪亮的孩子，正能量足，杂念少，阳气多，阴气少。

清晰可以修定，吐字清晰，一字不乱，一字不错，孩子定力慢慢就出来了。定力一出来，做什么事情都容易上轨道，读书学艺都容易成就。特别是一个人如果念念在定中，那可不是一般的成就，所以经典上讲，如来常在定，无有不定时。

希望你们可以坚持读诵，一家熏修，一家健康、智慧、幸福。

23
得力全仗古经典，超伦每效名医行

问：老师您好！看了您的《药性赋白话解》，使我步入了中医之门，领略到了中医之美，感受到了传统文化的魅力，真心希望我们祖国的瑰宝能长盛不衰！

切切期待温性药、平性药选讲的内容，盼望楼主快些出山，以飨追寻者。今生能看到这么好的古籍解读，真的非常幸运且知足！

答：一个医家一个医家地写，把医家的精神，还有著作里的精华挑出来，这样大家读一本书，就能够认识一个医家，学到一个医家的思想精髓。

小时候老师常对我们说，你们要多读名人传记。动画片可以看，但不要沉迷；游戏可以玩，但不要玩物丧志。床头桌边要常放一些名人传记，不是叫我们去做名人，而是教我们去看看他成就的过程是如何的，是运用了哪些宝贵的精神智慧。所以会教孩子的老师家长，都懂得经常教导孩子们学习名人传。

为何呢？古人讲，见贤思齐啊！当你经常跟贤圣智慧这样的人物打交道时，你的气质自然跟他们相仿。

为何现在中医界很难出大家了，连中医的传承都很辛苦？我们看从小受的教育就知道了，当大家偶尔读到周恩来"为中华崛起而读书"时，当时就会振奋一阵子，随后又被名闻利养冲昏了头脑。

当大家在课堂上读到范仲淹"先天下之忧而忧，后天下之乐而乐"时，就立马心神向往之，非常崇敬。但一到下课放学后，玩起游戏，看起综艺节目、电影或小说了，立马把那"大心"抛在脑后，剩下的是私心和娱乐作主。

所以我们这个时代，不缺乏知识，也不缺乏好老师，缺乏的是长期保持那种"大心"的状态。

一个老师的最成功之处不是教了学生多少知识，教了的学生取得多高的学位，而是让学生的心量变大，而且一直保持一辈子。

那如何做到这一点呢？《大乘经》上讲，"初发心如朝露"，又讲，"初心不退，成佛有余"。

这是什么道理？是说一个人有一个大心大愿发出来，就像朝露一样，很容易就散掉。但你真的能够做到初心不退，长期熏修，念念维持，不令其间断，那么早晚有一天会取得成就。

所以我们案头书桌要放名人传记，做官的放《范仲淹传》《曾国藩传》，经商的放《范蠡传》，行医的放《叶天士传》《孙思邈传》《李东垣传》等。

不仅要将这些书放在那里，而且要经常翻阅品读。

自古以来好人有三个品级，圣人、贤人、君子。在医界里头，张仲景是医圣，而后世各家比如李东垣、张元素、朱丹溪他们属于医界中贤人品级的，都是很值得我们经常学习的对象。曾国藩读书，要在书堂挂三十二圣像图。

当我们认识到讲人物，写名医传，比写普通的药物药性更重要时，我们就先把温性药、平性药放缓，集中精力写名医传，力图把名医风采展现出来。木匠要拜鲁班，茶师要学陆羽，旅游要看徐霞客，他是旅圣。

一个学医者，如果处方用药没有这些人文精神、这股精气神来引导，那么处方不神，用药不灵。

文章生于气节，处方用药需靠精神。得力全仗古经典，超伦每效名贤行。一个人有经典作为方向，有名医作为榜样，这时再去学习各种方药和医理，就如推门入柏，无难事也。

24 送给老年人最好的寿礼——《老老恒言》

问： 老师，我想咨询个问题，冠心病患者还有肾炎，应如何诊治？生活饮食方面应该注意什么？希望指点指点！

答： 冠心病、肾炎的患者，发作通常有一些诱因，比如天气暴冷暴热，饮食暴饮暴食，情绪激动，用力过度，熬夜疲劳透支。心藏神，肾藏精，精神的敌人是五劳七伤，这是中医独有的术语，若无劳伤在前（劳心伤精），一般风雨寒暑是奈你不何的。

所以这类患者应该按照古人常规的保养之道来保养：慎风寒、节饮食、惜精神、戒嗔怒。此《医学心悟》之保身四要也!

另外,得这病的人,一般是中老年人,给中老年人最好的寿礼是什么?中国古代有本书叫《老老恒言》,即使你不学中医,也应该好好读读。即使不是想帮助别人,最后也能帮到自己。以后有讲养生时,我们会将这本书拿出来跟大家讲解分享一下。很多有文化的人看到这本书,都感慨地说,这真是给老人最好的寿礼啊!

25 久咳从脾胃入手

问:医生,您好!想请教下小孩久咳有什么好方子治疗?我家小孩两岁八个月,这两个月换了两三个医生,吃了蛇胆川贝、回春散、七厘散,还试过中药外敷一个月,现在吃一老中医开的止咳化痰中药汤六天了,还听得到肺里有痰声,早上起来就咳喘,痰声重,有点浓鼻涕,平时没力,乏困,爱哭,没胃口。孩子爸爸说要去大医院抽血化验打吊针,唉,难道中医就不能治好咳喘吗?

答:小孩久咳,我们一般要从脾胃入手,因为小孩脾常不足。而培土可以生金,保脾可以救肺。

上次有个小孩子咳嗽了大半个月,打吊瓶也没见效,还喘起来。我们一看他咳出的痰都是清稀的,就先不管他怎么咳嗽,按《黄帝内经》讲的,诸病水液,澄澈清冷,皆属于寒。很快开出异功散(即四君子汤加陈皮),再加点生姜。很快孩子咳嗽就减轻好转过来。

所以当止咳化痰药这条路子走不通时,可以尝试回归健脾除湿这条治本之道。

现在孩子没力、乏困、没胃口，诸多现象都表明，经过病苦还有药苦的折腾，孩子的脾胃已经有些受伤了。慢病久病总要从调脾胃来收尾，这是名医李东垣很早就教给我们的好办法。

26 要如牛马壮，营养在吃草

问：医生，你好！学堂的回复已经看过，很感谢你们在百忙之中给出的建议！现在我试着给小孩用推拿手法辅助治疗，明天还预约了市儿童医院的主任中医师，看到时会不会有效果。久咳必虚这个道理我懂，可在现实生活中能遇到一个明医真的很难。一番强攻下来虚弱的脾胃怎么补？外面卖的蛋白粉、维生素是不是可以补充下，增强免疫力？可孩子爸不信这些玩意，就觉得吃白米饭、青菜、肉就够了，可是小孩胃口那么差，那一小碗饭菜够吗？

答：《内经》曰，阳气者，静则神藏，躁则消亡。小儿躁时，强大内耗，脏腑颠倒，已非简单营养学能解决的。我们借这个机会谈一下小孩子补益的问题。《黄帝内经》认为，四季脾旺不受邪。现在很多小孩一年到头，老是感冒积食，为什么？没有把脾养好。

上次有个烂嘴角的小孩子，一年到头不是感冒打喷嚏，就是口腔溃疡。小孩子生病往往出在两个问题上，一是出现在饮食上，二是出现在运动上。

孩子的父母问，听说牛肉能补脾，能不能给孩子补补？我们说，《黄帝内经》讲，中央属土，其畜为牛，脾为土，又开窍于口。中医讲的五行对应，不是讲表面的机械，而是讲里面的性德。如果牛肉能够补脾，富贵人家的孩子都不会得口腔溃疡，也就没那么多病了。

而现实生活却发现，贫穷人家勤习劳苦的孩子，身体却像牛那么壮。这些孩子吃的粗粮玉米棒，身体长得壮。

所以我们说，这个牛性才是补脾的。要如牛马壮，营养在吃草。同时牛性缓，脾喜缓，和缓之人脾胃好。古籍讲，缓字医家第一功。

牛有三个特点，一是吃草，二是行步从容和缓，三是耕田犁地。我们叫这父母回去帮孩子推拿按摩，这就像是帮孩子松通肌肉，像耕田犁地那样健运脾土，然后吃青菜粥。结果一个星期不到，口腔溃疡消下去后，从此连感冒都很少得。

从中可以看出，小孩子补脾胃绝不在于营养。

所以那些提纯的营养保健品要少吃，大自然生产的五谷杂粮，气比较完整，对孩子身体好。

27 防止早衰：养生的至高境界在哪里？

问：我爸爸有高血压（医院报告单写的中危，常吃药）、冠状动脉心脏病（今年2月体检，医生给的结论，以前是冠状动脉硬化，常吃药）。

曾大夫，有没有什么只要持之以恒，就能够把所有这些病痛都消除的方法呢？可以防止身体早衰？

答：《菜根谭》上讲，人之福祸境区皆在于念想，这是什么意思呢？

这段时间，晚上我们一起观看《了凡四训》的故事片，一下子就全明白了。疾病是恶念在身体的投影，健康是善念给身体净化的结果。所以不要怕疾病，也不要过于追求健康，要在善恶的念想里头用功。

古德讲，一念善，一念福，念念善，念念福。身体健康是人生一大福气，但这福气不是父母给的，不是别人送的，不是钱财营养堆出来的，而是念念存善养出来的。

所以养生的至高境界在哪里？在养一颗善心。一念善，就一念阳气；一念恶，就一念阴气。一息阳气，一息命；一息阴气，一息病。这就是可以持之以恒，最圆满、最彻底的心法。

但很多人做不到，我们说，做不到退而求其次也可以。上等的管理是管理心念，中下等的管理是管理嘴巴和身体。

现在得"富贵病"——高血压、高血糖的人特别多，究其源，不过是没能管住嘴，没能迈开腿罢了。"管住嘴、迈开腿"六个字是我们交代病人最多的健康座右铭，是现代最好的养生叮咛语。

长期七分饱不吃撑，你就扼住了疾病的咽喉；然后长期持久地做慢性耐力运动，比如徒步、太极、瑜伽，可以把身体的杂质炼化，这叫打开疾病排泄的通道。

记住，一定要长期坚持，才有效果。

我们看有不少疾病容易反复的病人，都是稍微好一点就放弃了吃素、运动，身体稍微行了，又熬夜打麻将去了，又抱怨骂人，跟别人斗争计较去了。人性的两个弱点，好了伤疤忘了痛，不到黄河不死心。

孙思邈讲，养生之道很简单，就是美言勿离口，乱想莫经心而已。一个人如果不在善行上面勇猛精进，他退化就会很快。相反如果一个人心存善念，口出善语，他就不会老化得那么快。善似青松，恶似花，看看眼前不如它。有朝一日经霜打，只见青松不见花。这就是长寿之道，健康之道。

28 为大众，病人可以救病人

问：我是佛山南海人，2013年看了余浩医生的书和你们写的跟诊日记，2014年4月发现老公的小手指尖变大了。

网上说这可能是肝出了问题或者是一些癌的症状，我们去了十堰找余医生，结果到了十堰他的痛风脚又发作了，听余医生的话住了十几天，把病治好了再走。回来后，余医生开了几味药，是二妙散加减，吃了二十付药尿酸恢复正常了。

后来单位组织体检，在体检的时候发现他肺部有阴影，进一步去医院做CT，结果出来是早期肺癌，想问这种情况我们应该怎么办呢？

等待你们的回答：谢谢！

答：出世要学名僧，入世要学名士。学医要法名医，治病要先做个好病人。

一个好病人不单容易治好自己的病，救了自己，还能成为榜样，去救更多的人。

我们读《二十四史》，就知道历史上有《名贤传》《名医传》《忠臣传》，还有《孝子传》。

但是唯独没有《良病传》，什么是良病呢？就是病人先做个好病人，做到心存善念，身行善法，最后把自己的恶病怪病转为健康。

为何古代很少有这方面记载呢？因为古代的病没有我们今天这么多，而且没有今天这么危重，所以也没有我们今天这么迫切。

我们这个时代有必要书写《良病传》，把病人治病的心路历程，预后转归记录下来。只要记录好一个病人，即使医院说癌症难救，结果这个病人转变过来了，那这个病人不知道要给多少癌症苦海里的病人们带来希望和曙光。

所以有些病人前来感谢我们说，谢谢你啊！我们说，我们应该感谢你。病人们愣了，以为我们客气。其实不是我们客气，医生感谢病人，是发自真心的。就像将士打赢一场战，如果不是士兵，服从命令，将生死置之度外，奋勇杀敌，又怎么可能打赢呢？

所以我们感谢病人，是因为病人相信我们。我们这个时代最大的危机是什么？是信念危机啊！

孔夫子在《论语》上讲，人无信不立。没有信心和信念，就算你生活在今天这么好的小康社会里，也可能会像生活在地狱一样。

所以现在我们也在考虑如何让病人成为良病，然后去救更多的病人。医生要记住，不是医生在治病，而是病人现身说法，在救更多的病人。如果认为医生在治病，那医生就要累死在诊台。如果认为打仗是将军在战，那么将军也会累死在沙场。

前面我们讲，一个人为自己，力量是很小的，为了大众力量就会很大。你想想，你治病是为了让更多的人看到希望，然后你去做，这是在做菩萨事业啊！

我们治病时发现有个现象，病人如果深信传统文化，又肯回归自然生活，治疗的效果常常出人意料，不可思议。

现在很多癌症是家庭出问题的投影，这不是我们讲的，千年前孙思邈就在《千金要方》上讲到，家里人有不快，要赶紧解开心结，不然拖延日久，就会得不治之病。也就是说，不良的家庭氛围是得各种恶病的根源。

《朱子治家格言》上讲，伦常乖舛，立见消亡。如果没有好的家庭环境教育，那么你赶走了痛风，它来结石，赶走了结石，它来息肉，赶走了息肉，它就来肿瘤癌症。

我们人手有限，力所能及帮到的病人也很有限，如果病人不是常在我们身边，或者病人不是真心学传统文化，我们更多的是爱莫能助。

那病人该怎么办？应该何去何从？治病之路又在哪里呢？

吉林的宜和一是一个圣贤教育机构，为社会培养了不少良善之人。宜和一的张俊良院长有大爱，在他的愿心下，不少破碎家庭重圆，坏死的身体恢复健康，很多挣扎在苦海的人，露出了难得的幸福笑脸。而我们晚上听经闻法后一个小时，会做晚课，就是读诵熏修《家庭伦理道德与健康》这部书，这可是学生特地从深圳东山寺上完家庭伦理班的时候带回来的。

我们凭什么来逢凶化吉，转病为健呢？凭的是把一个家庭经营好。家和万事兴，万事兴啊，兴的不单是财富物质，兴的更多的是身体健康，笑逐颜开。

所以我们要定期把学生送到传统文化教育机构去培训进修，这样学生变化很快，上进速度不可思议。

在佛山有个博益书院，这书院的义工团老师们非常精进，帮助了很多家庭很多人，中山有个明理传统文化中心，深圳有个东山寺，这里面的很多义工老师都是从宜和一里出来的。

我们相信天底下没有一种药物能够取代我们文化的力量，

精神的力量。而真正改变命运的不是医生，不是药物，真正能使人绝地逢生，转危为安的，一定是人的智慧与精神，祖国的传统文化，还有大自然的恩赐。

在《了凡四训》上讲，一切福田，不离方寸，从心而觅，感无不通。中医讲阴阳平衡，就万事太平。阴是向内，阳是向外。如果我们很多病人向外求医问药的心跟向内反省己过的心用的时间精力是平衡的，那么很多病症就不会显得那么疑难了。

问题是绝大部分人，只把烫手的山芋扔给医生，从来没想过为什么会有这个烫手的山芋。所以在治病前要做好修身的准备，越疑难越重的病，向内求的功夫越要做足。

我们也在思考这个问题，建立一个修养中心，不是刻意为治癌攻克疾病，为的是回归自然，回归传统，治病只是附带的效果，转变命运才是主要的目的。

上次有个老师也是得了肿瘤，他说我愿意成为你们的案例。我们说，让我们一起把这个案例做好。兄弟同心，其利断金，众志成城，无坚不摧。愿立则众生可度，心发则圣道堪成。

医患如果一心要为历史留下光彩的一笔，那么让自己转变命运的可能就会更大一些，甚至成为大家修身行道的信心榜样。

29 进补要建立在清淡饮食与运动的基础上

问：曾老师，您好，我想请问一下您，为什么我一进补就会便秘甚至会流鼻血？有没有什么办法呢？谢谢！

答：此乃撑胀堵壅之象。一般身体经脉没有疏通开来，或者脾胃功能不太好时，一补就堵，一堵不是便秘就是流鼻血。所以进补药，一是建立在清淡饮食的基础上，二是要勤于运动，疏通经脉。

五观若存金易化，三心未了水难消。一个人如果长期缺少运动，喝水脸都会浮肿，腿都会酸胀。

我们看父母那个年代他们干多少活啊！这样哪怕身体病了，稍微吃点补药，身体就能很快强大起来。

有个老先生说，在那个年代治病，用补中益气汤效果非常好。确实，如果你劳动量够的话，吃啥都补。而如果你劳动量不够的话，吃饭都堵。但须注意，人要劳动，但不要疲劳运动！吃丰富还是吃朴素都不是最重要的，关键是莫撑饱。

30 玉屏风散

问： 您好，请问玉屏风散中的黄芪是生黄芪还是炙黄芪，白术要不要炒制，在百度上查答案不一。盼答复，谢谢！

答： 玉屏风散，我们主要用在治疗表虚自汗，或气虚容易反复感冒，以及脾虚，过敏性鼻炎的病人身上。炒白术健脾之力效果更好，不过对于体虚寒的人来说，用黄土炒的白术更好。生黄芪能固表止汗，炙黄芪能补中益气。我们一般用生黄芪，同时这方子防风很重要，小剂量防风可以把黄芪之气带出去益卫固表，同时免了黄芪壅滞之弊。

《成方便读》上讲，大凡表虚不能卫外者，皆当先建立中气，故以白术之补脾建中者为君，以脾旺则四脏之气皆得受阴，表自固而邪不干；而复以黄芪固表益卫，得防风之善行善走者，相畏相使，其功益彰，则黄芪自不虑其固邪，防风亦不虑其散表，此散中寓补，补内兼疏，顾名思义之妙，实后学所不及耳。同时，以姜汤送服玉屏风散，效果更佳。

31　类风湿关节炎

问：每日拜读老师微信公众号文章，很是受教。今有一姊妹得病，还望帮助。她是北方人，年轻时在冰水里插秧，得了类风湿，前些年已经下不来床了。后各处求医问药，今方基本如常，但仍疼痛不离，双脚冰凉，洗热水澡时口吐凉气。且伴有糖尿病。望老师指健康之路，拜谢！

答：大病慢病后期个人的努力显得非常重要。怎么努力？很多病人根本没有想过，也不认为自己能扭转疾病，只知道盲目地去寻找医生。

很多妇人得类风湿或关节炎，都是因为来月经的时候，触到凉水并发了脾气，这样经水不能顺流，寒气却因此进来，水寒凝滞筋骨久了，活动就不利索。张仲景称之为，此病伤于汗出当风，或久伤取冷。

所以建议这个病人先提高身体脾胃运化能力，让气血生化有源，因为脾胃乃周身阳气血液之根蒂也。

但病人如果又有糖尿病，血液浑浊，必须要配合饮食清淡，少吃鱼奶蛋，黏腻之品。这样才能够边补益正气，边排出邪气。同时要配合艾灸，转寒冰之体为温和，化肃杀之气为生机。我们在山中常教风湿患者艾灸丹田穴，加服温经汤与安胎丸，效果不错。

32　心的肥料是什么

问：有没有什么方法，可以治脸上的黄褐斑呢？我脸上的斑是因为之前执念太重、性急、欲求不满造成的。现在经常看老师的文章，发觉我真的错了太多。现在学习心平气和，不乱想不眼高手低。脾气心态都放缓了。

但有时候光靠自己还是不能修正，最好能有外力帮助，就像得抑郁症一样，不完全是心态的问题。身体也会带来心态的变化，性子急，任何事情都想一步到位，不走弯路，效率利益最大化。这些道理都懂，但说起来容易做起来难。

答：上士一般用调心来安身，中士一般身体调好，心情悦，因此按摩或服逍遥散，皆可解郁条达。

脸是心开出来的一朵花，花枯萎了，或者花黄了，是因为营养不够。像我们种菜，菜出现黄叶子了，这时要赶紧下肥料。

那么心的肥料是什么？一个是有形的气血，另一个是无形的感恩。

有形的气血从脾胃中来，从运动中来，从晚上早睡中来。晚上是身体造血最好的时候，如果熬夜，血就会少，脸色就会不好看。

无形的感恩是很补心的，《黄帝内经》讲，南方属火，心主火，其畜为羊。有些人就曲解了，认为羊肉补心，羊肉吃了皮肤好。照这样看羊肉店的老板，还有富贵人家应该都不用化妆品了，气血应该都很好看。

其实我们讲了，《黄帝内经》是往内观的，古人讲形而下者谓之器，形而上者谓之道。我们的心需要物质层面上的营养，更需要精神层面上的营养。如果用器物层次去治病，就叫器医。用精神层面上去疗伤，就叫道医。

那么羊有着什么样的精神呢？大家可以去听一下《跪羊图》这首歌，听完一遍心就舒坦一次。这是感恩之歌，很补心的。

再举一个例子，为什么广州又叫羊城呢？标志是羊跪乳啊！就是要懂得用感恩之心去待人处事。

《黄帝内经》讲，人以天地之气生，四时之法成。大家想想，这个身体都是天地赐予，我们能不时存感念之心吗？大家去看，很多脾胃不好，甚至心脏出问题的人，他们很久都没有感激过人了，总是仇视他人，愤怒待人。这样心都没营养了，人还能好吗？魏征给帝王书：竭诚则吴越为一体，傲物则骨肉为行路。

所以一个会教孩子的家长，他会经常将别人的恩德讲给自己孩子听，让孩子感动，让这朵小花从小就内心灿烂。

这也是《朱子家训》上讲的"施惠无念，受恩莫忘"的道理。一个心中老念着别人的恩，别人的好的人，他吃什么东西都比别人要补，做什么事情都比别人要顺。

33　怎么落实天人合一？

问：请问老师，晚上不适合运动，是不是也不适合艾灸？我知道针刺有子午流注按时取穴按时开穴的说法，所以可以在晚上行针，那么艾灸呢？到底应该在阳气旺盛的白天灸还是在阳气闭合的晚上灸？盼复，谢谢！

答：《黄帝内经》讲，晚上气机收降归藏，就不要扰筋骨，动气血了，也不要在外面打露。过于兴奋激动的事当戒。

现在很多人表面上没什么病，但就是亚健康，昏沉困倦，做什么事情都烦躁没劲，为什么呢？

长期违背了《黄帝内经》上讲的天地规律。所以我们中医普及学堂把早睡早起也当做一门定课来修。大家都知道中医的精髓在于天人合一。可怎么天人合一？应该怎么落实呢？

第一步就是早睡早起，跟天地规律相同步，你就能得到天地最大的补益。

所以白天动作以养阳，晚上静卧以养阴。这才是天地大道。

在公司不听老板指令，薪水会一降再降。人生天地间，大老板乃太阳，它的起落乃造物主指令，长期违反日出而作、日落而息的规律，人怎会有充足的气血薪水？此为天人合一之启示。

34 可永远坚持服用的"活血化瘀药"

问：您好！我想替老人咨询一下，老人家想长期服用三七粉作为保健药物，可以吗？有什么禁忌和注意事项吗？谢谢！

答：三七粉是补血活血的药，是伤科圣药。有内伤瘀血，或血液循环障碍的，嘴唇乌暗，血脉涩滞的，可适当服用活血化瘀药。但要记住人体为什么有瘀血。

很多老年人是退休以后闲下来，缺少运动了，血脉不活跃。只有习劳苦，常运动，才是可永远坚持服用的"活血化瘀药"。

是药三分毒，没有哪味药物可以长期服用。因为药物都有偏性，就像车子的方向盘有左右一样，没有永远打左或打右的。

为什么这个时代三七粉那么流行，因为当下有不少中老年人在心脑血管方面出了问题。我们要先弄明白心脑血管疾病的保养之道。

首先，老年人情绪一定要平和，不能激动亢奋。

其次，老年人血脉容易瘀阻，所以饮食更应该清淡。淡饭腹中饱，万事随缘了。

再次，老年人元气会不足，像日落西山一样，元气亏虚引起的血瘀，就不是三七粉能搞定的了。这时要用参芪。

有不少老人容易气短，腿脚无力。所以当我们摸到病人脉象沉弱，明显气的推动力不足。这时就可以用些黄芪和西洋参配合三七，这样补气活血，就能从根源上解决气虚血瘀的问题。气血足，百病除。气血虚，万邪欺。我们把这三味药称为小补阳还五汤。

35 治气血虚很好的食疗方

问：老师，药和方剂这部分讲得特别好，我知道了不少理念，尤其是预防病的事。还想听一听治病的事，希望能增加这方面内容的比例。另外，想请教一下，气血虚的人该如何锻炼身体呢？谢谢了！

答： 去年我们花了将近一年的时间，做了《药性赋白话讲记》，还有《小郎中学医记》中药篇一到六集，这些都是我们集中精力资源讲的中药常识。但由于内容相当多，就暂时没有放在微信上发。特别是《小郎中学医记》，用六部书，把中药教材几百味药详细讲完。当时出版社的王主任，召集了二十多名研究生，到各大文献资料库搜索整理名老中医独到的用药经验。最后汇集在一起，我们又在上面挑选出最通俗易懂，且临床实用的用药心得。

所以这部书看似是我们在做，其实是无数老中医，还有这些研究生在背后付出了相当多汗水。在这里我们要感恩他们。在后面我们会适当加些治病的案例，未会走，不能学跑，现在要先扎根于性德。《菜根潭》曰：根不固而枝繁叶茂，未之有也。

气血虚的人锻炼身体适合微动四肢，比如慢走，揉腹，不适合大出汗。

同时，气血虚的人，要先让气血满壮起来。我们常教病人服用五红汤，就是红枣、红衣花生、枸杞子、红豆、红糖，再加几片生姜。这是食疗的小方子，能够帮助一些放化疗后气血虚，还有年老体衰的病人，让他们气血生化起来。

这样有这药力辅助，再去运动，效果可能会更好。但要注意，气血虚的人要早睡，因为晚上九点以后，就是身体造血的最佳时间，这时要藏精气而不泄，千万别熬夜，熬夜就是在燃烧气血。要知道，人不沉睡，徒运动，吃营养，难补气血啊！

客家话说，睡补赢食补，又讲，一觉闲眠百病消。即言沉睡之重要。

36　须远色食淡

问：得知你们还在山里看病，想先在网上帮我先生问问：他上个礼拜B超检查有肾结石，同时还有伴随几年的胆囊息肉（多发性的）。不知你们对此有啥好的建议？谢谢！

答：建议就五个字——须远色食淡。

你先生这身上的胆囊息肉，还有肾结石，主要是身体精气亏虚后，浊阴沉淀的产物。中医叫肝木不疏泄，肾不藏精。结果至虚之处，便是容邪之所。

人的精气为什么会亏虚呢？

因为外有五欲财色名食睡，内有五毒贪嗔痴慢疑。

那要怎么解决呢？从饮食跟色欲下手。饮食不要吃得太咸太油太浊，浑浊的河水容易有沉淀，浑浊的血液也容易有结石。像牛奶、鸡蛋、糯米等，黏糊糊香喷喷，容易吃进来，不容易排出去的食物，最好少吃。还有鱼生痰，肉生火，青菜豆腐保平安。

人要身体好，沉淀物少，很简单，先让饮食清淡，身体通透，杂质就容易被稀释排出来。

人的精气会亏空的另一个原因主要是在色欲关头。天下病难医，伤精排第一。但节色欲并不容易，还要从饮食上入手。

为什么很多人喜欢吃肥甘厚腻？因为这些都是动色欲的，看似补，其实得不偿失。相反你吃清淡的，看似味道不太好，但不容易动色欲，身体就会阴平阳秘。排泄各种浊阴杂质就有强大动力。所以食淡跟远色是相辅相成的。

修行之人为什么要从淡泊饮食开始，过午不食呢？就是因为这样可以让身心清静，欲念少动，精神饱满，身体健康。

古人叫食淡病亦淡，情轻疾自轻（色，有狭义的色欲，与广义的沉迷手机游戏，五色令人目盲之意）。

37 便秘背后的原因是什么？

问： 我老妈53岁，去年下半年感觉不舒服，每天早上胃气往上顶，心悸，头麻，睡眠不好，便秘，胃口不好，为此吃了不少中药调理。刚开始吃中药，虽然不再便秘，但有便不尽感，现在感觉严重了，每天经常肠鸣，一鸣，气往上顶，头晕，头麻，胃胀，没胃口，严重时四肢发抖，去医院也没检查出什么病变来。她人比较瘦小，属于多愁善感型，应如何调养呢？感谢！

答：《圣经》中说：快乐的心是疗伤圣药，忧伤的灵能让骨枯槁。从你妈妈的反应来看，属于浊阴不降。浊阴为什么不降呢？

便秘是主要原因，但吃了通便药，麻子仁丸等效果还是不够理想，为何？

便秘背后又是什么在作遂呢？是多愁善感啊！木偶背后线操控，肠胃上面情志牵。俗云，愁肠百结。

人要是没有喜乐的心，肠管都会变狭窄，这时用苍术可宽肠。古籍讲腹中窄狭苍术宜，小肚鸡肠平胃散。母亲为什么没有喜乐的心了呢？

歌曲《跪羊图》中说：父生病是为子劳成疾，母心忧是忧儿未成器。我们发现很多母亲的病都是因为太牵挂儿女了，所以儿女懂事成才，才是母亲的良药。

我们建议一些母女去传统文化中心学习，回来后大家心结解开了，没有代沟了，很多杂症也就不药而愈了。这在很多传统文化中心，都有不少成功的案例。所以当物质上的药物尽到极致，却很难将病医好时，赶紧学习一下中国博大精深的精神文化吧。让文化来化解一个家庭的烦恼纠纷，这个家庭一和谐，还有什么疾病不能调和呢？

我们开药的时候，通常会在最后放一味甘草，为什么呢？时代快节奏之下，绝大多数人得了无意识紧张状态。甘草又名国老，能调和诸药，各种药之间如果有寒热冲突，相互攻击，甘草能够使它们和平相处。人着急焦虑，也可和缓。

一个家庭需要一个人充当甘草的角色。甘草属于土，厚德才能载物。而学传统文化，就是让我们学会土地般的包容，天空般的心量。

如果一个家庭没有这样一个角色，那么这个家庭是痛苦的，是很难有幸福的。所以真孝顺的子女，会立马先让自己充当甘草的角色。

38 功夫的秘诀在一个"慢"字

问：您好！感恩您每天为大家讲中医知识，每篇文章我都会读两遍。今天乾道师父讲身体就像房间，打扫卫生一定打扫死角，讲的太好了。怎样才能像乾道师父那样练得那么好？感恩！

答：其实乾道师父讲了，功夫很简单，把简单的动作持久地反复坚持，就是功夫。秘诀在一个"慢"字。并不需要太在意外在的动作形式，你摆一个动作，能定个十分钟吗？扎一个马步，放低点，能否坚持久一些？练功的目的是把定力练出来。

你看乾道师父，每一个动作都能轻松地定个十分钟，这背后需要真功夫。

以前我们在旗峰古寺下面修学的时候，阅读了不少书籍，对一些好书爱不释手。读一遍，两遍，三遍，唯恐记不住里面的精华。后来发现读三五遍，你可以记住；再做几遍笔记后，你就能够讲出来。所以我们非常强调读书要动笔，这点很重要。

今天老天给我们放假了，因为山里打雷闪电，整个山区一下子停电了。一个下午暴雨如注，响了不下百个雷。叔公笑笑说，你们终于放假了。是啊，我们一年到头，没有假期，工作就是休息，这次是老天放假了。这山里下完大雨后，空气格外清新。山边又出现漂亮的彩虹，而且还是双彩虹，更为难得。

"不经历风雨，怎能见彩虹"，小时候很喜欢听这首《真心英雄》。现在仍然觉得很有味道，很多人在风雨里头定不住，站不住，所以没能够看到最后的彩虹。这雨后的地瓜叶，是大山的恩赐。我们的地瓜叶基本上是野生的，长得到处都是，随手一采，都是最嫩的苗心，用来煮汤清炒都是最好吃的。

像这植物的嫩芽心都带着一股少阳之气，我们都很喜欢吃豆芽、地瓜叶尖、南瓜藤苗，还有豌豆苗。因为这些苗尖，清阳之气特足，吃了大脑特清透。

终于来电了，给大家发上一篇微信文章。

停电了一天才真正感受到有电的可贵，所以人要常忆苦思甜，莫谓容易得，便作等闲观。不要以为今天的一切来得容易，就轻视不感恩。不要以为这书籍书信容易看到就不重视，应该想到这些东西来之不易，你就倍加珍惜，这样就有莫大的收益。

很多时候不在于你读多少书，读哪本书，而在于你有没有这颗像唐三藏西天求法惜法之心。像停电时思电之心，像停水时思水之心。知识智慧跟如饥似渴、好学的人最有缘。

与其说今天老天给我们放了假，停了电，不如说是老天给我们上了一节惜物感恩课。惜衣有衣，惜食有食，惜水有水，惜电有电，惜智慧有智慧，不是吗？

39 孩子的问题主要是父母的问题

问：医生，我的宝宝刚出生两天，大便的时候出了很多血，医生检查说是肠道感染。目前不能吃母乳，在吃特殊配方奶粉。宝宝在住院治疗，我们也不能见他。现在我想咨询您的是，有没有自己带宝宝回家调养的好方法？

在此感谢您！

答：孩子的问题主要是父母的问题，家庭的问题。父母乃小儿之先天，家庭是孩子的天地，天地和谐，万物化生。故云：天清地宁出神灵。

孩子吃母乳是天经地义的，但现在很多母乳有毒，带火气。为什么呢？家庭关系紧张，孩子就遭殃。

母亲只爱自己孩子，却跟公婆不和，这样怨气就会通过母乳传给孩子。即便没有母乳，所谓母子连心，这种怨气环境也会影响到孩子。

还有做母亲的不喜欢吃粗茶淡饭，喜欢吃香的喝辣的，这样母乳里头就带火气，小孩就容易得炎症，火气重了就容易动血。

所以当孩子出现问题时，要想想是不是自身的问题。先从清净饮食跟清净身心做起吧！毕竟，清心淡食者，多冰清玉洁。

40 风寒风热与体质

问：谢谢二位老师上次的解答。今天我又遇到个问题，风热感冒和风寒感冒怎么区分？之所以这样问，是因为各种感冒药都要辨证方向才能用，我百度了一下两者区别还是判断不出来。起因是这样，我家先生昨天感冒发烧，最高时38.4℃，大概是骑电动车在路上晒得太热，进办公室空调太冷吹坏了。喝热水睡觉泡脚都不出汗，我昨晚就去药店问有没有发汗的感冒药，老板开了小柴胡颗粒，还说我们这情况是风热感冒。到今天晚上还没好，中间体温升降反复，喝药后就出阵汗，但头疼恶心没食欲这些症状都没有减轻。我就想会不会是辨错方向吃错药，百度一下关于吹空调感冒大多数说法是风寒，也有说风热的，还见一个说可能是寒热夹杂的。希望您能扩展一下，教大家一些感冒的辨证原则，和什么情况下应及时就医。先谢过啦！这回来不及了，下次感冒就能用上您教的啦。

关于吹空调这个问题，作为一个活在城市里的人真是无奈，我们家里几乎是不开空调的，偶尔热极了也就打个二十八九度。但是出门在外就没办法了，公交车、商场等公共场所一律都是吹到冻人，从室外热气腾腾地进来，不感冒也要头疼一下或者恶心一下。其实在北京几年前就规定公共场所的空调室内温度不能低于26℃，当然这是出于节约用电的目的。要是全国都能推广一下这种制度就好了，既省了电能，又减少一些得空调病的概率。

答： 绝对的风寒或风热感冒比较少见，多是夹杂了湿邪或者体虚。所以感冒往往表现得挺复杂的，但我们要知道感冒的原因，没有里虚不招外感。

老师跟我们讲，人一旦感冒了，就要加强休息，养正气起来。所以如果你常感冒，提示你经常休息不好，处于加急透支状态。即《内经》云，生病起于过用。不是老感冒，是老疲劳。

偶尔吹点空调，没什么要紧，关键是我们平时有没有加强锻炼。不是邪气盛，而是我们正气虚。

同样是着了风，有人表现为风寒，有人表现为风热。所以这要看个人的体质，平时体虚畏寒的，容易变为风寒。平时饮食堵塞烦热的，容易表现为风热。

因此治病用药要及时，防病保健在平时。

疾病会反复，只是锻炼少。《黄帝内经》讲，其在皮者，汗而发之。每天锻炼一小时，健康生活一辈子。一小时的微发汗运动，就是在解表。善治者治皮毛，上工治未病，不管风寒风热，皆能一汗解之。

41 养脾胃的五条原则

问：曾培杰，陈创涛你们好！关注你们中医普及学堂的知识很久了。同时我也是受益者。分享一下：我一直有老胃病，年纪不大，才32岁。以前不懂，每次吃饭都吃得很饱。而且胃部经常不舒服，中医、西医都看过很多，就是没有效果。

后来，在网上看到你们发表的《药性赋白话讲记》相关知识后，就试着每次吃七分饱，感觉非常的好。其中一个很明显的地方，就是我每次早餐都要吃很多，而且是吃得越多，饿得越快。以前也看过医生，说是胃火。吃过药之后好点，没过多久又是老样子。后来，每顿饭都吃七分饱，这个问题自己就没有了。真的很感谢你们。感谢你们为了普及中医所做出的奉献。谢谢你们！还有一个问题就是，你们经常提到的萝卜干粥。请问这个粥具体怎么做？谢谢！

答：上士闻道，勤而行之。一听养胃之道，即知即行即高手。萝卜干粥就是家里的家常煮法，萝卜干跟大米一起煮粥就行了。作用是通肠降浊、养胃和中。

通过你的描述，说明你是一个好病人，也是一个好老师。一个好病人就是一个好老师，因为好病人他懂得，身体不是细菌病毒搞坏的，而是自己用坏的。按中医的说法，所谓胃病不是因为什么幽门螺杆菌，而是你使用脾胃不慎才把脾胃折腾坏的。

现在不缺乏胃药，缺乏的是胃的正确使用手册。下面我们教所有脾胃病的人，应遵循以下五条原则：

第一，七分饱。

第二，细嚼慢咽。

第三，吃饭不说话，不看电视。

第四，少荤多素。

第五，非时不食，一日只吃三餐，没有零食，没有宵夜。

这五条如果你都能做到，就能把七八成的慢性胃病都挡在门外了。然后，香砂养胃丸或参苓白术散等普通成药都有疗效。

所以中医普及需要更多大众来参与，需要你们切身体会到：使用身体的能力上去了，身体也就好了。

我们要明白一点，心是能生，身体是所生。身体污染是结果，心灵污染是根源，心是能染，身体是所染。我们提高心灵的操控能力，身体污染病痛就少了。

这也是为什么到最后，中医普及一定要扎根国学，跟圣贤教育接轨了。当你心性功夫上去后，身体的障碍就少了。就像驾驶技术上去后，车辆意外事故就少了。

42 脑干梗塞，桥脑梗塞

问：医生，打扰您了！我父亲今年71岁，两年多前发生大面积脑梗塞，医院诊断为右侧脑干梗塞，桥脑梗塞，左侧小脑梗死，椎基底动脉梗塞。那天父亲在早上5点多发病，感觉右边身体麻木，但能动，逐渐不能吞咽，到晚上进ICU，插管上呼吸机，后来做气管切开；27天后转到神经内科病房，20天内反复发烧，医生说呼吸衰竭，又转到ICU上呼吸机，好转，又转到神经内科治疗一段时间，再后来就回家。意识一直清楚，以前的事记得一清二楚。现在鼻饲，气管切开吸痰护理，不能吞咽，右侧手脚无力，手抖，能坐轮椅，不用吸氧，痰多。希望医生百忙之中能给点意见，能改善一点也好！谢谢！

答：常有孝顺儿女问我们：给父母买什么保健品最好？大家都知道要给父母送健康，可怎么送健康？健者，手足有力；康者，心情舒畅。

现在父母老人家究竟缺什么？是缺钱财，缺保健品，还是缺钙呢？

其实这些都不缺，老人家最缺的是感动。

为什么我们喜欢治有情有义的家人，这些家人有些问题后，你跟他讲几句话，用几下药很快就转过来了。

大家看，在危难关头仍然能活过来，而且能过得有声有色的人，他们没有一个不是有情有义的。

像帮父母洗脚按摩捶背，这些都不能别人代劳，要自己亲手去做。这叫点点按按，病去一半；孝孝顺顺，再去一半。

《大藏经》上讲，财布施得富贵，法布施得智慧，无畏布施得健康长寿。

为什么很多人得不到五福呢？因为没有用这布施之道。我们为什么要坚持义诊义教？自从我们义诊以来，身体都没有病痛；自从义教以来，发现以前读不懂的书懂了，不明白的道理明白了。

可见古圣先贤的话，没有欺骗我们啊，讲的都是真实不虚的道理。我们一念为善，福虽未至，祸已远离。

第一集

我们的父母及周围的人，他们的过错病痛，我们都应该负起百分百的责任。如果用这样的心去思考，天底下的问题就会越来越少，你个人的逆境恶缘，也会转为顺境善缘。

有一个修蓝博士，他用四句话让三十多个精神病人纷纷出院，每天为美国当地政府省了一百五十万美金。

推荐你看下《访谈修蓝博士反思信愿行》这本书。

哪四句话呢？对不起。感谢你。这是我的错。我爱你！

这四句话，不单父母能听得到，周围万物都能听得到，常说这四句话的家庭，个个非常和谐，草木都欣欣向荣。这是一个人的爱心能够影响到万物的道理。

以前我们就明白物之有寿，乃同于人，居之安，在于常养。当时不知道该怎么养？现在明白了，用一颗爱心去养。

所以我们家人病了，要及时反思我们的信愿行，这是解决问题的根本，要知道境由心转，相由心生。家人生病了，何尝不是一个逆境？家人示现病苦，何尝不是一个苦难相？这时就要我们用心去转啊！

43　血气不足会脱发，年老体衰会脱发

问： 曾老师你好！看了一个和尚的运动人生，中医说发为血之余，但那位师父好像有秃顶现象，而我从开始脱发后，就发现有病了，是不是血气不足就会引起其他疾病？

答： 这个问题问得相当好。

师父以前是参禅的，小时他又受过内伤，把身体搞得相当差。他刚进山时，走几个坡都受不了。以前师父在云居山大禅

堂参学时，听过大和尚讲，参禅静坐，一定要结合跑香。

现在很多人重视参禅静坐，忽视了跑香运动，没有足够的运动发汗，匀气血，身体很多经脉都容易闭塞粘连，严重影响开智慧。

现在师父快五十岁了，每天都有几十公里的跑山定课，风雨无阻。

秃顶是一个外相，要从内因根本上下手。运动，还有睡眠、心态要均衡过来。《八仙传》上讲，只要真元充满，人可以奇相异样成道。

发为血之余，血气不足会脱发，年老体衰会脱发。脱发不是生病的原因，还是要找到自己的问题根源。

44 先传统而后中医

问：曾陈二位师父。今日想了很多，感觉作为一个没有任何中医基础，天资愚钝，文化水平只有初中的人来说，现在跟二位师父学习都有点不好意思。我想先从基础做，从中医基础经典开始背诵，等我打好基础做到，再亲自去寻找二位师父，听二位言传身教，也算是给我备的功课吧！谢谢！

答：非其人而传就失道了，如果得其人而不传就失德了。那么其人的标准是什么？

其实就是前面我们多次提到的，老实真干听话的人，肯回归传统，回归自然的人。在山里头能守住清贫，甘住寂寞的人。

有些学生刚进来时，被蚊子一叮就赶紧驱赶，注意力很快就被分散。吃得苦中苦，方为人上人。

告诉大家，如果被蚊子叮咬的苦是一的话，真正修学成就要受的苦是万万。古人闻鸡起舞，程门立雪，怎么会怕千难万阻。

我们为什么不敢轻易叫人进山来呢？因为需要大家有吃苦的心理准备。记得有句话叫，不破初关不闭关，不破重关不住山。

住山不是旅游玩玩，是要真修实干，如果没一定基础，你会发现，在清静的山中，比在闹市还难受。

你刚住一两天很新鲜，可让你住一两个月，一两年时，如果你定力不够，就待不下去了。所以住山前要做两项工作，一是打基础，二是要明白自己的志向。如果你立志是利他的，那么在山里你进步就会很快，无入而不自得。

中医到现代，为什么学它懂它的人越来越少？因为中医首先是传统中医。必须先传统而后中医，如果先做圣贤教育，学传统文化，而后再入医门，就如顺水推舟，无难矣！

现在很多人学医无门，学医困难重重，是因为只看到一技一术招法，没看到丰厚的文化底蕴。像《朱子家训》《诸葛亮诫子书》《弟子规》《了凡四训》《俞净意公遇灶神记》，这些都要先熟读精思，等自身气质一变化，发大心，就跟经典相应，此时学医障碍就会非常少了。

45　左右手的寸脉都很浮躁上越

问：医生你好，如果左右手的寸脉都很浮躁，脉象是往上越的，有没有什么好的药方？

答：双寸脉代表心肺上焦，如果是浮躁上亢，说明心意识定不住，容易失眠、烦躁、焦虑、紧张不安，身体处于快速透支状态，这是现代很多人的状态——无意识的紧张。方药是逍遥散或四逆散。

我们正处在一个把健康卖给时间和压力的时代。大工业时代延续到今天的快文化，令全世界一半以上的人都信奉时间就是金钱，效率就是生命。结果他们普遍都处于加急状态。

所以工作狂、过劳死成了很多发达国家的通病。用一个时髦的名词叫做奔命。这很危险，《黄帝内经》讲，生病起于过用。张仲景称这种华其外而悴其内的行为是危若冰谷。

很多病人都问：大夫，要忌什么？

其实病人来看中医，看的是什么？看的是一种老中医不急不躁的生存状态。

对于所有病人来说，只需要记住一点——忌过度，又叫忌急躁。

有些病人就说，我工作很忙，不快，根本完成不了，我根本没法放下啊！其实他没有得到放下的真谛，放下不是事相上的放下，而是心上的放下。

大家想想，是不是我们开着车也要把心跳提到车子的速度呢？那你这样很快就把身体搞垮了。降得浮躁之气定，乃修学第一功夫。

有人觉得开车是一种享受，因为他心很平静，不会累。有人觉得开车就很累，因为他心躁动不安，大部分能量都在这里消耗掉了。所以我们要学会用心的学问：学会放下。

你放下了，事情会做得更好，更圆满。你心静身动了，效率会更高。所以真求效率，不要在表面搞形式，而失去了内心的安详。

古人讲，欲速则不达，只有慢慢来才能快。所以人要想身体好，就要先学会过慢生活。

像打太极拳那样慢吧！得太极拳精髓，不是在练拳时动作缓慢，而是行住坐卧，心都安详平静。

46　外治皮肤湿疹的花椒树

问：您好！知道你们是余师的学生，为你们感到自豪！为中医的复兴感到骄傲！你们的精神可嘉！当下国人对中医的了解太少了！慢郎中现在基本上成了中医的代名词。

这里我想问下外治皮肤湿疹的花椒树，具体是用花椒树的哪部分？

答：花椒温燥杀虫，除湿止痒。花椒树连枝带叶，都可以用。皮肤湿疹绝大部分都是嘴巴里没堵住，加上汗出不透，郁于皮下。所以饮食清淡跟加强运动，是治疗湿疹最彻底的办法。像一般的外洗方，祛湿药茶是缓缓急，治治标而已。

现在很多人不知道运动要达到什么程度，早上师父从镇上跑进山来，浑身衣服由里到外全湿透，整个人精气神饱满，气色红润。哪里是年将半百的人呢？真是运动让人年轻，运动让人健康啊！

但是运动应达到什么火候呢？这很重要，古人讲传功不传火。一是火候难以拿捏言传，二是讲了很多人也做不到。

我们每次出坡或徒步穿越，都会达到这个效果，衣服从里到外湿透，就刚刚好。这时经脉打开，吐纳非常顺畅，身体真正达到热身的效果。这时筋骨柔软，周身轻安。

有几个学生筋骨都特硬，我们说，硬是假象，是肌肉粘连，是运动不够。结果十公里的徒步穿越回来后，浑身柔软，双腿一盘，不可思议。平时打不了的单盘双盘，很轻松就上去了。

为什么会有这么好的效果？因为你身体那些多余的水湿，黏滞在肌肉里头，就像锈垢一样，纷纷被清理榨出去了。这时筋骨柔软，真是"随心所欲"啊！

所以说，人的身体本来是舒畅完好的，就像我们新买回来的锄头工具，本来是新的，没生锈的，只是你不常用它了，它才这里生锈，那里堵塞。

常运常动，没有病痛。不是病痛多，而是运动少。谚云：一天一身汗，疾痛靠边站；半个月不出汗，到处找药罐。

47 乙肝病毒不是怀孕生孩子的主要障碍

问：老师你好，能麻烦你给解答个问题吗？我今年四十二岁了，打算要个孩子，以前没生过，可是体检查出我和爱人都有乙肝病毒阳性，我爱人自己有抗体，我没有，这样我们还能要孩子吗？会不会传染给孩子啊？跪求帮助。

在此先谢谢老师了。

答：见病不能治，皆因少读书。像《卫生集》《寿康宝鉴》等善书有节欲保子的方法。

乙肝病毒不是怀孕生孩子的主要障碍，最主要的障碍是自己的体质跟心态。

不要害怕病毒，要看重自己的体质，不要关注疾病，要关注健康。先问问自己：我究竟有没有按照健康的生活规律来做？我自己的道有没有做好？

要审视自己从内心到外在的一切，有哪些不良的生活习气，全扭转过来，这些不好的东西可不能遗传给下一代。

如果习气好，不好的身体会变为好；如果习气不好，好的身体都会被糟蹋。

向古圣先贤求智慧吧！圣贤教育里头有足够的智慧方法来帮助我们解决各种问题。

48 教孩子的学问

问：老师好！我儿子六岁，右侧眼球挫伤半个月。半个月前玩枪时枪后座弹到右眼致眼球损伤，出血，西医止血及地塞米松等对症治疗五天。今日复查，眼球损伤已明显好转，结果测眼压明显升高（小孩当时感觉眼痛），眼科医生要求打针（甘露醇）并天天测眼压。舌稍暗红，苔白厚腻（舌根中部），脉偏滑。今天小孩测眼压时比较害怕，有抵触心理，哭闹一阵子才做的眼压测试，他当时感觉眼痛，眼压就高了。打了甘露醇。晚上我回家看到他眼睛又有血丝了，本来已经没了。所以对明天的眼压测试我不想再做了。想通过中医的方法治疗。谢谢老师！

答：中医有足心道，脚下有眼目高压反射点，通过点按能降眼压。

这其实是一个教孩子学问的问题。

如果我们教孩子，是不会让孩子玩枪械的。这次你能够帮孩子把眼睛救过来，下次能否再帮孩子把另外一只眼睛也治好呢？

问题出现了，我们要反思问题的根源，如果根源是在教育上面，那么这次除了积极找眼科医生治疗外，同时更要重视教孩子的学问。给儿千金，不如教子小心。

有一套圣贤教育的碟片叫《教孩子的学问》，我们介绍给不少家长看。他们很多看了后都反映说，怎么以前从来不知道教孩子有这么多学问：这样孩子好教了，家里问题也少了。

我们不是拼命地去解决问题，而是要在源头上杜绝问题。最会解决问题的人，永远是在搞教育。所以平时多做准备，临时就不会慌了。人生在世，守身实难，一味小心，方保百年。

49 怎么样转境

问：非常感谢医生百忙中予以回复！父亲因不能吞咽，口水也要经常帮忙吸走，痰比较多。能否用中药调理，让痰少一点？谢谢！

答：脾胃为生痰之源，肾为生痰之根。像二陈汤、六君子汤都是治痰湿名方。

疾病到后期痰浊挡道，可以用些调脾肾的药，不能在网上草率求医，要在当地找中医。

现在很多病苦的示现，其实是一种教育，人要看看别人，想想自己。别人的境遇，很快就会成为我们的境遇，我们要怎么样转变这种境遇呢？天降福人以逆，不要怕逆境，要怕不学无术。

应该早些学习圣贤教育，才能转变命运，转变危机。

50 伤疤痒

问： 医生你好！我儿子被开水烫伤留疤。一年多了，晚上睡觉前痒得要挠，白天不痒。请问有好的止痒方法吗？十分感谢。

答： 伤口愈合后，伤疤里面还有一些风邪，风盛则痒，所以人要去挠，痒为泄风。这时你可以用拍打，或者用薄荷香皂打湿毛巾，温敷痒处，以透风痒外出。还有这期间孩子要少吃鱼蛋奶，多运动出汗，使邪从汗解，皮肤自洁。古人言，粗茶淡饭者冰清玉洁，大鱼大肉者，多发脓疮。

51 想要孩子身体好，父母观点很重要

问： 你好，想问一下，幼儿园里每天都给孩子吃水果和喝牛奶，可以吗？还是现在喝奶粉比较好？望老师给予回复，谢谢啦！

答： 现在很多孩子一吃点生冷的东西，就拉肚子没胃口，为什么我们小时候没事呢？

因为以前不会看这么多电视，不会熬这么多夜，空气也不

会像现在污染这么严重。

由于早睡，免疫力就比较强，很多东西都不怕；当你免疫力不强时，就这要禁忌那要禁忌的。所以提高身体免疫力，才是出路。

免疫力在哪里呢？

中医讲，四季脾旺不受邪。人的脾胃就是免疫力大本营。所以不要吃伤脾胃，加上勤习劳苦运动，身体免疫力就会越来越强。脾主四肢，劳作四肢，脾胃就会旺。

如果父母不教孩子习劳苦，就是在剥夺孩子健康的能力。

上次有家长看到孩子在地上爬，就说，快起来，那脏得很。我们笑笑说，你小时候在地上滚，父母都由着你，为什么你要剥夺孩子爬行的能力呢？孩子不接地气，身体怎么会好呢？

所以很多父母观点都不健康，那孩子的身体也很容易出问题。想要孩子身体好，父母先要受到好的健康教育啊！

52 小孩子锻炼要循序渐进

问：老师你好，看你一直在介绍运动出汗对身体好，可是我每次带儿子（两岁零一个月）出去玩都要关注他是否背部有汗。上次周末傍晚带他去爬山锻炼，他走路走得背部衣服都湿透了，回家过程中湿衣服又变干了。就这样第二天就感冒了。所以现在稍热一些我就不敢带他出去。可是我很担心长此以往他会变成温室中的小苗，身体抵抗力会更差。请问我该怎么办？

答： 温室里养不出耐寒红梅，花盆中长不了参天巨树，阴影下活不出筋骨强大。带孩子外出时，可以在背上加一条干毛巾，毛巾湿了后，及时抽掉，回来后及时换衣服，这样习惯了，身体就会越来越好。

小孩子身体越差，越需要锻炼，越不锻炼，就越麻烦。但锻炼要循序渐进，不要一下子搞得满头大汗，气喘吁吁。运动是很讲究火候的，《黄帝内经》告诉我们运动火候在于微动四肢，温衣。

你如果大动了，就等于耗气；如果大热了，就叫壮火食气。

哪种人可以大动大热呢？只有长期循序渐进，将身体训练到很强壮后，才可以练习冲刺。但也要在身体完全热身，精神饱满的前提下，才能这样干。不然你就没法得到运动的利好，过犹不及。

53 湿疹痒

问： 脚部有湿疹痒怎么办？

答： 我们这山里连续下雨好多天了，结果你看这两只猫都懂得移湿就干之道。这小猫趴在窗口通风处睡觉，老猫就跳到蜂箱上面睡觉，这叫什么？叫升阳除湿啊！

连小动物都给我们示现治湿之道。

风水学讲，高一寸为阳，低一寸为湿。所以爬山登高，赤脚穿越是最好的升阳除湿办法。

上次有个病人脚部瘙痒，问该吃什么药。刚好我们一起去徒步穿越，跟他说你这不吃药都能治好，为什么要吃药呢？

他不相信，我们就叫他赤脚跟我们一起去走山路。刚开始他走得畏畏缩缩，后来慢慢地上半身衣服全汗湿了。

他说，从来没有出汗出得这么痛快过，感觉眼睛视力都变好了。结果回去脚就不瘙痒了。

我们说，这只是治标而已，你一次锻炼能顶上好几天，只有长期养成锻炼的习惯，才能健康一辈子。

所以每天锻炼一小时，健康生活一辈子。这要上升为人生宝训。如此你不但不用担忧湿疹了，而且你的视力、脑力都会因为氧气丰富，而变得明亮清晰。

54 心灵污染难解决

问：血里面有毒，经常口臭怎么办？

答：镇上有一个西医，他经常会开车进到山里头。来干什么呢？干两件事，一是赤脚走山路，二是带着大桶来我们山里接泉水。

我们问他，是什么动力让你做这些呢？

他笑笑说，要身体好，还是要懂养生之道，不能靠消炎药。

以前我脚臭口臭，皮肤瘙痒，头皮流油，我就知道运动少，喝的水不够好。每次进到山里头来，运动一下午，再接山泉水回去喝后，都特舒服。养老还是要到深山老林来啊！

现在很多人有血液疾病，为什么？第一个是空气污染，第二个是水污染，第三个是心灵污染。

空气污染、水污染都好解决，但心灵污染就难解决。

中医讲，心主血脉，心是血脉的上司，如果上游被污染了，下游当然也不会干净，所以要正本清源。

对于这种情况，我们认为靠好空气、好水只是暂时治标；如果能够熏修善法，多看《根除烦恼的秘诀》《化性谈》《了凡四训》这些善书，从心灵根源上解除怨恨之毒，那么血液就会更清澈。

55 脾胃病要寻根源

问：医生您好！我患胃病十余年了，在医院做了八次胃镜，结果是中度的浅表性胃炎伴胃窦糜烂，多发性息肉，做 B 超提示为胃蠕动减慢，食物潴留。目前主要症状是吃食物消化不了，感觉就是堵在胃里，很不舒服，但胃口很好，想吃又怕吃，水果、杂粮或其他硬点的东西都不敢吃，吃了就难受，胃部特怕冷，不能吃冷的东西，现在这个季节喝点凉开水也不舒服。只能吃点米饭，还是很软很软的米饭。吃点甜食烧心，心情不好或紧张也烧心，情绪稍有波动也烧心，早晨起来经常有口臭和口苦的感觉。一整天都不想喝水，水稍喝多了，胃里也难受，人懒言不愿讲话和行动，无力气短，消瘦，特别怕冷，平常衣服也比普通人穿得多，冬天基本是四肢不温，双腿一过膝盖就是冰冷冰冷的。人特别的容易疲倦。之前做 8 次胃镜是每年要观察息肉的情况，长了就要钳掉，怕转化为胃癌。有时有食道反流症，那个胃里的酸水会反流到食道，食道有乳头状瘤，也是通过做胃镜钳了几次。西医说我是浅表性胃炎，功能性消化不良和胃部的神经官能症，那些基本的胃药，甚至可以说是最好的胃药（西药）都吃过，但效果不佳。后转看中医，说我是脾胃虚寒中带热，胃瘫，脾胃阳虚，吃了很多的中药也效果不佳。我也是个医务工作者，很相信中医，经常会看中医书，只是基础太差，还在不断地学习。最近我吃了三个月的八珍糕。感觉人的气力、精神要比以前好些，中气比以前足些，其他的症状还是一样没什么改善。今天我对着镜子看自己的舌苔是两边有齿印、舌淡红、白苔少。以前的舌苔是两边有齿印，舌淡红薄白苔，舌根部有黄苔，舌苔的改变是不是和吃八珍糕有关系？排便正常，脉象没什么力气。平时生活规律，没什么不良嗜好。这个病折磨我十年了，非常的痛苦，烦请医生在百忙之中抽时间帮帮我，应如何调理，究竟吃些什么药能有改善？我今年58周岁了，女性。你们出的《爷孙俩的中医故事》写得非常通俗易懂，很适合我们这些没中医基础知识的人看，你们为普及中医基础知识做了一件大好事。非常感谢你们。希望能得到老师的回信指教。谢谢！

答：我们从这位同学的胃病里头想到什么？想到病人是给医生送福的，生病是给身体送福的。

《孟子》讲，人之有德慧术知者，恒存乎灾疾。

现在很多人希望有功德智慧，有技术知识，但却畏惧灾疾。灾疾是提醒我们断恶修善的信号，疾病不是要我们的命，而是要我们能觉醒。人觉醒了，可以转烦恼为菩提，化病苦为健康。

可怎么觉醒呢？觉醒过程就是一个改过的过程。人如果不读经典，连自己怎么错的都不知道。不同的人亏了不同的道，犯了不同的错，就会得不同的病。知道得什么病名不重要，知道真正的病因才重要。

很多病人一来就问：大夫，我这是什么病啊？但凡这样问话我们就知道这病不容易治。

如果病人问：大夫，我怎么会得这病？那这样的病人是真聪明的病人。所以病人要做一个好病人，做一个好病人的前提是要有好的思维。

什么是好思维？明白前因后果，理顺来龙去脉。可能很多人都没耐心读完这么长的病理过程，但你能够这么耐心地写下来，很不容易。耐心去看你的过去，就能学到养生。

你的胃想吃东西，但吃了身体不舒服，堵在那里，这是典型的胃强脾弱。同时四肢不温，着衣偏多，身体容易疲倦，这也是脾中气不足。你吃了八珍糕后身体有些改善，说明健脾胃，培补气血的方向没错。但为何改善过后，很容易到瓶颈呢？

因为你没有从心上改，心外求法，无有是处。现在人很有福报，什么水果都有得吃，什么零食糖果都有得吃。如果有福报却没有智慧，那么这种福很快就会变为苦。能来到这世上是有福，可能不能用好这身子，却需要智慧。

你看你喝点冷开水都不舒服，说明什么？说明脾胃虚寒喜暖。

你吃多点就不消化，说明你要长期坚持三餐规律吃七分饱。

你心情不好紧张，闹情绪时反酸加重，这是身体在验证这个中医木克土的道理。

你一吃各种水果就不消化烧心，说明脾胃虚寒，确实不应当吃生冷瓜果。

这么多年跟疾病打交道，其实你已经明白很多养生的道理，以及使用脾胃的方法。但是为何脾胃还不好呢？

因为最根源的那点东西还没有调整过来。所有脾胃不好的人，都有一个问题，就是怨人。怨恨恼怒烦，怨字首伤脾胃。

所以当得脾胃病的病人来时，如果他是高级知识分子，我们叫他看一本书，他脾胃病绝对能减轻，这本书叫《不抱怨的世界》。如果是普通老百姓，我们会叫他看另外一本书，叫《王凤仪化性谈》。

人要真正摆脱痛苦，首先要做个好人。好人从哪里开始？从不怨人开始。怨人是苦海，不怨人是成佛大道根。

所以每个病人的恢复都应是从不怨人开始的。

有一个得癌症的病人，他亲自跟我们讲，每当他身体微弱感到生一丝气时，他就得卧病在床几个小时。如果连续生好几次气，他好几天就休想从床上起来了。

但后来他活得有声有色，为什么？因为他借病来修心，这叫历事练心。

以前别人没惹他，他都看不顺眼；现在别人惹他，故意打扰他，他也只是一笑了之。

他说，我相信这句话，假如明天是生命终点，我今天晚上仍然要读圣贤书，在后院种莲花。

结果，一个生大病的人，活得比平常人还快乐，凭什么？凭觉悟啊！

所以什么人最苦，得胃病的吗？还是生癌症的呢？或是蹲监狱下地狱的人呢？

这些都不苦，人最苦的是不觉悟，不明理。

明理不怨人！

为什么我们建议很多有慢性病的人，多去传统文化中心参加培训，比如中山明理、顺德博艺书院、深圳东山寺。

因为人明理太重要了，有一分明理，就有一分幸福。

多一分明理，就少一分怨气。

少一分怨气，就少一分疾苦。

大家看这世界上哪些地方是怨气满堂呢？就三个地方，监狱、医院，还有地狱。

所以怨人是种了这三个地方的因，不怨人你就从这三个地方出来了。

师父常讲念起即觉，觉之即无。当病人开始尝试去戴《不抱怨的世界》里面的紫手环时，他就开始走上修行之路了。

靠改变生活习惯来改变疾病，靠端正心态来端正身体，这是中医治病的最高境界，是真正的养生。也是所有向外求名医名药解决不了之时的金光大道！

56 白癜风

问： 老师们，你们好！关注你们很久了，我想咨询一下，我姐患白癜风一年了，有一块在头皮里面，引起头发变白，之前有去医院进行西医治疗，吃了很多药，导致肝功能损坏，之后就停药，现在又复发了。一直看你们发表的文章，还想推荐她去你们那里帮忙看看。谢谢！

答： 先找中医把肝脾调理好，恢复正气，不急着攻邪，可以好好看下《寿世青编》里头的养肝说跟养脾说。

《难经》上讲，损其脾者，饮食不为肌肤。这营养精微为什么不能供给肌肤呢？因为脾脏受损。是哪些原因引起脾脏受损？不找出来，这个案破不了。把脾胃养好，再顽固的皮肤病都不会进一步恶化。

医生是协助你去破案的，但你也要积极配合啊！

《寿世青编》这部养生典籍非常重要，我们接下来讲养生，就先从这本书入手。

开篇就讲《勿药须知》，也就是说我们应该首先明白，有哪些情况不是药物草木能解决的。

究竟草木能解决到哪个层面，有哪些层面只要我们做到就能根治疾病，这方面的内容越来越少人去关注，也越来越少人去讲解。白癜风乃极其顽固的皮肤恶疾，千方百计保脾胃乃最稳当之举。

57 《草药歌》

问：您好，最近在读《爷孙俩的中医故事》第一本书，在第四节生姜的篇章中谈到《草药歌》以及往下的一首歌"笑纳淮山草木香"，好像都不完整，能否提供一下完整的歌诀？多谢了！

答：原来这是小指月采药回来唱的歌，歌曰：
笑纳淮山草木香，
聆听神曲寺中扬。
朱砂点破阳春路，
琥珀回穿半夏乡。
举目红花烧峭壁，
低眉白菊卧篱墙。
使君远志当归汉，

玉竹依然熟地藏。

……

当时也是从网上搜索下来的，如果大家有兴趣的话，我们可以在后面接着编写，或者找相关的文献。

另外，相关中药常识趣闻方面的知识，我们推荐大家看《中药原来这么有趣》这本书，很开眼界，还有《品读名医》。草药歌诀，有助入门，古之医传承，多从背歌诀始，一朝背，终身用。如药性歌，辛香定痛驱寒湿，苦寒清火消炎热。想要治寒湿痛症，我会找辛香的花椒、肉桂；想降上火之炎，须用苦寒芩、连。

58　丹参槟榔饮

问： 我父亲多痰、胸闷，之前也有找过中医，喝了一段时间的中药，但没有改观。能否用余师的丹参槟榔饮呢？余师说枇杷叶能降十二经之逆气，能化十二经之痰涎，能否用呢？期望老爷爷和小指月能够路过为父亲看病。谢谢！

答： 对于痰浊郁热堵胸的标实症，急则治其标，丹参槟榔饮能够很快地治标。但对于寒痰留饮，就要用小青龙或六君子。如何分寒热痰，浓稠为热，清稀为寒。

所以还是建议你找当地医生辨证施治。

59 小儿疝气

问： 请问针对小儿疝气有没有什么好的治疗办法？我小儿子1岁2个月了，出生时早产，黄疸比较严重，母子隔离住院治疗10天，可能因为哭闹的原因，脐部发现疝气，用疝气带2个月后消失。可能是因为用纸尿裤的原因，直到1岁时才发现左侧阴囊在哭闹时出现疝气，平躺或轻揉后可以回复原位。希望您能帮帮我。

答： 有些小儿疝气是小孩子先天不足，后天要注意调养脾胃。

只要孩子脾胃好，随着身体发育会越来越好。

很多孩子疾病加重，多是因为家庭氛围比较紧张，孩子容易激动较劲。

所以要加强孩子心性修养，而最好的加强孩子心性修养的方法，莫过于在家里推行读经讲学制度了。可以买播经机，播放德音雅乐，父母也听经闻法，有好的心态，更能将孩子带好。这样孩子既能学字认字，也可以受到良好熏陶。

有些家长就疑惑地说，我们大字都不识多少，怎么办？我们笑着说，不怕不识字，就怕没心思。所以我们讲解了《朱子治家格言》与家庭健康。

如果能像做定课那样去熏修，相信孩子将来遇到的很多问题也能迎刃而解。实行家庭教育、圣贤教育，这是在根源上杜绝众疾苦的最好办法。

60 中医缺乏丰厚的土壤

问：我有个愿望，想学习中医，希望老师可以多多指点。

我是中医爱好者和拥护者，想把如此好的东西发扬光大，也想为大家减轻病痛。

我决定了，我要好好学习中医，现在一看到周围的人身体不适，我就想把脉替她们诊治，很喜欢中草药，也很喜欢中医。

老师好，学生前几天冒昧发微信询问招收学生的条件，看了这两天老师的文章让我受益匪浅，谢谢老师的回答：非常感谢！

很幸运在天涯看到"药性赋选讲"这个帖子，帖子讲得细致，就像一个老师毫无保留地把知识讲给学生听，我特别感动。身为一个西医的学生，自学中医总感觉没有门路，所以看到这么平易近人的中医学习贴让我感到自己非常的幸运。感谢你们的工作，觉得你们都有一颗善良坚定的心！

答：随喜你的发心，赞叹你的细行。昨天我们又种了四行地瓜。叔公看了后笑笑说，你们种四行很难有收获，把四行变为三行收获就多多了。

我们赶紧变为三行，这样每一行看起来，土壤就厚大了。叔公说，苗再好，如果土壤的营养不够，结的地瓜也会很小。

叔公言者无心，我们听者有意。

现在问该如何学中医的学生非常多，中医不缺乏学问技术，不缺乏苗子，缺乏的是什么？丰厚的土壤。《素书》曰，地薄者，大物不产，水浅者，大鱼不游，林疏者，大禽不栖。

为什么我们南方怎么种山药也种不过河南？因为河南那地方土壤特深厚，像我们这南方地薄，挖下去不到一米就见硬土了，再好的淮山种也钻不下去啊！而河南那地方，中原厚土，土气极足，两三米下去，都是肥沃的土壤。这样植物的根系，能得到尽情的发挥。

所以学传统中医，大家先要知道第一步是什么。第一步是传统，第二步才是中医啊！

我们大学一年级先上什么课？先上医古文，还有医学史。很多人忽视了这两门课，以为非关医术。其实这两门课的修养，才关乎将来中医的造诣。你想一下：如果一个人对古文化不热爱，不能重视它的价值，那他能学好古中医吗？

对土壤不重视，再好的苗，也长不好。

有一位大家叫秦伯未，他曾这样说过：专一地研讨医学可以凿出运河，而整个传统文化修养的提高，却有助于酿成江海。

凿出运河跟酿成江海，区别体现在哪里呢？

区别在传统文化修养，区别在儒释道的领悟。

故曰，医非学养深者，不足以鸣世，不单难以鸣世，想要真正自保都不容易。

老师讲过，旁开一寸，更上一层。土厚一分，长高一分。所以，我们不要急着开花结果，先努力地做培育土壤、稳稳扎根工作吧。

61 脂肪肝

问：你好，我是一名轻度脂肪肝患者，请问一下中医师，应怎样治疗？

答：少吃荤，多吃素，阳光底下常散步。身心清静了，寿命比彭祖。轻度脂肪肝是肝提醒你脂肪堆积太厉害了，身体消化太辛苦了，别再给身体增加太多难消化的东西了。

选择少荤多素，七分饱的生活，对身体才是最好的。

对于得脂肪肝的病人来说，要管住嘴，迈开腿。

管住嘴，脂肪就不会囤积得那么厉害；迈开腿，脂肪就可以很快燃烧，变为能量为我所用。

明白道理，就不会畏惧疾病，切身实践，持之以恒，才能根除疾病。

62 糖尿病

问：大夫好，本人现年39岁，发现糖尿病有4年了。用胰岛素控制，前年发现有脚肿现象，去年发现有微量尿蛋白，就诊于佛山市一医院，没有做治疗检查，指标合格后出院，现在喝水多时水肿现象明显，尿黄。从中医角度我应该如何调理？

答：脚肿，微量尿蛋白，在中医看来，都是脾脏功能受伤了。《内经》讲，诸湿肿满，皆属于脾。

为何这么说呢？

脾主湿，主四肢。《黄帝内经》讲，中气不足，溲尿为之变。

我们这山里每下一场大暴雨，沟渠就会囤积很多泥，这叫水土流失。而人体尿蛋白就像是大自然水土流失之象。

为什么会水土流失？

大暴雨只是外因，如果你再找下内因呢？是因为你堤坝没有搞牢固。中医讲，大饱伤脾，思伤脾。

所以人不能暴饮暴食，不能思虑过度，要懂得保护好自己脾胃的大堤坝。你可以看我们讲过的保脾十条与养胃五点，相信对你有益。

连喝水都要小口小口喝，特别是水肿的病人，不能轻易喝凉水，也不能暴饮，更不能熬夜。

63 有关升降

问：您好！请教个问题。刚在跟诊日记1中看到：后面膀胱经主升清，前面胸腔肚腹任脉主降浊，膀胱经从头走足，不是主降吗？

答：人身无处不升降，大至脏腑，小至细胞都有升降出入。膀胱经升的是清气，膀胱降的是浊水。颈肩腰背膀胱经，每条经络都有它的主治口诀，像颈肩腰背的升降问题，主要调膀胱经。

每一条经络都有它的升降出入，我们需要把握的是大势，就像胃肠主降一样，难道胃肠不会升吗？营养照样要往周身需要的地方供给。

64 大便溏泻

问：先生您好！我从小大便溏泻，次数多，现在一天三四次，该如何治疗呢？请先生赐教。

答：大便溏泻者，脾虚中气下陷是根本。少言保气，宁静安神；暴躁伐肝，性急伤脾。

有些人从小体质弱，再加上脾性大，身体差，所以身体就很吃亏。

在戒急戒躁的前提下，可以尝试用苍术泡茶，或者服用六君子汤健脾。培土制水，何患溏泻不愈。

有我罪即生，亡功福无比。

现在很多脾胃出问题的人，喜欢较量争理，大家看脾胃的性德是什么？

脾胃属土，性缓，它的性德是包容万物，处万物之下，所以能生长万物。

现在很多人想成为万物主，什么都想管，但又不肯老实低头居下。

我们常说，不要以为自己是栋梁，自己其实只是一片砖瓦，一粒砂土而已。

如此心平气和，骄气躁急顿息，而谦德之光常照，心君泰然，百体从令。

65 认识黑眼圈

问：两位老师好！一年多以前我在网上看到了《药性赋》，从头到尾读过后受益颇多，不仅是身体方面，更有许多做人做事的道理。我也曾经在贴子中向您提问，不过未得到您的回复。我想在这里再请教下：我是27岁的女生，从小身体就不太好，从大学开始发现眼睛周围发黑，不是一般的黑眼圈，而是电视里虚弱的重症病人才有的那种情况，我判断可能是肾虚，我母亲和阿姨都有，但我出现的时间最早，颜色最深。曾经喝中药调理过，但医生仅仅认为我是睡眠不足，也没有什么效果。因为这个，我非常自卑，不敢正眼看别人，曾为我调理的医生说看到我的眼睛就害怕。希望两位老师能帮我判断下我的症状，要是能给我些建议就更好了，万分感激！盼回复！

答：黑眼圈一般是熬夜睡眠不好，或者喝水消化不了。

从脏腑角度看是脾肾功能减退，肾主水，脾主湿。为何肾气化水，脾气化湿功能减退呢？

我们要从性德层面上来看，肾的性德是封藏睡眠，规律的早睡。

脾的性德是土壤运化，如牛任劳任怨，是劳动不息。

现在很多人的问题出在哪？破坏了睡眠规律跟运动规律。

运动规律一破坏，你喝水都消化不了。像现在很多老年人一停止干农活，马上连水都喝不下了。可以同大家分享一个经验，曾有一脚肿、黑眼眶的老人，舌苔水滑，经过一个月朝服补中益气丸、夜服肾气丸而治愈，此乃脾肾并调之法。

人付出多少，才能享受多少，这相当平衡。所以活到老要付出到老，这才是善终之道。

黑色而无光泽是怨气之色，你看人一怨人，脸色阴沉得难看，晦黑暗淡，相学上叫印堂发黑，你说这怎么治呢？应如何趋吉避凶呢？

只有一条路，不怨人，然后勤习劳苦。

人得一种病叫做亏一种德，反求诸己，怎么反，要反在德上。比如傲乃凶德，以谦治之；懒乃衰德，以勤治之。

你究竟亏哪方面的德，然后再去弥补，物质的营养补不了亏失的德。

孙思邈在《千金方》上讲过，人要是亏了德，纵服玉液金丹，难以延寿。像懒人，怎么会筋骨强壮，傲人怎么会心脏安定。

如果德行充满，那么不祈寿而寿延，不求福而福至。这是养生的大法，在《黄帝内经》上叫德全不危。

所以上医以全德为治，中医以草木疗病。

在草木难以企及之处，必须赖性德之光，才能照到。

没有性德之光，用药如同在暗夜中行走，你可以试试接受《不抱怨的世界》里头紫手环的挑战，看看你能否做到二十一天不抱怨。

好病先好人，先把人改好过来了，病也会跟着改好过来。

66 化悲愤为力量

问：你们好，看到你们的养心山庄正建得如火如荼，祝贺你们了，祝早日建成！我现年41岁了，这一两年来总感觉看到一些不好的报道或是新闻，就很容易受触动，会有落泪的冲动，有时候想起一些往事，哪怕不是自己经历的，如父辈经历过的艰难，我都会有落泪的冲动，我归结为自己心气弱了，有什么法子能改进一下吗？

答：落泪冲动，叫悲，肺虚则悲，黄芪知母可大补肺气。有句话叫化悲愤为力量。

人为什么会生病？为什么身体弱，因为他没力量了。力量从哪里来？从悲愤中来。

可为何很多人悲叹愤怒，反而力量越来越小？黯然伤神流泪，身体却越来越弱？

因为他的悲愤是自私的，人要为众生悲愤，力量就很大。

经典上讲，量周沙界，心包太虚。

为什么圣贤菩萨可以诲人不倦，可以学而不厌，可以精进勇猛，难道他天生能量就比常人多吗？不是的，是因为他心量发得比常人大。

你的心量是一个茶杯，那茶杯只能装一杯的气，心气当然弱了。如果你的心量是尽虚空，遍法界的，那么天地都往你身上灌能量充电，你的气质立马为之变化。

《曾氏家训》上讲到，人家说金丹可以换骨，可金丹在哪里呢？我说金丹就是立志。匹夫一立志，便可参天地。

曾公一生有三不信，一不信算命，二不信风水，三不信医药。

不迷信，不盲信，算命、风水跟医药都只对人身体起到一定的辅助作用，绝对决定不了人的命运和健康。

曾公每每生病时，只用两个办法处理病苦。

他说，人有沉疴在身，唯以静制动跟以志帅气可以出离。

你看为什么很多大病重病，恶病转移，这些转移得快的人，很多都是存在一颗躁动不安的心。

还有那些大病之中能走出来的，有不少是立志助人，并且身体力行，立马化病苦悲愤为救人的力量。

以前我们去拜访一所寺院，上面写着六个字——以病苦为良药。

当时不是很理解，后来慢慢领悟到了，原来病苦是在拓宽我们的心量。

病苦不是来折磨你的，而是来提醒你的心量小了，要打开来。打不开来还有得苦受，打开来看破放下了，很快苦海变莲池，悲愤化力量。

67 解决冲突的办法——传播圣贤文化

问：两位老师，你们好，关注你们微信公众号许久，获益良多。近来医患冲突事件频频，很多医护人员因此放弃从医，大家纷纷感慨，医疗环境太差。常感两位老师心怀大医精神，誓愿振兴传统中医，不知对广大医护人员及病人有何可开导及解决冲突的办法。敬等回复。

答：感恩你的问题。常乐柔和忍辱法，安住慈悲喜舍中。

当一个人为自己问时，很难真正解决问题；当一个人关心众生，替众生问时，他自己的问题会越来越少，会越来越没问题。

这是一个修学的大秘密，《黄帝内经》开篇就讲到，很多人读了千百遍都视而不见。怎么说呢？《上古天真论》讲，黄帝问岐伯，为什么现在我的臣子百姓们才过半百动作就衰退了？

大家看到什么？黄帝在表什么法呢？不为己身谋安乐，但愿百姓得离苦。

黄帝他没有问我身体怎么长寿，我这头疼胃疼怎么治，因为黄帝他无我了，破我执了，破我执的人，只有快乐，没有病苦。

所以在大经典上面，都是菩萨在问：难道会不明白吗？

他是在代众生问啊！这表一个法，什么法呢？利他的人身体好，利他的人没矛盾，利他的人身心世界安详，智慧源源不断涌出。

我们这个世界为什么有那么多矛盾，这些矛盾污染不在环境外界，而在我们心中。

上次我们镇上有对夫妻离婚，当时算命先生就说，你们不能离婚啊，如果离了再结更惨。还要离。他们夫妻不相信，难道错了一次还会错第二次吗？

结果第二次结婚，果然又离了，而且搞得家破人亡。

为什么算命先生能"算得"那么准呢？这其实是生活的经验。

当一个人抱怨环境太差，抱怨所住的地方冲突太多时，他即使再换个地方，还是会抱怨，眼中看到的都是冲突矛盾，所以跳槽越频繁的人，他跳得越快，最后天下之大，都没他容身之地。

相反，越安守本分的人，越能安居乐业，结果田螺壳上他可做道场，火柴盒里他照样转身自如而无矛盾。

所以矛盾在哪里？不在医患的纠纷，而在心灵的较量。

在较量什么呢？《弟子规》讲，财物轻，怨何生，言语忍，忿自泯。

世界上就两样东西把灾难和疾病不断地制造出来，就是财物跟言语。

你看不淡名利，守不住嘴巴，那么问题就接二连三出来了。

化解这种冲突跟现状最好的办法，就是自己先觉悟。觉悟到什么？觉悟到钱财带不来快乐幸福，助人才能带来幸福快乐，而且非分贪取的钱财，还会带来灾难。

有句古话叫"拿人钱财，替人消灾"。如果拿了钱财，又不能消化灾难，那么你就呆不住了，身心不安啊！

那么怎么觉悟？自己学习传统圣贤文化，化解一切阻力。

现在有不少医院也在大厅里播放圣贤文化的碟片，发现医务人员笑脸多了，医患的纠纷少了。

可见解除身体的痛苦靠的是良药，解除心灵思想的痛苦，靠的是圣贤教育——无须监督的自觉。

所以要一个医院，一个公交车，一个学校，一个家庭，一个村和谐，充满礼让跟爱，很简单，直接传播圣贤文化，只有真正的文化才能化解一方疾苦。

在村委会里播放，一村和谐了，比你跳广场舞管用。

在学校里播放，孩子学习认真了，专心了，比你三令五申管用。

在家庭里播放，大家争吵少了，笑脸多了。

68 病会传染是生活习气传染

问：你们好！请问鼻炎会传染吗？我老公有鼻炎很多

年，原来只是嗅觉差一点，这两年变严重了，每天早上起来都打喷嚏，鼻子里一直有鼻涕，而且睡一晚上之后屋子里的那个味道很难闻，医院说看不好，问医生会不会传染，医生说不会。但这两年我和孩子都相继得了鼻炎，我还有咽炎，非常难受，每天嗓子里都有吐不完的痰，早上起来的痰是黄色的，吐到后面就是白色的，有时候感觉呼吸都有点困难，吃辣的或凉的东西之后马上会加重。去医院后也吃了很多药，一点效果都没有。请问有没有什么药可以治疗或缓解这种鼻炎和咽炎？非常希望能得到你们的帮助。谢谢！

答：鼻炎的特效药是苍耳子、辛夷花、白芷。有痰，加二陈汤；气郁，加四逆散；疲劳，可用六君子汤。

《大藏经》上讲，依报随着正报转，那世界上有没有传染病？有。

九成以上的传染病是怎么传染的？是生活习气传染，这个人有那个生活习气，才会传染上那个病。

为何同样流行感冒，有人得有人不得？因为得的人体内都有患此病的环境，好比苍蝇不叮无缝的蛋。我们要是那个坏臭的蛋，招来的是苍蝇，因为臭气熏天、臭味相投；我们要是那朵美丽的花，招来的是蜜蜂，因为香飘四野。

这就是《太上感应篇》上讲的"祸福无门，惟人自召"。疾病健康是没有注定的，是我们自己感召来的。

最上乘的治病法，是通过修改我们自身，去修改疾病。

在《药性赋白话讲记》中我们提到，疾病是因缘结合而成的，缘是导火线，因是炸药，若没炸药，你怎么点导火线，你也引不爆啊。

体虚痰多，血液浑浊的人，细菌、病毒就喜欢这样的，就来引爆他。

所谓的炎症，在中医看来是痰湿积储到一定程度爆发的结果，所以断痰湿很重要，怎么断痰湿？我们《养生叮咛语》上讲，鱼生痰，肉生火，青菜豆腐保平安。

这是实践出来的经验，我们自己体会，每逢到外面吃大餐，暴饮暴食，大吃大喝后，痰特多，所以痰病以减食为汤药。

你要是能降伏住你身体的痰，你就降伏住鼻咽炎了。

从中医角度来说，要用健脾行气通腑疏肝之药，令浊降清升，气血周流，从心性角度上来说，我们心里头不能够装脏。

我们发现很多人脾胃消化不好，是因为心里头有很多事情化解不了。思伤脾也。思则气结，思忧之人胃口差。

你看吃饭时不知香，这是脾不振，不思欲，甚至茶饭不思，什么时候会茶饭不思？心有挂碍啊！茶饭不思者病，茶水不进者死。

可见情绪是影响脾胃消化的最大原因。

为什么小孩子脾胃容易好，因为闹情绪少，天真啊！

为什么现在小孩子脾气大了，因为肉吃多了，网络视频看多了，信息场很乱。

所以我们提倡有钱要懂得过没钱的日子，富贵要学会享受清贫，清斋淡饭吃了以后，身体血液非常清澈，血液清澈痰浊也会越变越清稀，越变越少。人也会耳聪目明。

这叫什么？叫我能转病。我怎么转？从嘴上转，人控制住嘴巴，就控制住一半的疾病，管住嘴，就管住病邪滋生的源头。

这叫依报随着正报转，外相随着内心转。

为什么很多人转不了呢？

因为他随波逐流，人云亦云，自制力太差。听说高营养好，就不要粗茶淡饭。管不住自己，常吃夜宵，经常到外面吃，吃零食，不吃正餐。

这样脾胃功能一派紊乱，怎么能不生病生灾呢？

人问何物补脾胃，我说自律与节制。

69 要治好病需完全打开心结

问：曾医生你好，很想带母亲去你们那里，无奈路途遥远，惶恐母亲虚弱的身体承受不了。母亲2013年10月份查出了肝癌晚期，那时腹水还不严重，当时医生建议做介入治疗，可是母亲本身很虚弱，我们担心母亲承受不了就没有做。

住了半个月我们就出院了，出院后我就给她找了个中医吃中药，然后就是做艾灸，情况看起来挺好的，肚子渐渐变得小了，能做些简单家务。

但是到2015年过了年后，母亲生了点气，开始肚子发胀。后来有一次大便拉黑血块，在医院住了半个月挂点滴，肚子越来越大，两腿和脚浮肿得厉害，甚至腿脚无力。我们看情况不好就把她给接回家，回家后在热炕上睡，晒太阳，喝羊奶，精神和胃口有所好转，想请教老师能不能给点建议。

母亲现在不是很疼，就是腹水厉害胀得难受，只能坐着躺不下；吃饭还可以，能喝一碗小米稀饭或一碗羊奶加点饼干，吃点蔬菜；大便还可以，差不多每天一次，有时候干燥，就给她喝点蜂蜜。对了，她喝羊奶大便很好，可是排尿不多，能不能恳请老师给个温阳利水的方子外敷。

她现在已经不能吃中药了，闻到那个味就受不了，就想给她利利尿让她舒服一些。看着母亲现在的情况我总感觉她还可以再活几年，不知老师能不能百忙中给指点一下。她的腿脚浮肿得厉害，我也知道了什么是书上写的烂肿如泥。

真心希望老师能指点一下，让这个善良的老人不再遭受如此的折磨，在此多谢老师！

答： 温阳利水除了用药物外，还有很好的外治法，比如艾灸，晒太阳，以及按摩督背膀胱经。古人称晒背为抗衰之要，《黄庭经》叫日月之华救老残。

温阳利水的方子很好开，艾叶、川椒、藿香皆芳化湿浊之佳药。但对于肝癌病人，肝内陈年宿怨非常难解。

我们有几个得癌症的病人，本来已经缓解了不少，但因为心结没完全打开来，因为生气、吃肉后再反复，这时再用药效果就不行了。

有个八十多岁的老太太得了淋巴癌，医生说最多活三个月，因为已经转移了，结果她没选择动手术，选择吃中药，活了大半年都没事，就是人没劲，身体很虚。

刚开始能吃素，后来活了大半年后，家里人信心就动摇了，让老人家不吃肉，他们过意不去啊！

因为家里人在吃肉，老人家就吃清斋素饭，老人家也有些吃不惯。

于是看到病情有好转，又怕营养不够，就吃鸡蛋牛奶肉类，不到半个月就不行了。

我们事后反思，治疗大病重病这是战战兢兢，要全面统筹兼顾，要全家总动员，不能仅仅只是病人在吃素，应该全家吃素为病人祈福，这是真正一家同心，其利断金。

现在很多人没有这觉悟了，堂上躺着癌症的老父母，孩子在嘻嘻哈哈打游戏，大人们开着电视看综艺节目，怎么同在一个家，没有人味了呢？

不是病情重，而是人情淡薄了啊！

一个家人生病，应该是全家都努力。一条河流都污染了，仅净化一小片段是不行的，所以要全家身心共同净化。

治家比治病更重要，这也是我们要写《朱子家训与家庭健康》的因缘所在。有好家风、家训之地，灾病较少。

小处要服从大处，小病要服从整个家里的大环境，大环境好了，小病痛就少了。大河有水小河满，大河无水小河干。

这两天有人问：放生对家中有大病的人来说，有没有好处？只要做好事，对病都有好处，但是大家要懂得放生的真意所在。

到溪边去放生，只放一次，只有一次的好处，如果每天吃素，那你从嘴巴放掉多少生命，那是天天都有好处。

所以放生是治标，吃素是治本。

但还有比吃素更厉害的，是治根的，是真正的大放生，那是什么呢？

真正的大放生，是放过我们身边的每一个人！

对每一个曾经伤害过你的，气过你的，烦过你的人，你都放开来。

一放肝脉就打开来了。肝是什么？是人体内的"将军"，为什么会得癌症，身经百战，遍体鳞伤？是身体内郁怒怨气太重了，纠结在那里，人不是因为外环境太苦才得病，而是因为内心放不开才得病。美人自古如名将，不许人间见白头。易怒纠结者命不长。

人不是因为外在物质丰富才快乐，而是内心无挂碍才快乐。肝主什么？主升发，只有放开才会升发啊！

放过所有伤害过我们的人吧！

让家里处于一种安详感恩的状态，天下没有感动不了的东西，这需要我们用一颗至诚的心去做。

不要先劝母亲去做，从自己身上去做，从不怨人处去做。

这种放生带来的好处是时时念念的。

你想想，一次的好处，跟一天的好处，跟时时念念的好处谁大呢？当然是时时念念的好处大。所以越重的病，越要从时时念念处下手。

70　小孩爱出汗、盗汗，胆小

问： 老师好，小孩5岁，一直很爱出汗、盗汗，胆小（特别是听到放炮声、打雷声）。一感冒咳嗽时会引发鼻窦炎，同时肠系膜淋巴结增生（已1年多了）会引起腹痛，应怎么调理呢？麻烦老师了！

答： 小孩子胆小大都是大人惯出来的，胆小的孩子，心气也弱，心主汗，所以心惊胆战，容易出汗。

心气一弱，就容易感冒得鼻炎。《黄帝内经》讲，心布气于表，又讲心肺有病，鼻为之不利。

所以心气不足，卫表功能就会减退，容易为外邪入侵。

像这种孩子，我们一般用强心的桂枝汤、小建中汤的思路加减，人服了有底气，以辛甘为阳，令人阳刚有气魄。你可以看看全球圣贤教育同学网上面陈老师讲的《教孩子的学问》。

我们最近介绍不少病人家长看这个节目，结果家长才知道，原来孩子要这么教。家庭教育一调整，家庭的风水格局都变了。风水格局一变，孩子身体就少闹病了。

可见大环境太重要了。二十一世纪是身心病、社会职业病与教育病横生猛长的世纪。

现在很多人得病了，都反思不到这个层面上，只知道盲目求医问药，这样受了病苦，还受了药苦，太辛苦了。

要知道疾病是来送福的，是提醒我们要反思、修正自我的。

71 小鸡鸡不发育，如婴儿一般

问：请教：男孩12岁，小鸡鸡不发育，还如婴儿一般，但胸部大，肚子大，该怎么办？

答：生殖系统发育不良，要看是先天问题还是后天原因，对应的就是先天禀赋不足与后天教育不当。

先天禀赋不足很好解决，在关键时候服食些六味地黄丸，让身体发育的时候，尽情地发育。

现在我们发现很多孩子都长不大，这种长不大不是身体上长不大，而是思想上长不大。

在山里我们种树要怎么种，找开阔的地方种，我们把两棵樟树种在向阳的野外，一年了，长得比我们还大。

这樟树生长神速，出乎我们所料，可为什么树林底下的樟树长了好几年都还长不大？因为那些樟树都在众樟树保护庇护下，没经历过风吹雨打、烈日的炼熬。现在的家长都希望孩子成龙成凤，可为什么不少仅成了鸡成了虫？其实每个孩子天生都是好种，你想想长在大树底下，小树能长大吗？

现在的孩子很可怜，他不是活在一棵大树下，而是活在六棵大树下，风吹不着，雨淋不到，太阳也没法给他炼烤。

那这棵小树什么时候能长成？除非周围六棵大树被砍倒了，要么你就把它舍出去，移到空旷的地方，让他接受暴风雨的洗礼锻炼。

《大藏经》上讲，旷野之中有大树王，若根得水，枝叶、瓜果悉皆茂盛。

孩子只有在旷野之中历练才能成就，而不是躲在家庭的避风港湾里。

所以真爱孩子，要像《触龙说赵太后》那样，把孩子舍出去，让孩子为大众为人民，那么他就会是一个有成就者。

很多圣贤人物都是父母早早把他送出去，在寺庙读书，在祠堂修学，这样培养了他自立自强的能力。少年不宜过顺境，穷人的孩子早当家。

无知的爱等于伤害。

大树下无巨草，当我们看到小树在大树下长不大时，要及时反思是不是过度呵护了，要不要把孩子送到传统国学中心去熏修锻炼一下？我们也跟着孩子学国学？

72　少白头，阳痿、早泄、遗精、耳鸣

问：老师您好，阳痿，早泄，遗精，耳鸣，怎么办？

还有少白头，有没有好的方法呀？我从14岁左右就开始有白头发了，现在24岁了，白头发比以前更严重了，求教。

答：少白头，有的是先天禀赋不足，更多的是后天失调。失调是指哪方面呢？

主要是伤精，中医讲肾其华在发，所以少年白头或头发稀疏容易掉落，大都是有不良的手淫习惯，这点没有改正过来，服药无效。

中医又讲，发为血之余，手淫是精血两伤，摧残少年身体最快的一种方式。古人讲一滴精十滴血，精血是聪明才智的根本，身体健康的保障。

在《寿康宝鉴》上讲，观察世间人早夭而死者有四成是直接因为色欲而死的，有四成是间接因为色欲而死的，只有一两成的人能够尽终天年，可见世上枉死的人占多数啊！

现在少年白头发是小问题，将来聪明才智漏失，难以成事是大问题，我们真学中医，不要局限于只解决眼前的小问题，要解决人生的大问题。孙思邈讲，精少则病，精尽则亡，不可不思，不可不慎！

所以你怎么去研究如何补精血，辨证论治，其实只是治标并不治本，只有研究如何在根源上断除邪思妄想，非礼勿视，非礼勿言，非礼勿听，非礼勿动，才会身心安康，所遇吉祥。

《了凡四训》上面讲，世上聪明俊秀的人非常多，为什么最后有成就的人少，因为很多人都养成了不良的生活嗜好，特别是邪淫，把聪明才智抽走了。

所以学习没动力，反应迟钝，思维散乱，最终一事难成，诚为可叹。

现在很多父母都很苦恼这点，问该怎么样抓好孩子的教育？有三个办法，一是父母要以身作则，如果你讲邪淫的话，做邪淫的事，孩子就跟着走样了。

昨天有个得白癜风的病人找到我们，这孩子很可怜，已经治了很多年了，但他在家里就搞赌博，成天沉迷在淫秽游戏里头，我们在药物上真是爱莫能助，人性的沦落比癌症可怕，人性的解救比研发抗癌药还紧要，价值还大。

第二要让周围环境正能量化，现今手机、网络、电视，你一打开来，勾动人心的东西太多了，这叫心灵污染。

孩子为什么会邪淫？因为他看的、听的、想的，都是邪知邪见，那身体所行的能是正经事吗？

正经话没人听没人讲，讲了还让人笑话，所以孩子不听话了，你说在这样的环境里不生病有可能吗？这样的心性身体，不出问题可能吗？

第三，饮食很重要，《黄帝内经》讲，胃厚则泄。"50后""60后"为什么邪淫少？原因有两个，一个是外界诱惑少，另一个是饮食清淡。

饮食清淡跟淫欲有什么关系？饮食越清淡，邪淫的念头就越少。所以降伏邪淫要从清淡饮食入手，我们称之为节欲从节食入手。

古人讲，饱暖思淫欲。所以过度温饱都不好，睡觉时被子不要盖太厚，吃饭时饭不要吃太饱。

古人为什么说夜饭不可饱，这里头有大道理，就是不让你动淫欲。

现在人为什么喜欢去吃夜宵了？就是喜欢动淫欲。

这样的结果呢？不是你吃那鱼虾一口，而是鱼虾动了你的淫欲，最后吃了你一口精。因为现在的鸡鸭鱼肉牛奶普遍含激素偏高。

如果你能够改为吃素食，吃清淡饮食，令味薄则补，味淡则养，少动性欲，身心安康。

这里头就有无量的后福。

73 对脉的把握总是不精准

问：老师您好！我是一名执业中医，自从看了您二位的书感觉技能提高了，但是对脉的把握总是不精准。我看过好多脉法的书，现在很困惑，希望老师能给予解惑。

答：《黄帝内经》云，持脉之道，虚静为宝。高端的脉法，是医者恬淡虚无、精神内守修出来的。

脉法说难也难，说易也易。难是难在对中医基础理论体悟不容易深，容易是如果你有扎实的中医基础理论也就感觉不难了。

中医基础讲究气血津液的盈虚通滞，讲究脏腑气机的升降出入，这些都是脉法的大基础。

诊一个脉，首先你要能分得清虚实，有力无力辨虚实，这叫盈虚。盈则通虚则滞。然后通过脉位点跟问诊结合定何脏虚何脏实，再进一步通过中医基础理论分析，是什么原因引起的虚实，这就叫治病必求其本。

所以大家要明白把脉的目的是什么，不是找出得什么病，而是找出什么病因。

74 传统文化教育有别于宗教信仰

问：先生好：现在的人生活节奏快，内心不清净，是需要宗教洗涤心灵，但是作为中医普及学堂，是否应减少版主的宗教观？

答：说得好。只论教学读书，诚心正意，不论信仰宗教仪式。宗教的信仰有助于身心清净，但想从根源上解决焦虑的心灵还不是靠宗教，而是靠教育，严格来说靠传统文化教育。

传统文化教育有别于宗教，不搞形式信仰，做的是明理修身。又叫诚心正意或敬胜百邪。

现在中医普及为什么难以全方位展开？一个是真正融入普及里的人太少，第二个是只普及技能知识，没有心性道德的升华，技能知识很难发挥到极致。

传统文化的复兴，如果没有中医的复兴是不完整的；中医的复兴如果没有传统文化的复兴是没根本的。

中医是解决人身体健康的急需，而传统文化是解决人心灵健康的急需。

为什么中医叫传统中医？首先得有传统文化指导，再熏修学习中医。现在大家都不要这块大土壤，只要土壤上面开的那朵奇葩，这怎么可以呢？

老师常讲，为什么现在中医人才特难培养，因为传统文化丢掉了，传统文化没有重新捡回来，中医界后继乏人的现象很难真正解决啊！苏辙，持危扶颠，皆出于学者。中医后继在于真修实学者身上。

所以我们当今中医普及任重道远，一方面要将中医本身的知识技能学好，普及开来；另一方面又要深入智慧如海的传统经典。先做个读书人，再做中医人。

接下来，我们会进一步将传统文化跟中医结合起来普及。

像《我的大学中医故事》《我的中医实习故事》，还有《名医传》系列，里面包含的中医知识非常多，估计大家看都看不完。

然后我们更要去整理善书典籍，做《儒释道善书述要》的工程，现在传统文化普及最缺哪方面人才？有以下三方面人才。

第一，践行圣贤之道能说能讲的老师。

第二，影视制作传媒方面的人才。

第三，整理这些古籍善书方面的人才。

没有这些江河水涨，中医这条船高不上来，也行之不远啊！

75 教育孩子的故事书

问：曾、陈两位老师好，能否推荐教育孩子的故事书啊，通过小故事讲中国传统文化哲理的故事书，麻烦了，谢谢！

答：如何教育好孩子是当今世界的普遍急需，解决任何矛盾问题的根源都在于教育。教育的切入点是讲故事，听故事。

不同年龄段的孩子，需要不同的书籍，像《中华弟子规》

《中华孝道》，还有各种善音乐都非常好。如德音雅乐，符合《大医精诚》上讲的"必先安神定志。"

教孩子的要点在于父母要带头，蛇无头不行。父母要跟孩子一起学习，一起做定课，这样孩子进步就会很快，当然父母进步也会很快。

现在比较当机（即契合之意）的是蔡礼旭老师讲的《弟子规》，张淑芬老师讲的《家和万事兴》，以及陈大惠老师讲的《教孩子的学问》。当然《德育故事》是最佳选择。

将来我们大家也会一起来编写一些教育孩子的故事书，比如勤学励志故事。

家庭教育主要在一个德字，把小孩子的德教好了，就像把树木扶正了，将来一辈子你都不用操心他，他反而要来操心你，关心你。

所以各类德育故事应该排首位，有德育故事的古籍善本，在一些寺庙或传统文化中心都可找到。

《黄帝内经》讲，德全不危。化解危机靠的是什么？靠的是德。把德圆满圆周全了，就没有什么可忧心的了。

《素书》上讲，先莫先于修德。现在父母为什么有那么多忧心，因为没有往德上修，没有往德上教。

我们要明白：老师大都只教知识技能，如果在家庭里不教好孩子道德品质，那会出现什么现象？一些孩子长大成人后，成为学有所成的博士后，道德素质却停留在幼儿园。

知识技能跟道德素质不能均衡发展，好像长短脚，一脚长一脚短走不远，翅膀一大一小飞不高。

如果你能够关心孩子的德育教育，那真是孩子之福，家庭之福！

76
骨断筋伤，怎样锻炼恢复快

问：你好，多有打扰，无事不登门。家父40天前右臂遭机器卷压，骨断筋伤，西医断为上臂桡神经严重损伤，不治，彻底废掉，中医是否有减缓肌肉萎缩的办法？

答：《黄帝内经》讲，脾主肌肉。中医通过加强脾胃，帮助肌肉生长。

去年，山里有个茶农，一不留神手指被剪茶机剪掉了，烂得根本没法接回去，流了很多血。

医院做完基本的包扎处理后，这茶农脸色煞白，气都上不来。那伤口迟迟恢复不了，经常渗血。

后来我们给他用了归脾汤，帮助脾修复，让脾长气血，只有气血足才能够让伤口修复好。吃了一段时间后，整个人恢复过来了，伤口也完全好起来。

除了要配合医院医生治疗外，也要加强功能锻炼。脾主运化，但运化却源于运动。

有些人说，我受伤了要卧床，怎么能动呢？

运动的方式有很多，有整体运动，有局部运动，有剧烈运动，有和缓运动。

伤了你可以不剧烈运动，但身体还是要和缓地运动。

有个骨折的小伙子，医生说得两个月才能出院。这小伙子闷得慌，又不能随便走动，问我们该怎么办？

我们说，叫你脚别动，没叫你手别动，人运动，新陈代谢就会更好。这叫运动人身血脉流。

结果这小伙子没有躺在医院里看电视，而是练举手功，不到一个月就出院了。

这种康复速度，让医生都刮目相看，其他病人都很惊讶，因为他们卧在床上没事干就在看电视玩手机。

闲刀生锈，闲人生病。本身没事干就伤身体，再看电视玩手机又在耗气血，没两三个月怎么可能恢复；而且恢复后还容易有后遗症。

77 屁多黄水便，直肠癌

问：请问老师：我老父亲今年75岁，近两年大便不正常，先是便秘，最近后坠感明显，大便一天三五次，偶尔七八次，屁多，黄水便，无血便（曾经出现过），医院检查做了指诊，有肿块，高度怀疑直肠癌，建议做肠镜，确诊后手术切除。我还是想选择中医治疗，请老师给我一些建议，目前在饮食、锻炼上应注意什么？有什么中成药可以服？针灸能做点什么？

答：人年老消化力不好，不是说营养越丰富就越好，要懂得守住一个清淡的淡字。屁多黄水便，都是身体浊阴偏多，不能够化为清阳。

《黄帝内经》讲，甘淡属于阳。淡味入腹通筋骨，八珍五鼎不需贪，荤腥浊乱人性情。

揉腹功对于肠腹功能加强有莫大好处，艾灸足三里、关元可以提高脾胃运化能力。

中成药需要找当地的中医开，像肠癌属于脾土管辖，健脾的四君子可以守住正气底线。功能锻炼最好的办法莫过于慢速持久地步行。如若自己走不了，可请人做足底按摩。

克服慢性疑难病，需要用慢性的耐力锻炼。

为什么选择徒步呢？因为走为百炼之母，古人讲，百炼不如一走。

为人子女常带父母到周围走走，但不要走远，要少赖床，少坐在凳子上。体力一方面要靠饮食补益，另一方面要靠锻炼提起。少力为劣，大力为夯，长一分力，脾胃就强一分。

78 脱发能治好吗？

问： 曾医生，你好，请问一下脱发这个问题能治好吗？

答：《黄帝内经》讲，病非人体固有之物，然能得，亦能除，言不可治者，未得其术也。

这个术不仅指药物、针灸、按摩、拔罐，还有更广阔的心理、饮食、作息。

头发是人精血足不足的标志。乌黑油亮坚固，精气神充足；暗淡疏松黄白，精气神亏虚。

前面我们讲，最难治的脱发是什么脱发？是漏底脱发。

什么叫漏底脱发？就是没有节制欲望，手淫或房劳过度。《黄帝内经》讲，以欲竭其精，以耗散其真。整个人精气神都不足，就没有充足精气神去长头发。发为血之余，精乃血之根底。漏底即漏肾精。

现在很多人都在吃补肝肾的药来长头发，对不对呢？

没有错，可为什么头发还是长不好？因为没有断漏，这补肝肾之法，应该在第二步。第一步先淡泊饮食，清静身心，节制欲望，使身体漏洞得补。

所以说，补漏洞比补气血更重要。

可以看看《寿康宝鉴》，或者《彭鑫博士谈健康》这些书籍或光碟，里面有更详细的相关内容。止漏增元，百日金刚。

明白养精的重要，跟养精的方法，这样就没有什么担忧的了。记住不要太去关注脱发，而要关注为什么脱发。

79 中医是中国传统文化里头的一朵奇葩

问：老师，您好。我在网络上看到讲《药性赋》，非常喜欢，易懂又有趣。非常感恩老师们的辛苦付出，我们这些喜欢中医的人才能够有机会慢慢系统地学习。

麻烦问下，看网上只贴出了寒药和热药，请问《药性赋》里余下的两部分，从哪里能够学习得到？非常感谢！

答：《药性赋白话讲记》中，寒性药和热性药已经讲完了，讲完了寒热，就入了阴阳之门，然后大家用这种思维去解读温性药、平性药就不难了。

学习一味药要怎么学？要拿出做这味药的论文功夫来学习，那这味药就能够学透、学全面。

《道德经》讲，少则得，多则惑。少而精的学习，每日不间断，久久必有所成。又叫，行之苟有恒，久久必芬芳。

现在我们把微信公众号当成网络课程来做，希望这个平台能够让大家学到传统中医，传统文化指导的中医。

我们暂时放缓了中医知识技能方面的普及，而是增大了中医精神文化，传统文化的普及。让精神引导知识，知识就能真正为人类谋福祉。

文章生于气节，事业但观精神。

现在很多人学医刚开始如顺水行船，吸收各种知识技能非常快，可没多久就遇到瓶颈了，没法突破。

为什么呢？不是中医不能突破，而是个人的心量、气节和精神没有突破。

学医的功夫在于医外，可既然在医外，为什么要学医呢？

当时领悟不到，后来一想，这花草树木能长得好，靠什么？都是花草树木外面的恩赐。

比如阳光去温暖它，雨露去滋润它，土壤去营养它，水分去浇灌它。对于中医而言，也需要用传统文化的精神去温暖它，用传统文化的知识去营养它。

中医根植于中国传统文化，是中国传统文化里头的一朵奇葩。

80 好想去参加学习锻炼

问： 能问一下什么时间招收新学员，一起学习中医一起修行呢？我也好想去参加学习锻炼。

答： 现在很多中医爱好者，到处学习拜师，连基础的中医知识都还没有学到。

在以前，真正的徒弟还没学成时，师父绝不会放他走。而徒弟真正学成之时，师父赶都要赶走他。

现在有太多好的知识了，就是难以选择，难以定下心来针对一门深入学习。

如果把中医普及学堂的系列书籍好好品读，做笔记，很快就可以碰到非常殊胜的师缘，甚至通过一两封邮件往来，就可以惑解迷除。

当时我们跟师学习时，会先拿出拜读的心态。拜读并不单是一种谦虚的说法，而是真正修学大成就的秘诀。

古人有一生俯首拜阳明的说法，王阳明学究天人，通知行合一，后世学习这些圣贤人物，用的是什么心态呢？用的是拜读的心态。

拜下去品读，多么恭敬，用如此恭敬的心，你就见到师父了。

没有这恭敬心，这算天天在老师身边学习也无甚意义。我们发现，有不少学生长期跟在老师身边，甚至黏着老师，结果老师想传东西给他，他也接不到，接不了，甚至最后他还心生怨气。

为什么会有这种现象呢？《大藏经》讲，心外求法，无有是处。程子讲，人交久而敬衰，久交而敬，所以为善。为何能不断遇善缘，因为他的恭敬心像松柏那样常青不退。

说到底就是要先提高自己的境界，然后就会碰上第一等的师缘。

81 经常性便秘有什么好办法来解决？

问：曾老师，您好，我是中医普及学堂的粉丝，我想咨询一下：经常性便秘有什么好办法来解决？

答：凡是一个病，都要从三方面来分析，第一心性，第二生活习性，第三身体。

大家仔细看，掌握一种分析疾病的思维，比掌握无数偏方验方都重要。

所以古人讲，未议药，先议病。

这句话非常有深度，刚开始学习的人，都会走入一个误区，希望学特效药、专方、专药；而学习上了层次后，就会明白，要学一种分析疾病的思维。

装弹药埋子弹谁都能轻易学会，可瞄准靶心，保持呼吸均匀，手部稳定，这些功夫却需要长久地练习。

就拿便秘来说，心与小肠相表里，心身是一体的，哪种心态会引起便秘？

紧张、焦虑、较量、着急。

这些心态会暗耗掉大量的津液，而心的津液消耗，来自于肠腑，所以快生活，心急的人，肠津会被榨取得很厉害。

要学会过一种慢生活，有人说，我慢不了啊，工作那么忙怎么办呢？

慢不是指你慢吞吞，不是指身体的慢，而是心性缓慢安详，身体却敏捷。

这叫君子欲讷于言而敏于行。

然后生活习惯也很重要，像你心性再好，如果老是熬夜上网看手机，还有吃煎炸烧烤的东西，人也会被榨干。

行舟要靠水，润肠需津液。

古人说要增水行舟，行舟要补水，可水从哪里来？水为什么会不足？是从哪些地方漏掉了？

只有改变不良的生活习惯，才能改变疾病，端正了心态，才能端正身体。

第三，如果前面两点做到了，然后再辨证论治，效果非凡。

现在有的医生都会走入一个误区，只管身体，不管病人的心态和生活习惯。

这样就有一个现象，病人的病缠绵难治，医院的人越来越多，药房的生意越来越好。

中山大学有次讲座，讲到无形管理占真正管理价值的七成以上。

对于身体而言，像药物治疗是有形管理，谁都知道麻子仁丸能润肠，增液汤能够增水通便，济川煎可以暖阳通肠。

这有形管理非常好学，你再配合上心与小肠相表里，脾与胃相表里等脏腑关系，一理顺，开出一个合格的药方来不难，难就难在那七成的无形管理。

兵很容易招进来，武器很容易买进来，把兵练好却很难。

如果不练好兵，你有再多兵再多武器，都发挥不出真正的威力。

同样不练好人，药物研究即使到登峰造极的地步，也不能根除疾病，打赢这场仗。

82　面瘫 10 年，右侧眼角到口角抽搐

问：老师您好，我面瘫大概有10年了，刚开始没怎么注意，现在越来越严重了，主要是右侧眼角到口角一直抽搐。求教。

答：面瘫初起，大都是劳损为内因，触碰到风痰为外缘，

这时注意体能恢复，加上疏通经络，很快就会好过来。如果面瘫日久，说明什么？说明阳明主肌肉功能一直没有很好地恢复，整个头面是阳明所主，这脾胃长期受伤，营养没法将肌肉完全修复。

对于顽固的老面瘫，我们常用补阳还五汤加减变化，目的是恢复体力，但病人要注意休息，药物作用在休息睡眠充足的人身上，才能发挥理想的效果。

我们发现很多病人这边吃药，那边又操劳，这叫什么呢？

经典上讲，夫不止恶而行善，如注水于漏器，但见其损，不见其增。

这是说一个人没有断掉恶习，比如熬夜，房劳纵欲，玩游戏，去服用各种善药良药，就像把水注在漏的容器里，你只看到它不断减少，病情加重，看不到它体力恢复，身体变好。

一般的面瘫都很好治，但有一种面瘫十分难治，叫做漏底面瘫。

为什么以前的船长决不允许水手在甲板上睡觉？特别是天气热的时候，水手如果又房劳后，在甲板上睡一觉醒过来，嘴巴就歪了，这是经验。

现在人也是这样，吹着空调，然后纵欲，南老在《小言黄帝内经》上说，这叫四个字——包死无疑。

为什么？你的精气神漏掉后，体表没有金钟罩保卫，邪风就长驱直入，肆无忌惮，身体也一蹶不振，很难康复。

所以我们常讲，病人生病就像犯人犯罪一样，病人犯的是自然规律，而犯人犯的是国法，虽然所犯法则不同，但都要受到惩罚，这时只有通过改过断恶才能脱离痛苦。祸不再造，方可免除疾祸。

不仅是面瘫，长期的各种慢性奇难杂病，得病的人都要反思这身体是不是有漏洞，漏在哪里，找出漏洞去弥补，比你到全国找无数名医都要强。

所以，改正恶习气，乃却病延年第一真功夫也。

83 身上长出红色疹子

问：我上个月开始身上长出红色疹子，不知是虫咬，还是皮肤过敏。隔天就会在不同部位发出来，腿、手臂、肚子上都有！是因为热毒吗？请问有什么办法可以排毒？

答：如果疹子色红、突出来，这是阳性的；如果疹子色暗、陷下去，这属于阴性的。阳性的疹子一般用银翘散加丹参、菖蒲，或者用银翘片配合复方丹参片，能够治标。而阴性的一般要用桂枝汤，使心气血能敷布于面，这样阳光所到之处，就没有阴暗了。

最好的排毒方法是饮食清淡，加睡眠充足，微汗运动。

我们总结了一个三七养生法，基本上对各种病都有好转作用，即饭到七分饱，日行七千步，夜眠七小时。分别从饮食、睡眠与运动下手。

前几个月有几个病人脚痒，身上痒，那些痒毒出不来，越吃药越痒。

后来一问：他们都吃香菇、鸡蛋、鱼、牛奶，中医称之为发物。叫他们把这些东西戒掉，然后做微汗穿越运动，一个下午就减轻一半症状，三个下午就不痒了。

原来治病可以这么简单，就是要给邪以出路，而给邪以出路最好的办法就是汗法。汗法不一定要吃发汗药，通过习劳导引，徒步穿越，可以很快令周身微汗，通体透彻。这在《黄帝内经》就叫其在皮者，汗而发之。

所以皮肤病并不是叫你往皮肤上抹药，而是提醒你身体太缺乏运动"大扫除"了。

84 头昏脑胀提不起精神

问：我本身有点阴虚体质，在吃杞菊地黄丸，每天很早就困，头昏脑胀提不起精神，整日无精打采，做事情无法集中，很累很困。打扰您了！

答：《素书》上讲，悲莫悲于精散。

现在很多人常处于两种状态：一种是散乱，一种是昏沉。这是很折腾人的，而散乱日久后也会转为昏沉。所以为什么补中益气汤我们用得很多，这都是从最后劳倦昏沉这层面下手，但汤方也只能缓缓急，治治标，不过给身体加加油而已。

真正想根除疾病，还要找出累了、困了的根源。根源是什么？是精散。

精究竟从哪些地方散掉的呢？

一，视多伤神。

二，言多耗气。

三，欲多销精。

四，念多累心。

所以做事要专一，专一最补，有些人工作时想家庭的事，在家里又发工作的牢骚，这叫什么？叫不安于本分，叫地动山摇。天天这样动摇，你吃多少营养都不够补，都不够你消耗的。

所以修行人或有定力的人，每天他吃很少却可以身体好，学而不厌，诲人不倦。凭什么？凭的是他的定力跟功夫。

所以累了、困了，不是身体没能量，而是我们没功夫。

你如果认为没能量，就要拼命去补，结果补出高血脂高血糖，更累。

你如果认为没功夫，就要努力去修，如果修得一分定力，消耗就会减少一分，精神就增加一分。

现在很多人都想知道保精气神的大法，大法只有一个，就是修定。

定能够生慧，慧就是人的精气神所聚。

如果不向定中修来精气神，就像没有勤俭品质，就算大富大贵也很快就没有了。古人讲欲壑难填，欲望纷飞时，九转灵丹都填补不回，何况区区枸杞地黄丸。

85 残缺的身体，有圆满的心

问：据我所知，这个小女孩天生带残，右手和脚也不是很方便，用左手才能写字，也不知是不是跟家族因素有关，感觉小女孩挺可怜的，真心希望你们能帮助她。

希望你们能够用传统医药帮助她，不过这病也太怪了，广州各大医院应该都看过了也没起色，这次好像要动手术，实在没办法也是她的命吧。

答：千年暗室，得一灯烛照而明。

万劫病苦，遇智慧阳光而解。中医里补阳还五汤是助残治瘫第一方。它主要将中气与自信托起。

我们这时代，为什么有那么多病苦灾难？其实很多病苦灾难，根本不算什么。

真正的大苦大灾，我们还没有见过呢。

那些经多世事的人，能够看淡看化，反而很快脱离灾苦。

人不能够格局太小，认为只要健康就好，认为没有健康，世界就黑暗。

其实很多残缺的身体，有圆满的心；有些看似圆满的身体，有残缺的灵。铁拐李告诉我们，只要功行圆满，可异相成仙。

《八大人觉经》上讲，心为恶源，行为罪薮。

一切身体病苦源头在哪里？在心上。《黄帝内经》上说，心为君主之官，阳中之阳，好像太阳。不要害怕黑夜，只要我们心中有明灯。主明则不安，主不明，则十二官危。

恶病不是最可怕的，最可怕的是你把明灯都丢掉了。

大科学家霍金躺在轮椅上，只有手指能动，人家问他，你不认为命运对你不公吗？你不认为你现在失去太多吗？

霍金用还能活动的手指叩击着键盘，在大屏幕中显示到，我的手指还能活动，我的大脑还能思维，我有终身追求的理想，有我爱和爱我的亲人朋友，对了，我还有一颗感恩的心。

全场掌声雷动，众人莫不震撼。《人生不设限》这本书讲一个海豹肢症、无手无脚的人，却过出了让人羡慕敬佩的励志人生。

大家想想，为什么现在很多人找不到幸福了，因为把感恩的心丢掉了。

他们忘了自己已经拥有了什么，而只是费尽心思地去追求还缺什么。

一个人不感恩现有，渴望追求再多，终归于零，因为不受

第一集

用。需要的不多，想要的太多。

现在多少健全的人比残疾人还痛苦，人为什么苦呢？因为不知足。人为什么会快乐幸福呢？因为他欲望少，德行高；慎言节饮食，知足胜不祥。

我们的生活总要跟最苦的过去比，有番薯稀粥吃，总比没饭吃要好是吧，这样想心就舒坦多了。

我的奉献要是跟古圣先贤比，那还差得远呢。我现在做的微不足道，不值得骄傲，这样人就不会有半点贡高我慢，活得非常幸福自在。

所以要改变病苦格局，首先一定要先调整自己的心，然后该怎么做就怎么做。

86 舌苔白，有齿印，白带稀

问：有个个人问题想咨询一下，我今年37岁，女，早上起床舌苔白，有齿印，白带稀，这是肾虚吗？饮食上怎么调理较好？

答：《黄帝内经》讲，诸病水液，澄澈清冷，皆属于寒。

像白带清稀如水，舌苔白，有齿印，这都是虚寒的表现。

虚寒有肾虚跟脾虚，脾主湿，肾主水。所以水湿问题，都要找脾肾去。可以用肾气丸气化下焦，理中丸培土制水，辨证用药不难。

除了饮食有节，规律作息外，要注意脾的性德是缓，肾的性德是内敛。

现在很多人过于焦虑，身心处于摩擦，高消耗状态，干一下活就累得受不了。不是活重，不是工作忙，而是心里头的念想太多了。

这心念把热能通通都吃掉了，所以人体呈现出累了困了的虚劳状态。这种现象叫念耗，或心损。

用姜枣茶补吗？暂时缓解而已。用完带汤治吗？只是治治标。那怎么办？

回归到源头，直指本心。有一本书叫《安祥集》非常好，听这名字，大家就知道这本书是医心的。《小儿语》讲，一切言动，都要安详。十差九错，只为慌张。

有些人说，我是因为生病才急躁不安的，这是凡人的想法，倒因为果。常人是身体转心情。

那么圣贤的想法会是什么呢？我因为急躁不安，病痛才加重。只要我降伏内心，安详清静，病情减轻。降伏内心功夫越高，妄念越少，身心越清静通透，精气神就越足。

物理学上曾有个永动机的说法，虽然根据能量守衡定律在现实中做不到，但可以减少摩擦热能散耗，让机器更长久地动下去。养生何尝不是这样，就是要我们培养出一种消耗最少的心态，那么这身体就能最耐用，而这种心态是什么？

是遇事常思己过，触缘恒念人恩。

87 药在文字上

问：这几天看了你在中医普及学堂里面的讲解，心胸开阔很多，明白了很多病源来自自身。请问一下，要找你们看病的话，在什么地点找得到？

答： 自心有病自心医，生病原来有药医。

苏东坡讲，安心之外无他法。这是经多世事之语。

曾国藩说，我不信医药。这是说不信医药能治本，医药可以缓解病苦，心态调整能够根除灾疾。治心以广大为药。善说甚深微妙法，常生广大欢喜心。

中医普及学堂是以教育为本，是以中医还有国学知识文化传播为本。所以现在暂时没有接待外地病人，故不对外公布地址。好学者，千里咫尺；不好学者，咫尺千里。

如果能用心地读这些微信号上的文章，你会发现药在文字中。文以载道，文风化境，言之有文，行之广远。

以文字为药，以智慧为药，医的是心病，救的是灾苦。

88 脚干褪皮，其伤在脾

问： 看到那么多的学生问问题，我也想问个问题啊！不知道行不行？

我脚干的褪皮好些年了，不出汗，但是也不会像别人那样会开裂。去皮肤医院看过，没有用，怎么办呢？

答： 师者，所以传道授业解惑。解惑是师长的家常便饭。

在微信上提问的，只要我们能帮到大家，我们尽力解答。大家读后有所启发，那就最好。

俗话说，治啥别治皮，治皮丢脸皮，是讲皮肤病不易医。

为什么皮肤干容易脱皮？我们前面讲到，《难经》说，损其脾者，饮食不为肌肤。当一个人脾胃受损后，比如久坐伤脾，劳倦伤脾，思多伤脾，郁怒伤脾，着急伤脾，这些会把脾功能搞得乱七八糟，然后脾主肌肉功能减退，肌肉禀气血于脾胃减少，那么皮肤得到肌肉的营养就更少了，所以皮肤就会变得不好。中医生克学说讲，土生金，肌肉好则皮肤好。

这时要从脾胃中去调，所以针对这些慢性脚干脱皮，平时少出汗的病人，一方面要守住一两个食疗方，比如山药粥，甘甜益力生肌肉，能养肺脾肾；另一方面配合每天运动一小时，提高肌力，身体要保持持续微汗状态。出汗就是将营养充分敷布到皮肤来，人要是不运动不出点汗，喝水他都消化得不彻底，更不要说是吃的各种营养了。

89 手指甲没月牙，多竖纹，长期耳鸣

问：老师好！我体质比较弱，小时候手指甲的月牙都很少，现在10个手指都没月牙了，很多竖纹。现在长期耳鸣，耳朵一直嗡嗡响，冬天怕冷，夏天容易上火，脾胃差，医生说我是肾阳虚。眼睛视力范围内，有个小黑点跟着视线移动，不懂怎么形容这种症状。现在自己做饭大多数只烧个素菜吃，因为吃肉有时候会给人一种污浊的感觉。现特地请教老师，我的耳鸣可以调好吗？我20多岁，女性。

答：体质弱为什么补不起来？为何同吃一家饭，有人身体壮，有人身体差，难道是因为你的碗里营养不够吗？再好的草，也有瘦牛。

现在有的医生都在顺着病人的欲望不断妥协，其实这是对病人身体最大的摧残。很多父母也是不断地顺着孩子的欲望，

所以孩子身体越来越差。

很多人也是经常顺着自己的欲望，给身体带来无形的伤害。

我们前面讲了要找出漏底的原因，究竟自己是在心念上漏了，还是在嘴巴上漏了，或者在身体上漏了。

上医治心，不起恶念。

中医治口，不出恶言。

下医治身，不犯恶过。

一般手指月牙小，又多竖纹的，是肝血不足，升发之气不够，长期耳鸣，伴冬天怕冷，视力减退，乃肾虚之故。

我们要进一步想，为什么肝肾会虚？当今时代有新四害，电视伤肝血，手机拔肾精，上网耗心神，冰箱空调叫形寒饮冷伤肺脾之气。

如果人能够远离此四害，在外缘上就将精气神消耗的漏洞堵住了。再稍微调以四物汤补血，四君子汤补气，相当稳妥。

然后再选择练一手好字，凝神静气，打一套健身功法，如八部金刚功或莲花生动功、八段锦来强筋练骨，并且听一两首善音乐来宁心安神，比如《跪羊图》《黄帝颂》。

船搁浅，拉纤要多人齐力；治疑难，也要饮食、药物、功法、睡眠多方面综合用功，其效必速！

90　脾胃不好，背一两首养生歌诀

问：曾培杰、陈创涛二位老师好。有问题请教您二位：请问脾胃不好的人，吃完饭可以做轻揉腹部的动作吗？还有就是请问一下你们之前提到的揉腹功，有具体的做法

吗？谢谢你们一直无私忘我的付出！

答：不为己身谋安乐，但愿众生得离苦。为大家答疑释惑，我们感到十分快乐。

现在很多人都想养生，但不知道怎么做，其实养生主要是在理念上要调整过来。没有好的理念，就不会有好的行为。世界观没有改过来，生存质量很难有真正的提高。为何同样一个揉腹功法有人练了特受用，有人练了效果平平？因为这里头有一些改变世界观，端正心态的心法没有传出来。

而心法在哪里？在古籍里头，就是那些流传千古的歌诀。好像电脑要能操作，必须先输入程序；人也一样，要能够按养生的规律来，必须先输入养生的程序，而这些歌诀就是相当好的程序，需要先背诵下来。就像牛吃草一样，先吃进来，别挑剔，在肚子里经过时间的推移，会不断地被消化。

所以建议大家先背一两首养生歌诀。

比如《孙真人卫生歌》："常令肾实不空虚，日食须知忌油腻。太饱伤神饥伤胃，太渴伤血多伤气。饥餐渴饮莫太过，免至膨脝损心肺。醉后强饮饱强食，去此二者不生疾。人资饮食以养生，去其甚者自安逸。食后徐行百步多，手摩脘腹食消磨。夜半灵根灌清水，丹田浊气切须呵。饮酒可以陶性情，剧饮过多防百病。肺为华盖倘受伤，咳嗽劳神能伤命。慎勿将盐去点茶，分明引贼入人家。"

又比如《孙真人枕上记》："清晨一碗粥，晚饭莫教足。撞动景阳钟，叩齿三十六。大寒与大热，且莫贪色欲。醉饱莫行房，五脏皆翻覆。火艾漫燃身，怎如独自宿。坐卧莫当风，频于暖处浴。食后行百步，常以手摩腹。莫食无鳞鱼，诸般禽兽肉。自死禽与兽，食之多命促。"

大家看这些养生歌诀里头都提到揉腹的好处，大家可以上网查仙人揉腹法，不必太过拘泥于动作形式，心平气和是关键。忘我注内，乃所有功法之核心窍诀。《内经》云，得其法，一言而终。就是要注重歌诀心法。

91 未有发明，不许看读

问： 您好，我一直关注你们！中医就应该回归自然，返璞，接地气！

首先持术的人应该清心寡欲，有很好的道德修养才能让中医更好发展，并惠及更多的人！

我也是个中医学子，在上学期间就跟老师临床实践，涉及的有针灸、艾灸、放血疗法，中药没涉及，就是自己研究。

我发现找个好老师太难，自己钻研更难！治病的方法学好后，特别想自我修身，自身的性格问题导致很多问题出现。自己也在看《弟子规》、《王凤仪言行录》等。我很喜欢你们说的，修行3～10年才能成为中医！

最后想问的就是：你们什么时候会让我们这些真正想学做人和学中医的学生跟你们学习。哪怕到你们那，看我不合适让我走也心甘情愿！

先修己身，再度他人！

答： 现在很多学医的人最大的障碍是什么？不是典籍不够，也不是名师难访，而是缺乏自身的体证。你读越多经典，越会明白一个道理，这些经典是古代圣贤人物用自身感受生命本质后记录下来的。

有位老师讲，这《黄帝内经》不仅是医门著作，更是修行的典籍。可为什么很多人读后不受用？因为一个没有开悟的人，努力去读这些开悟后圣贤所写的经典，怎么能一下子读懂呢？这叫倒果为因。

所以个人实证的因地修行功夫非常重要，蒙山长老（一位大德高僧，有蒙山和尚开示传世）讲过，未有发明，不许看读；非公界请，不许阅经。

大家看古人读书都这么讲究，所以容易有大成就，必须力行跟读圣贤书相结合，不然的话，就犯了《弟子规》上讲的，不力行，但学文，长浮华，成何人。

大家说，看书读经是不是好事呢？

不一定，要看你的存心。这些经典没有一部不是大心量的圣贤写出来的，人读不进去是因为自己心量不够大，不能够跟经典感应道交。

什么叫死读书？念念利己叫死读书。

什么叫活读书？念念利他叫活读书。

这时看读阅经，就会成为好事一桩。有人修十年八年，怎么还在原地徘徊？因为心地功夫没上去。有人修三年五载，就可以为人师，这按张锡纯的说法叫学医三年，乃可行道救人，因为他发了行道救人的心。技术一定是大心成就的，所以讲未有发明，不许看读。

就像前段日子有个小孩子，他父母带过来要他跟我们学习，我们就说，孩子你为什么要学习呢？孩子想了半天想不出来。

我们说，你只要想出来，我们有大把东西给你学。想出来后，念念都专注在愿力志向里，就是最高境界的珍惜时间，最高境界的把握生命。

现在很多学生认为多读半小时书，就是珍惜时间，少干点家务活；就把时间挤出来了。

错了，珍惜时间要在心地上做，没有发大心，人生都在蹉跎，都在浪费时间，都没有找到生命的真谛。《劝发菩提心文》讲，不发菩提心修诸善法，是名魔。如无发明心性，广大为怀，医技越高，危险越大。

所以没有发明心性，不要轻易地在书里头沉迷。这心性必须靠发大心，才能得以光明。这叫大心成就。一念大心一念明，念念大心念念明。又叫事事快准狠、念念仁智勇。

92 小孩漏尿的原因

问：老师，你好！我想请教关于小孩漏尿的原因。三岁小女娃，这几天白天总是尿裤子，有时几滴尿也喊着要撒尿，更多时候是不自觉地尿湿裤子，频率约半小时一次，平常晚上睡觉是不用尿，一觉到天亮的，近期就有了一次尿床，有几次是自己醒了起床叫尿的。不知是不是因为赤脚走烫山路引起的？她很喜欢赤脚走。

答：《黄帝内经》上说中气不足，溲尿为之变。小孩子气阳不足，或者恐惧害怕后，容易漏尿。所以常用补气升阳配合开心窍的药，这样让心能觉醒，阳能升腾，想排尿时就能醒过来。

像普通的漏尿，我们常给孩子用点黄芪、山药、芡实、金樱子等平和之物，熬水一喝，几次就好了，因为孩子脏器轻灵，随拨随应，只要不是特严重的，一般调理脾胃就得以治愈。

赤脚走山路，会让气阳更足。我们看有些人为什么一上讲台腿就抖，尿就频。有句话叫吓得屁滚尿流，也就是说人在紧张不安惊吓状态，这时气是往下堕的，《黄帝内经》记载，惊则气乱，恐则气下。气机一乱往下陷，水津就往下流。

所以说，孩子是家庭环境的一面镜子。如果这家庭气氛祥和，孩子舒调；要是整个家庭不安惊恐，炒股票赌钱，让人提心吊胆，孩子就容易患气陷气乱的病。

因此从家庭层面上来讲，孩子的病只是家庭环境的一个缩影，改善一种环境就会改善一种病。而修习传统文化，读各类古籍善书，可以很快将孩子的浩然正气养出来，那么漏尿遗尿的问题也就消失了。

古代这些经典都是至阳至刚之气，是人生真谛真理，非常光明和谐的，跟孩子一起齐读经典，可以减少很多病痛，增加很多快乐。一个家庭如果有一个人在学习传统文化，这家庭就会逐渐地和谐。

93 大便不成形，舌苔厚白，吃不胖

问： 你好，我今年23岁，男，脾虚，有时受凉就拉肚子，大便不成形，吃完饭就想跑厕所，舌苔厚白，怎么吃也不胖，就想问一下有没有健脾的中成药，或者代茶饮的药？谢谢！

答： 受凉后容易拉肚子，而且大便不成形，明显是脾阳

虚，寒湿为患。吃完饭后就跑厕所，是心性太急了，要学会细嚼慢咽，悠着点，找到身体悠闲和缓的方法。我们看到很多大便不成形、拉肚子的人，他们大多都有一颗着急的心。

我们前面讲，肝木性急，脾土性缓，肝木能克脾土，就是急躁的气场扰乱了缓和的消化过程。

所以要反思一下生活、工作、学习的节奏是不是过快了。

我们这个时代，七八成以上的人都患了时间疾病，人普遍都处于加急状态。

加急不好吗？如果你能心静身动，心闲身忙，那就好。如果连同心中的一念平静都消失的话，那就不好。因此百岁老寿星总结养生八字：童心、龟欲、蚁食、猴步。

古代有个诸侯王，很苦恼地说，我心老是动荡不安。这诸侯王的夫人感慨地说，王心荡，王禄尽矣！也就是说大王心中动荡加急，不及时止住的话，这福禄寿就掉光了。

好像我们去挑水一样，为什么要挑得很平？因为这样水不会溅出来啊！你如果在那里晃来晃去，动动荡荡，挑回来一看，桶里没水了，最终白忙一趟。所以大家别小看在山里挑水浇菜，其实这都是在练定力。在挑的过程中要做到滴水不溅出来，这不单是在感恩惜福，更是在成就自己的定功。

人要是没有定功定力，没有一件事能做得好。

大定力的人能够做大事，小定力的人只能小打小闹，稍微做大一点就受不了。

而身体也是这样，你如果遇事触缘，发现扛不住了，一方面是境缘的问题，另一方面也是一个人定功没上去。

为什么曾公讲治病有两大法宝，其中一个就是以静制动，就是用静定的功夫去制服躁动的疾病，如果我们心君泰然，则百体从令。肝木不焦急动摇，脾土自然舒缓和谐，所以要从小事里头练定力，练祥和之气，这对修复身体，降伏病气大有益处。

至于治疗大便稀，不成形，推荐一个不错的茶饮方子，就是用苍术来泡茶，小口频饮。如果肚腹怕冷，还可以配合服用附子理中丸。

但最重要的还是要明白脾胃的使用方法，心态好，病魔跑，要懂得心念习气对身体的影响。

94 全身发痒，起小疙瘩

问：老师您好，我这里有个病人，主诉是全身发痒，下午五点左右就开始严重，小疙瘩就起来了，都是挺红的小疙瘩，双寸脉脉势上冲，双关、双尺脉弱，口干，口渴，觉得没劲，喝水多，小便也多，眼睛还发干，热天都不出汗的，大便还好一天一次。请教应从哪方面入手？谢谢。

答：中医有种治法叫因势利导，痒为泄风，当身体通透疏泄功能好时，风痒遂去。病人下午五点皮肤红色小疙瘩出来，如果在五点前比如四点就有运动微汗，养成这习惯，久而久之，皮肤小疙瘩就出不来了，因为提前让你疏泄掉了。

《黄帝内经》讲，其在皮者，汗而发之。你可以用麻桂剂发汗，也可以通过按摩导引运动锻炼发汗。

为什么我们自从吃素五年多来很少生病了？因为素食让血液清净，而养成每天运动一小时，健康生活一辈子的理念后，疾病还没有成形，就让我们通过发汗解表疏通经脉消散掉了。

一般双寸脉上冲，关尺不足的人，常有熬夜的习惯，身体处于加急透支状态，要注意休息，休息好再运动效果会更好一些。如果不顾休息，拼命地去运动，反而会伤身体。

不惜元气，服药无益。一个不懂得休息的人，是做不好工作的；一个不注重休息的人，疾病也是很难好的。

95 脚很干燥不出汗，冬天开皲

问：老师，你好。请问一下我的脚很干燥怎么办啊？西医看了没有效果，偏方用了也无效。自己用塑料袋包住脚，早上起床看见塑料袋里面好多水汽。夏天哪里都出汗，就是脚板不出汗。冬天就有点会开皲。如果说按全息理论来讲，那我是不是全脏腑都很干啊！好担心啊！身体现在是没有什么问题。我就是想了解一下为什么我的脚板那么干，夏天干得会蜕皮，以及给我一个调理的思路，可以吗？

答：燥胜则干，凡物润则密合无间，燥则破绽百出。

脚底皮肤为什么会干燥？一是津液不足，二是津液没法敷布。津液不足，主要是物质阴分缺乏；津液没法敷布，主要是气阳两虚，不能蒸腾。

津液是阴成形的产物，补津液最好的方法是晚上早睡；津液能跑到皮肤去是阳化气的结果，提高阳化气最好的办法是白天微汗运动，赤脚徒步穿越。

如果再从心性角度来看，《黄帝内经》上讲，心布气于表，心中焦躁津液暗耗，就不能充分布化出去。

而脚底是离心脏最远的地方，《小儿语》上讲，一切言动，都要安详，性躁心粗，一生不济。那些容易焦虑失去安详的人，皮肤就容易得不到滋润，焦干破裂。

我们最近一直在做《善书述要》的工程，打算把大多善书写成述要，现在已完成了一本善书叫《安祥集》。很多人虽然没有机缘看那么多善书，但能够得到这些《善书述要》，很快就知道这些善书讲了什么。

善为良药可以医恶病，智为灵丹能够救愚痴。

生病起于无知，健康源于觉悟，现在很多疾病都是起于邪知邪见，所以要从源头上善化人心，那恶病也会转善。

96 脚长鸡眼

问：两位老师好，请问脚长鸡眼了有什么好的方法去除吗？

答：最快的方法是直接点艾条艾灸，每次一条，一般三天即落。身体为什么会长出这些多余的鸡眼赘肉呢？中医认为脾主肌肉，各类死肌硬肉从五脏角度看是脾运化消磨功能减退引起的，所以从内科角度上要保脾健脾，明白脾胃使用手册。

现在很多人买一辆车一台电器，都要仔细琢磨使用手册，防止用坏。可父母赋予你生命的这几十年来，你有没有好好研究过身体的使用说明书？

身上任何一个病痛，都是身体在提醒你，你使用身体出现错误的方式了，而不是上天在惩罚你。所以我们要以人为本，以病为师，是疾病给我们报信，让我们明白身体出了问题。

脾其性缓，脾的性德是安详从容的，所以加急怨怒都会伤脾。我们看硬肉像什么？像大地的硬土。土为什么会板结成硬土？一方面是因为过度施化肥农药，土壤就变死土了。所以饮食过多含有农药化肥激素的食品，身体肌肉就会偏死硬。

另一方面是因为缺乏耕耘锄松，而板结的肌肉，则是提醒我们要多运动疏松。

有些老百姓他并不缺乏运动，但也长鸡眼这是怎么回事呢？

原来这类人脾性大都比较刚强，刚强的脾性就让你长刚强的赘肉；同时身体缺乏休息，带着疲劳去运动，也会发硬，休息自动精水回归。

你看白天草木晒干了硬硬的，经过晚上打露休息，吸纳水分，第二天露珠饱满，非常柔软。

所以晚上如果还看电视、上网、玩手机，透支精血，那么身体就像脱水的草木，显得干硬瘦紧。

治病一定要多方面思考，多反察自身，找出真正的病根，才有助于根除疾病，而病根就在自己身上。

道向己求，莫从他念。意净不染，君子有终。

97 大便中有少量像鼻涕一样的东西

问：各位老师好，我的小孙女才4个月大，小孩子从出生到现在一直一天两三次地拉肚子，最近几天大便中还有少量像鼻涕一样的东西，由于孩子太小也没有用药，所以大人很着急不知如何是好，用了两天的丁桂儿脐贴效果也不好，请问老师该如何是好。

答：小孩子脾常不足，喂养失当，首当其冲就是容易伤脾。要明白有些食物包括奶粉不适合孩子吃，当孩子反复拉肚子时，要注意调整一下饮食；如果孩子还吃母乳，做母亲的也要调整一下自己的饮食结构，一切以清淡滋润的为主。

同时家庭环境很重要，孩子非常灵敏，父是天，母是地，如果天不清地不宁，孩子身体就不行。所谓母子连心，爷孙同系，一个家庭如果有一些陈年怨气，事情摆在大家心里消化不了，往往容易影响到生理上也消化不好。

精神消化能力差，会影响到身体消化能力。

所以从小懂教孩子的家庭，都给孩子讲感恩，让这整个家庭活在感恩世界里，孩子笑口常开，消化也好。

多往好的方向想，多念想别人的恩德。很多大人很容易得胃溃疡，为什么？《安祥集》上讲，心中失去了安祥这生命源头的活水，老是想那些忧虑消极的东西，习惯于往不好的方面想，患得患失，这样的状态就会造成脾胃不能彻底消化食物。

所以提高脾胃运化食物的力量，就是要做到地宁，地是土地，宁是安宁。

脾土必须在安祥安宁状态下，才能很好地运化食物，如果处于地震动摇状态，就像生灵涂炭，战火蔓延一样，身体变成战场，又怎么会好呢？家庭变成战场，孩子怎么会好呢？

我们看古代皇族选奶妈，选什么样的人？一个是身形丰满，奶水足的人；另一个更重要的是心宽相好，圆满端正的人。

这样的人给孩子的气场是祥和平静的，这叫地宁。为什么清朝皇帝住的宫叫乾清宫，皇后住的宫叫坤宁宫？乾清坤宁就是天清地宁，天清地宁出神灵啊！

非常聪明智慧的孩子，就是这样养出来的。所以你说心地安详重不重要，整个家庭安详重不重要？

苏东坡讲，安心之外无他方。因为人失了安详后，生命就会退失色彩，而安详的人生，可以消千灾于无形，灭百病于未萌。

98　没有碰撞，中指胀痛、青瘀

问：你好，没有碰撞，我的中指突然胀痛，然后青瘀，这是什么原因？

答：柴胡桂枝汤专治指节胀痛麻，布血气于四肢。十指连心，特别是中指，是手厥阴心包经所出之处，如果不是因为外力碰撞，那就是心包经堵塞瘀滞。为什么心包经会堵塞瘀滞？长期处于郁闷思虑状态，郁则气机滞塞，思则气结。这时要懂得转移，像那些脑力劳动者就要多干体力活，干体力活专注当下，对大脑跟心脉来说就是最好的休息。同时还可以拍打腋窝，按摩脚下太冲穴，令气机疏泄，郁闷则解。拍打操或甩手功都不错，有直接行气活血止痛作用。

99　奶水不足怎么办

问：宝宝4个月了，奶水不足怎么办？

答：别沉迷手机，久视伤血，奶水乃血化，血伤于目，则化源不足，奶水自少。一要注意睡眠，奶水乃血气所化，血气在安睡状态下，才能源源不断地生出来，故曰，药补不如食补，食补不如睡补。

二要注意饮食，少吃煎、炸、炒的东西，多吃汤饮类，如花生、山药汤，有助于滋润津液。

三要适度劳动。动作生阳，阳生阴长。有些人胃口不开，喝不下汤怎么办？那是因为习劳不够，用脑用眼太多了，这时应该把用脑用眼的精气神收回来，用于习劳。干小活就是进大补，小活常干胃口常开，胃口常开气血常生，气血常生奶水常足。

注意心情，产后多郁，不开心会闭百脉，有人郁闷，月经都闭了。尽量看花解闷，听曲消愁，劳作治郁，则有胜于服药。

100 温性药、平性药讲解出了吗

问：请问老师，温性药、平性药的讲解出了吗？为什么要看善书？

答：道义相砥，过失相规，是真良师益友。得一好书如遇一良师。温性药还没有解出来，解出来的话，会及时跟大家分享。现在我们进行的是《善书述要》工程，准备将大量的善书里面的精要提取出来，从而让更多人很快地了解这些善书，善知识。每闻善事心先喜，得见奇书心自抄。

现在很多善书，人们都没机会看到，甚至看了也受益不深，因为善根不足，福德不够，加上现代人普遍对传统文化了解不够，所以善书的普及显得尤为重要。善相劝，德皆建，过不规，道两亏。

任何一门学问都是要先让心善化，如果心不清净，妄念很多，就很难成就。古人讲，心不干净，不可读书学古。胸中无尘，方可著书立说。

按道理，修行修行，应该越修越行。可为什么现代人修行越修越不行？

古代人无论出家在家，接触佛法后，常常五年到十年就有一定成就，学习医道往往是三年学医，皆可行道救人。

可现在很多人学了十多年，好像懂很多知识，见闻丰富，却难以学以致用。原因在于疏忽了地基，就像盖房子一样，注重去搞装修，却把地基这一层疏忽了，这样刚开始看似盖得很快，装修得很漂亮，可没盖几层就盖不上去了。

在古代不需要特别去弘扬善书，因为修学的人自动都有善心，现在不一样，物欲太多了，外界影响太大了。这叫业深障重，福薄慧浅，必须靠善书来洗涤心灵，减少业障，增加福慧。然后再学习各类技术，就能够百尺竿头，不断进步。

我们作答疑解惑，便是看到惑业苦的关系，因为有惑，会造业。有业，会受苦。有苦更迷惑难出。这时便要引用善书智慧，解惑释疑，积功累德，摆脱痛苦。

101　要拜真老师，必先用真心

问：我是广西人，男，1986 年出生，高中没毕业，出来工作十余年，没有半点成就，很高兴能在网上看到你的科普贴，获益匪浅，由于才识浅薄，光看书有很多不理解的，恳请明师指点，拜上！

此生不求发大财，只想活得有点意义，明师如再生父母，读了你的文章，感觉你普及的不只是中医。弱弱地问一句，可以收我为徒否？我能够学好中医吗？

答：大家能够喜欢看中医普及学堂的文章，还能够学以致用，我们也很高兴，知识的传播，一是要有高智慧，二是要能极通俗。

高智慧能够所过者化，极通俗可以最大范围地传播。

现在很多人担忧自己不能学好，在想可不可以拜一个好师父，这里跟大家讲一下《蒙山大德示众语》。

若有来此同甘寂寥者，舍此世缘，除去执着颠倒，真实为生死大事，肯顺庵中规矩，截断人事，随缘受用，除三更外不许睡眠，不许出街，不许赴请，未有发明，不许看读，非公界请，不许阅经，如法下三年功夫，若不见性通宗，山僧替你入地狱。

这不足百字的开示，不仅是佛门修学心传，也是医门成就秘法，要学真东西，必下真功夫，要拜真老师，必先用真心。

真心是什么心？是真诚心。什么是真诚？无妄曰真，一念不生曰诚。没有妄念夹杂，是真诚。所以真修学，古代的明眼师长，都是要学生抛开一切，舍得越干净，放下得越彻底，学得越真。

有人说，怎么可能完全放下呢？

其实放下的不是外面的事物，放下的是内心。

所以说关门即是深山，在家里读书，也如面佛天，如临师保，这时无边利益自可亲得。

我们刚开始学习传统文化时，就发心三年不上网不看电视不闲聊，人要学好，首先要懂得守住寂寥。

在学医时，有病人还有朋友经常请我们出去吃饭，后来发现到外面应酬也是在影响学习，中断道心。这时我们就立了个规矩，不赴宴，看似好像很没有人情味，其实这是对大家最好的。为什么？只有你的道行医术上去后，你才能真正帮到自己，帮到别人。

当时囫囵吞枣读了很多书，走了很多弯路。因为个人的体证不多，偏重于知识的积累，其实心性的发明，比知识的增进更重要。

心性如果发明了，烦恼习气，见思二惑减轻了，你读一本书比原来读一百本收获都大。

现在很多人一开口就说学医，大家要明白学医是为了什么？你如果只是为了减轻自己病痛，这样是学不到也学不好的。

用这种心态去阅读经典，也跟经典的奥义难以感应。所有的经典都是古代的大心菩萨写下来的，医是天地之道。天地之道就是大心之道。《道德经》讲，天道无私。人们常疑惑，怎么学医，怎么修行？所谓医道通天道，怎么通？

很简单，修行就是一个不断去私的过程，由小我到大我，到无我，私心杂念越小，障碍越小。这时有了公义之心，再来阅经拜师，就无入而不自得，下个两三年功夫，没有不成就的。

102　手上长好多小水疱，晚上很痒

问： 老师，您好，我手上长了好多小水疱，晚上很痒，医生说是湿疹，看了好多次，总是不见好，都好几年了，

请问有没有好的治疗方法？

答：脾主湿，用一些健脾除湿的药，如平胃散，二妙丸，很容易让湿疹水疱减少消失，但如果你又干一些伤脾损胃的事，湿疹水疱就会再冒起来。不患湿之不去，而患湿之复来。

在湖北跟老师去游一所寺庙，庙里头有这样一句话，叫以病为师，同行的学生都想不透，怎么把疾病当老师呢？它能教会我们什么呢？

它教会我们凡事要找原因，要想灭果，必先断因。

脾为什么会受伤呢？《黄帝内经》讲思伤脾，很快你就找到原因了，思虑过度，长期忧郁，缺少运动，身体水湿就会留积。

当然还有生冷伤脾，像常吃生冷瓜果，身体也容易储积水湿。

聪明的人见到疾病就反省原因，不聪明的人看到疾病就徒生担忧恐惧害怕。肝主情志，情志波动叫木克土。

这样疾病本来就像一个伤口，而你这些不良情绪，就像在伤口上继续撒盐。

所以老师讲，现在人都不知道自爱了。

谁人不爱自己呢？如果没有正知正见，所谓的爱自己，其实都是害自己。

现在很多人想要吃药治病，却想不到自己所作所为，都是在往自己伤口上撒盐，这是不明因果，愚痴的表现。

真正关心自己爱自己的人，会如理如法地使用身体。

比如久坐伤脾，所以屁股坐凳，不要超过半小时，到时间了就要起来活动。

思虑伤脾，现在多少人一整天意识都没有停下来过，结果心脑充血，脾胃就缺血，运化不好，水湿代谢不了。

不运动伤脾，一上班坐在电脑旁，一整天都很少运动，不运动出汗，水湿当然会郁积在皮下，你常运动常出汗，水湿不就从皮下出来了吗？

现在为什么得湿疹的病人那么多，是人自己躲在空调房里，把水湿压在皮下，不让它出来，所以疾病都是自作自受，还须自心醒悟，靠自己行为来医治。

现在全世界都明白了，像这些高血压、高血脂、糖尿病、冠心病，甚至癌症、皮肤病等，通通都可以归结为生活方式疾病，思维心态疾病，又叫心身性疾病。

生活方式包括衣食住行，思维方式主要是存心的善恶，所以我们要通过改变生活方式来改变疾病，靠端正心态来端正身体，这是远离疾苦的快捷方式，是解除疾病的终极出路，是中医的最高境界——养生。

103　疾病以减食为汤药

问：老师，您好。从网上追贴看《药性赋白话讲记》，到关注微信公众号，很感恩每天可以看到你们的辛苦劳作，很感恩你们为普及中医做出的努力。因为你们的文章，让我反思以前的所作所为，并积极为之改变。例如我的胃不好，稍微吃多点就不舒服，就堵得慌。以前吃多了我就吃大山楂丸，一开始很管用，慢慢这一招就不管用了，再后来看到您答疑时提出的，七分饱乃是最好的调胃剂，我开始反思自己的饮食习惯，运动少，吃得多，加上胆囊息肉，脾胃应该消化不好，我就开始少吃，多运动，少吃后胃很舒服。另外您说思虑过多就容易伤脾，我开始放开心胸，改变说话方式，多干活少说话，多为别人考虑，少出自私之心。脾胃在慢慢好转。肝胆处的疼痛也在慢慢减少，老师，谢谢你们，谢谢中医普及这个大平台。

答：应该说谢谢你。通过自己的努力根除自己的疾病，你做了个好榜样给大家看。确实疾病不是来折磨人的，而是来提醒人应该反思自己的信愿行，反思自己的生活习性。君子通过反求诸己得智慧。见他人暴饮暴食自己有则改之，无则加勉。

疾病以减食为汤药，最近这边流行感冒，很多病人反复感冒，刚好没几天又感冒发烧，他们问怎么办？我们说，减少饮食，身体恢复得快。果然，他们能坚持吃素，吃清淡之物，身体很快就好过来，也没有再反复。食淡茹蔬四字真是灵丹。

我们这个时代，人们普遍都很容易获得知识，但知识未必能变为力量。要想获得健康，光知解是没有用的，真正实践才能获得力量。

像七分饱胜调脾剂，管住嘴，迈开腿，少动脑，多动手脚，少想自己，多想别人，这里面每一条都是健康养生的金玉良言。信解行证乃获得真理的步骤。

大家看了后只能了解；做了后才能真正得到。

道是行的，不行没有道；得是做的，不做没有得。

104 尿血、尿蛋白

问：老师，你好！我妹妹得了一种怪病，除了尿里面有潜血（++）和微量蛋白以外，其他什么都是正常的，哪里也不痛，医生按肾炎治疗，中药里面很多凉血止血的药，也吃过三七粉，可指标一直没有好转。眼看着妹妹出来找工作被体检验尿这项指标卡住，全家都很着急，请问你对这个病有什么看法或者建议吗？

答：《黄帝内经》讲，中气不足，溲尿为之变。同时脾又主统血。所以脾胃受伤，统摄功能减退，就会出现尿频甚至尿蛋白和尿血。就好像堤坝不固，大水一来，就连泥带沙冲垮了。

人体脾胃就是中焦的堤坝，如果运化不好，那些精微物质就会从下面漏掉。

所以对于这种情况，结合脉象，如果偏于虚陷的，要用补气阳运脾胃之法。如补中益气丸，或升阳益胃汤。

而在日常生活之中，要注意少说话，女人话多，白带偏多，精华外漏。

以前琢磨不透，现在一想，明白了，大家看，言多伤什么？言多伤中气，中气一伤，脾不能够升举，人就很容易累，人一累，精微物质就往下流往外流。同样人整个脸部对应的是上中下三焦，天庭对上焦，嘴巴对的是下焦，如果嘴巴老是出气，老是讲出去，那就对应下焦泌尿生殖系统，老容易漏尿漏精。

古代的道家很早就看到了这点，所以建议那些容易遗精、漏精、尿频的人，一是平时要少说话，因为开口神气散，意动火工寒。这是道门秘传。同时教人小便时要微微咬紧牙关，脚趾抓地，通过这个固摄的象，让精微别乱跑。

所以平时练叩齿功，修习止语，静默，便有助于精微物质内固。同时要忌疲劳，劳通痨，疲惫后，身体消化不好，精华如洪涝流失。

如果一边吃固摄升提的药，一边又像个长舌妇，很多话，那么再多的精微都会让你漏掉。夫恶不止而行善，不为积功。

所以说，男人话多，前列腺容易出问题；女人话多，白带偏多。这句话是在日用生活之中观察得出来的。

105　从小身体不好，食药无数

问：我今年32岁，女，从小身体不好，出生不久就病得厉害，15岁前大小毛病不断，食药无数，抗生素也吃了很多。青春期开始，大概15岁，毛发生长旺盛（除了四肢、胸背也长），从那时开始长痘至今。另外天生性格内向敏感，心思比较重，小孩时期就有严重的睡眠障碍，白天没有活力，人容易困乏，注意力很难集中。

答：脾气粗重的人，容易心生烦恼，有睡眠障碍。所以要让自己脾气减少。

脾气减少，要从饮食还有心性入手，饮食上以清淡素食为妙，饮食越清淡，情绪越不容易波动。情绪越不波动，身体越舒调，这叫情轻病亦轻。

人之所以会敏感，心思重，容易累，是因为太关注自己了，要多关心别人。

心性学问：其实很简单，一句话就讲透了，就是利他而已。利他是天地之道。

你看太阳普照万物，没有收费，植物放出氧气来，没有向你索要回报，山里流淌出泉水来，更是无偿地奉献。

人们常问：天地之道是什么？

天地之道就是无私。

《道德经》讲，天长地久，天地所以能长且久者，以其不自生，故能长生。

现在很多人都快乐不起来，为什么？为欲望而活，很累。有句话叫，助人为快乐之本。所以想方设法去奉献，助人为乐，快乐就会不断涌现出来。

我们看到传统文化道场上有很多义工老师，他们原来也是在病苦之中煎熬，后来放下自己的过去，投入到传统文化的弘扬普及中去。就像一滴水要怎么才能不干，融入到大海就不干了。弘法是家务，利他为事业。我们把为大众答疑当成做家务、干大业那样平常又重要，乐此不疲。

人也一样，当他们投入到弘法利生之中去，快乐就会永不枯竭，健康四时常青。

106 宝宝 9 天，有点黄疸

问：医生，我的宝宝现在 9 天，有点低烧，有 37℃。该怎样给他降温？他的肤色偏黄，可能是有点黄疸，应该怎样降下来？谢谢你们了！

答：孩子还小，可以用一些发汗解表的药来泡脚。如果肤色偏黄，茵陈量可以加大一点。当然小儿推拿也可以用上。推拿按摩每个家庭都应该学一学，既可以为老人尽孝，也可以为孩子解除病苦，还可以为自己缓解身心疲劳。

为什么最近发炎发烧的病人多，流感也多，而有人却没有被感染到？不容易被感染的这类人主要有两个特点：

一是休息好，精神足；二是心态比较平静，少较量，比较看得开。

所以我们要清楚，发烧发炎，究竟这疾病要提醒我们什么。《孟子》讲，人之有德慧术智者，恒存乎疢疾。

一个人有智慧，这些智慧大都是从灾难疾苦中得来的，可是很多人经历过疾病反复折腾，怎么还没有智慧呢？因为他没有反思改过。

《坛经》上讲，改过必生智慧。找不到过失，不能从内心找出来，生不出智慧啊！

现在孩子反复发烧，就是反复提醒我们没有找到真正原因，没有从内心去找。

你看心主火，两个火加起来是什么？就是炎字。

炎热的天，森林着火，这时怎么办？下一场大雨，整个森林大火就熄灭了。而人身体下一场大雨，烧热炎火也熄灭了。

在炎字左边加三点水，叫什么？叫淡。古籍讲，宁可食淡茹蔬，使邪易出，乃为愈病延年之术。用中空的芦根煮水频饮，便可淡渗利水清热消炎除烦。

淡水是最好的退烧药，发烧时别喝牛奶饮料了，同时要看淡才能退疾病，淡化痛苦。淡泊是最好的心态，只有看淡了，才能消炎降温。

现在很多父母，一看到孩子生病，自己就急得像热锅上的蚂蚁，很暴躁很不安，这样不仅于事无补，还在煽风点火。

所以要看淡，看淡就有智慧，看淡了智慧水就出来了，就会灭掉烦恼火。

很多家里孩子容易反复发烧，你会发现这家里都是讲理，很少讲情，普遍缺乏感动。

古人讲，万人祈雨，感天动地，天地就会下雨来熄灭大地炎火。

在清朝林则徐的日记中就有多次为百姓诚心祈雨灵验的记载，祈来了雨只能解救一时的干旱，人的心如果不诚，不知道感动感恩，很快心灵就容易枯竭。

人每感动一次，掉一次泪，其实身体里面就降了一场清凉雨，炎火顿息。

我们这时代为什么抗生素、消炎药用得那么多？因为炎症引起上火发烧的病越来越多。为什么这类炎火的病越来越多呢？

因为世人普遍都缺乏感动了，大家都在争利，争利就是心灵在较量，较量身体就会处于干渴炎火状态，所以消渴得糖尿病、咽炎、胃炎的人群日益增多。有一种草药叫葫芦条，用它来煮水口感好，利水解毒，是岭南之宝。

这些疾病已经证明是生活方式疾病，是思维心态疾病。不端正思维心态，改变生活方式，又如何能纠正疾病呢？

107 根除烦恼的秘诀

问：我皮肤是油性，毛孔粗大，肤色暗黄，黑眼圈严重。十几年来脾胃很弱，动辄肠胃炎。这两年学习了些知识，坚持睡前按摩肚脐，戒一切生冷，晚上10点睡觉，身体好转很多，肠胃也很少痛了。

答：在身体上你反思得很好了，所以病痛减少。但并没有根治，因为在心灵上你还没有做出重大的反思。

一般心灵上有很多事情消化不了，在身体上就会表现为胃肠炎、胃溃疡，脾胃运化消纳能力减退。现代叫神经官能症，中医叫七情动胃。所以脾胃为什么弱？因为思则气结。

现在为什么胃药越来越不管用了？

研发出来的新药没多久就被淘汰，因为药物是外因治疗法，而反思心性，反思信愿行才是内因根治法。

凡事老往不好的方面想，这叫担忧，习惯于担忧的人，生活是暗淡的。担忧又叫牵肠挂肚，严重的叫愁肠百结，古人创这四字成语，乃体验之言。哪个忧心之人，胃还很好的？

这些忧心的事消化不了，反射到生理上就表现为食物消化不了，得胃肠炎。

皮肤出油，毛孔粗大，这都是烦恼习气粗重的表现，所以人要多往积极的方面想，凡事往好的方面想，就像塞翁失马，焉知非福？能从祸中寻福，人生就会知足，会时常处于快乐之中。花开花谢，时去时来，福方蕴眼，祸已成胎。得何足慕失何足哀，得失在彼，任凭天栽。

每个人都要时常学习知足常乐，人的幸福快乐，不是因为他在追求什么，而是因为他在珍惜什么。

不是因为他知道自己缺少什么，而是因为他时刻懂得自己拥有什么。

《菜根谭》讲，人之福祸境区，皆在于念想。

《大藏经》上讲，一切法从心想生。

怎么样让念想转过来，进而让身体转过来，这是世间最高的学问。你能够转过念想，就能够转烦恼为菩提，转病苦为健康。

现在很多人都在追求根除烦恼的秘诀，解除疾病的良方，却没有在念想上用功，所以徒劳无功。

佛门讲，要断灭因果，你想要灭果，必须要断因，因在心上，果是身体。身体不安，要反思是不是心灵缺乏了安详。

《黄帝内经》讲，心动则五脏六腑皆摇。为什么叫内经呢？说明这部医学经典是内明的学问：向内在找原因，人才会不断地明白透达。

你想想，人的心是不是支配着身体呢？没错，人的心理绝对支配生理。

这句话是《黄帝内经》的精髓，心不安详，躁动动荡了，五脏六腑都遭殃，所以五脏六腑产生疾病。《黄帝内经》告诉我们要在心上下功夫，这是根治之道。

在脏腑上调气机，可以缓解治标，心念不改过来，疾病又会以另外的方式反复出现。

所以说，人啊，你的健康你的幸福，真真切切取决于你的心态。

108 下雨、吃油腻就拉肚子

问： 两位老师好，自从加了你们的微信号，每篇文章必看，写得太好了。咨询你们个问题，我一到下雨就拉肚子，有时候吃些油腻的也拉肚子，有时候中午吃东西不活动一下也拉肚子。我买了你们写的《小郎中学医记》1～6，余老师的《传统中医故事》《医间道》《万病从根治》，还有《任之堂跟诊日记》，都没有找到解决方法，麻烦你们能不能给我开个药方。除了这个症状外，我还有严重的腰椎间盘突出和颈椎病。

答： 分析病因有个捷径，就是看疾病在哪种情况下加重。

有人阴雨天加重，比如下雨不出太阳时拉肚子，说明身体阴湿缺乏阳光，这时应当制阳光，消阴翳。用艾灸或在腰腹上挂个艾灸盒，很快就好了。

如果脉象濡弱，就可以用附子理中丸。有人吃油腻的东西容易拉肚子，油腻之物黏滞多湿，阻碍脾胃运化，所以要提高脾胃运化能力，同时要清淡饮食。食淡茹蔬，四字乃三高克星。

不活动或者活动剧烈都容易拉肚子，不活动乃脾虚不运，活动剧烈乃肝木克土，都不是中道。人的行为思想，如果不符合中道就会招灾，我们前面讲了，脾胃肠道疾病要怎么参，要明白木克土，思伤脾。心思重的人，消化功能很少有好的。

所以生气，还有多思多虑，皆伤脾胃，影响消化，特别是一些白领，IT工作者，以及律师等知识分子，最容易出现这问题，这叫肝强脾弱。因此要多动手脚，少动心脑，养生叫劳身逸心。

像这脾胃不好，百药乏效，很多都跟压力大化解不开有关，精神上有消化不了的事儿，身体相应也有消化不良。凡事总往不好的方面想，营养就吸收不起来。这时重用白术50克，可治腰劳用损。因为脾主思、主肌肉，白术健脾，则有正思维之功。

至于腰椎间盘突出，还有颈椎病，这都是身体长期劳累，加上心灵太过刚强导致的，所以应该反参，我不应该太疲劳，我不应该硬撑，我不应该性格那么刚强。肾主骨，主整条脊柱，什么伤肾？恐伤肾，很多人边干活边提心吊胆，害怕工作做不好，另一方面又硬撑着，这样脊柱就出问题了。

本来干活越干越活的，可你干活时带着情绪干，腰就不好，干活时还生气，不顺心爱顶撞领导，头颈就不好，因为头者首也，人顶撞人时是面红耳赤，气往头上冲的。所以还应该参我不应该边干活边较劲，应该安心把活干好。

这样既无恐惧，也不生气，就符合中道。很多学中医的人，都不知道什么叫中医。中医在常人看来是中国的传统医学，如果从本质上来看，它是符合中道的医学。什么是中道？中道就是不偏不倚，恰到好处，不管是情绪、饮食、作息，都不偏离自然规律，那就是真正的中医。

109　一岁左右小孩打呼噜

问： 看着太过瘾了，希望老师能将更多医学知识讲解出来，期待早些将温药、平性药讲解完，谢谢了！

两位老师好，请问一岁左右小孩就打呼噜，这是怎么了？有什么好的治疗方法吗？

答： 大家看了有收获就好，一般小孩子打呼噜，是营养太好，变为痰浊，堵塞在呼吸道上。你看孩子舌苔腻腻的，就要减少营养，把粗粮加进去，粗粗糙糙，大便排得干干净净，痰浊一下去，呼噜就打不上来了。所以有痰浊的孩子要少喝牛奶或奶粉，要学会用米粉做成各种粥糊，这是农村养孩子最健康的方式。

孩子吃东西易进易出，身体就会好。要注意不是看你给孩子增加多少营养，而看孩子排泄多快，吸收多快。同时打呼噜也是烦恼习气重的表现，将来容易养成胖子，所以从小就要少吃荤多吃素，常带孩子去散步。还有一点，向日葵在阴天是垂头丧气耷拉的。孩子少晒太阳，呼吸也会变浅，管道会狭窄。温室中怎么养出强壮？

110
下巴长痘痘，下焦有火

问：谢谢老师的回答！我下巴长了痘痘，痘子隆起并且有脓头，今天把它挤破了，但是旁边还有几个小痘痘没有长熟，好烦啊！按中医理论应该可以理解为下焦有火，并且小便少黄，可能也是天气较热，尿少，但是尿黄也证明了有热，老师能不能给我开点专门去下焦之火的中成药？因为在外上班，熬中药熬不成，所以希望老师给我推荐一点实用的中成药。谢谢！

答：食物之火加上生气，痘就往额头上窜；食物之火加上熬夜，透支精血，痘就往下巴周围掉。所以下巴周围长痘的，都要饮食清淡，不熬夜。

饮食清淡了，就等于断敌粮草。不熬夜了，体力一恢复，痘就长不起来了。

下焦相火很好清，吃知柏地黄丸就管用，但是不把熬夜习惯改掉，吃药无效。

还有下巴周围长痘，大都跟生殖系统对应，提醒你要清静下来，要清除心中的欲念，读读《清静经》。什么叫清静？清除心灵的私欲，就能获得身体的平静。平静是一味大药，痘暴出来，就是不平静的表现，特别是心怀气恨，恼怒的人长的痘特别硬，而且特别多。要转气恨心为欢喜心，暴起来的痘就能够平。

中医认为心其华在面，痘之象，乃一个疙瘩一个结，心中跟人有过节，对人存不是，有疙瘩，脸上就容易长疙瘩。脸是心灵的晴雨表，所以人每天照镜，不是照脸，而是照心灵，要懂得借脸修心。我们常用银翘片与丹参片将痘痒治愈，医理就是调心活血，疏风止痒。

有智慧的人多跟人结缘，没智慧的人言语动作都跟别人结怨结梁子，当怨气梁子结多了，身体经脉打结，包块就安身。包块长在脸上看得见的地方，说明跟别人明着结怨；长在身体里面看不见的地方，说明跟别人生暗气，较暗劲，都需要用心去化解。

111 黑眼圈，脸上有红血丝

问：师父你好，黑眼圈是不是和脾与肝脏有关系，如果每天早睡是不是黑眼圈就会没有了？还有，我脸上有红血丝，不知道怎么样才可以去除，希望师父指导我一下，不胜感激。

答：黑眼圈主要是脾肾的问题，脾主运化，肾司封藏，运化功能减退，水湿健运不了，封藏功能减退，肾色外露。所以饮食上要少吃生冷寒凉之物，多喝姜枣茶，行为上要注意节制色欲，包括淫欲之念都不可起，因为每起一个欲念，肾的封藏功能就退失一点。眼圈越黑，肾水泛滥越厉害。

那些容易有黑眼圈的人，一般不是纵欲过度，就是长期熬夜，损伤了肾的封藏能力。所以不仅要早睡，还要清心寡欲。

脸上有红血丝，这跟心分不开。《黄帝内经》讲，心主血脉，所有血丝血脉的问题都离不开心。《黄帝内经》讲，过喜伤心。也就是说过于高兴激动，都伤心脏，特别容易激动高兴的人，脸上经常泛红，太红了也不好，容易脑溢血，血丝上泛。所以要参我不应该激动，我不应该过分高兴，碰到事情要平静，宁静以致远，你看那些长寿健康者有动不动就激动的吗？没有。另外，可借助朱砂安神片来清心安神。

所以要恢复心主血脉功能，必须用平静来养心，而不是用激动来伤心。

现在很多人为什么容易累？因为他格局太小了，碰到一点事就激动振奋，能量一下子就耗完了。

亢奋过后带来的肯定是疲劳，激动过后带来的就是病痛。

所以不是你营养不够，也不是你休息不好，而是你还不懂得怎样用心，怎样获得平静。自静其心延寿命，无求于物长精神。

《大藏经》上讲，回到内心的平静，可以根治诸多疾病。

112 夫妻生活困难

问：老师，您好！我现在有一项最严重的困扰——夫妻生活困难。在这方面，从未过度纵欲，反而我是从第一次开始就干涩疼痛，惧怕不已，而且常是房事过后就犯尿道炎，痛苦不堪。所以多年来恨不得不过夫妻生活，频率可谓少之又少。请问老师这个问题有方法改善吗。

答：肾主封藏，主生殖，肾是作强之官，是人体的根，一般都很强大，为什么会弱呢？《黄帝内经》认为恐伤肾，恐惧担心伤肾最厉害，肾不好的人，第一条就是不应该恐惧，不应该担心。

人体的精血主要从两方面消耗掉，一个是心念，一个是房劳纵欲。既然房劳少，那么心念上消耗得应该很厉害。你讲恨不得，这恨伤心。

心为君主之官，如果一个单位的领导都萎靡不振，这些员工全部都振作不起来；如果心脏都不够强大，五脏会很快退化。

所以说人老老在心上，人病也病在心上，你看很多劳心的人腰酸肾虚。他没有干什么重体力活，一不小心就闪到腰了，为什么呢？老是炒股票，患得患失，情绪剧烈波动，消耗掉极大的福报。我们曾用强心的桂枝汤治好一例腰痛、阳痿者，当时不知原因，后来一想，心力强大，五脏振奋。

想要给身体留住精气神，就要戒除激动、较劲和伤心。为什么脑力劳动者身体越来越弱，体力劳动者越干活身体越强？

脑力劳动者把周身的气血都抽到心脑来消耗掉，当然手脚无力，而体力劳动者把周身气血均匀地敷布到每个关节、每块肌肉上，所以关节灵活、肌肉强壮。

但有一种体力劳动者越干活身体越差，因为他干活的时候还在想问题，边干活边气，不是干活把身体干差的，而是有一颗激动气恼的心，这个心念不根除，做什么身体都在被折腾，即使睡觉也补不回精气神。

大家看那些幸福健康的人，大都有一颗平静的心。有平静的心不容易得病，如果得病的人能恢复一颗平静的心，病也容易好。

113 为什么风邪为百病之长？

问：老师，为什么风邪为百病之长呢？风邪与其他邪兼杂为患，为什么把风邪去了其他邪就好处理了呢？

答：外感病以风邪为百病之长，内伤病以气为万病之首。以前老师坐在河边讲过，你们看河里的水湿之气，如果不是风带不到药房来，北方的寒气如果不是风带不到南方来，夏天暑热之气如果不是风带不到家里来，秋天燥气也因为风能够无处不到。

所以善用风药，就等于抓主症，等于擒贼先擒王，等于先瓦解病邪的先锋部队。把风邪去除掉了，其他邪气就像一盘散沙，很难成得了气候。

所以一般感冒或者身体弱，千万不要轻易吹风扇吹空调，身体越吹，精气神越耗散，疾病就越难好。古人讲坐卧不当风，走路要挺胸。

现在很多孩子老容易生病，家长找不出原因，原来孩子长期暴露在邪风之中。

《黄帝内经》讲，虚邪贼风避之有时。古人又讲，避风如避矢，回避这风邪要像回避箭矢那样高度重视，这可谓养生的妙方之一。

为什么大量的古村落建址都要选在藏风聚气的地方呢？中国人选址的智慧世界一流，因为这种地方鸟雀喜欢安住，鱼虫喜欢停留，非常富有生机，在这里人可以生生不息。我们住过好几个村落，发现有些群山包绕、藏风聚气的村落，人住在里面精气神恢复得特快。真的好道场，它有这个效果，你坐在里面连妄念都起不来，非常清静祥和。当然这是外环境给你的，外环境给再多只占三成，另外七成靠内心去修。提高心灵的定力，增强心灵的平静，就等于提高免疫力。为什么说平静的人不容易得病？因为免疫力喜欢平静，疾病喜欢动荡不安，我们修平静就是在祛疾病，平静了就八风吹不动，就不会那么怕风了。

我们去观察，发现很多孩子，甚至白领，吹一下风就感冒就鼻炎，你去看他的心肯定不是很平静，平静的人百邪难侵，人一不平静，卫表之气就有破绽，邪风就能长驱直入。所以容易招风的人，应该反参我不应该那么容易激动，不应该丧失掉内心的平静。如果玉屏风散固不了表，祛不了风，那是因为你还没有回归内心的平静。

药物只是武器，回归内心的平静才是将军。空有武器，没有将军，祛敌无力。又有一种说法，叫将无能累坏三军。而人体肝乃将军之官，情志主导，一旦情志动荡，五脏皆乱，百病即起。

114 请老师解惑，《伤寒论》203 条

问：老师好！《伤寒论》203 条："……阳明病，本自汗出，医更重发汗，病已差，尚微烦不了了者，此必大便硬故也。以亡津液，胃中干燥，故令大便硬。当问其小便日几行，若本小便日三四行，今日再行，故知大便不久出。"为什么小便数少则知大便不久出呢？请老师解惑！

答：人体的津液是一荣俱荣，一损俱损，周身津液有个平衡。有不少大便稀不成形的病人，他们平时很少运动，坐办公室比较多，加上吹空调，所以很少出汗。我们叫他们去爬山微汗，结果效果比吃苍术还强，大便一下子就成形了。

为什么呢？因为肺与大肠相表里，开窍于皮毛，大肠里都是水湿，所以才大便稀溏。现在通过皮毛来发微汗，大肠的水

湿减少，大便自动成形。所以用这苍术加羌活，这些燥脾又能开汗孔的风药，能够很快吹干肠道大便，可以令稀便成形。

同样，如果过度出汗会怎样？大便会变得干硬，本来运动可以让大便通畅的，但很多人剧烈运动，过度运动，出了大量的汗，肠道就被榨干了，大便就会变硬。

这就是张仲景讲的，汗出太多，叫亡津液，这时胃肠干燥，故令大便硬。

这时人会自救，你看多汗后，尿肯定会减少，如果尿变少，身体津液返还大肠，大肠变润，大便就会润通出来。

大家想想，为什么跌打损伤后，一般人大便要干燥，难以排出来，而跌打损伤方里头，很多都放有大黄，除了活血化瘀外，还帮助推陈出新。

因为跌打损伤后，骨头的修复需要大量的气血津液，肠道很容易被抽干。特别是疼痛，需要消耗大量的水分，诸痛痒疮皆属于心，心中消耗的水分源于小肠。心与小肠相表里，心主血脉，心要去修复血脉，需要小肠大量津液。

同样大家可以想想，为何小气较劲的人，大便容易干硬，因为他心力暗耗得很厉害。这心是君主之官，肠道是臣使，君主拼命地搜刮臣使的粮草水分，结果臣使就会变得干瘦贫瘠。

而如果心君泰然，百体从令，拓宽心胸，大便自宽。

所以很多人问：大便很细很小怎么办？你要想是不是你心思太细太小了，太多个人见解了。小孩子为什么大便那么宽大那么快？因为心无杂念，天真无邪。

道家养生教人要复归于婴儿，这小孩子的笑和天真无邪，就足以让我们学习一辈子。

115 怎样才能获得内心的平静

问： 师父，怎么样才能获得内心的平静啊？我一直觉得喜怒哀乐都是人最基本的原始的欲望，能否推荐几本书？

答： 凡事都忌过度，欲望过度了，肯定招灾病；喜怒哀乐过度，皆令人生病。回归平静，就是在缓解疾病，根除疾病，改变命运。

合理的生活欲望不是罪恶，但是超出范围的私欲扩张，那真是罪过了。

本来吃一碗饭就够了，你却要吃两碗饭吃到撑；原本晚上吃素可以令人安详舒服，你却要大鱼大肉，把身体撑坏。

本来像以前，人一年没有吃过几次肉，经常干活，身体强壮，不生病也不用上医院。

现在顿顿无肉不欢，医院却排满了队。

所以社会真的进步了吗？伴随着私欲扩张的进步不叫进步，那叫毁灭。

降伏住个人的欲望，然后生活，无处不自在。所以古人教我们要宰制官能，惩治我欲。就像我们有个嘴巴，嘴巴的作用就是拼命地去寻找食物，不管身体饿不饿，总是填满它，这是本能。

你如果没有理性控制，肯定会吃撑，吃撑一顿损三日寿命。损寿不可怕，吃撑也不可怕，怕的是你反复吃撑，反复损寿，不能从痛苦中出离，还被欲望牵着走。苦中造苦因，神仙救不了。

能够果腹，就想要山珍海味；有粗茶淡饭，就想要食前方丈，这样就慢慢堕落为感官的奴隶。不受理性操控的物欲是非常可怕的，人也是很可悲可怜的。

我们不要被欲乐牵着鼻子走，我们要支配它们。王阳明讲，天君泰然，百体从令。泰然就是平静，不受欲乐干扰，那么周身百脉百节都会舒泰，自由自在，所以平静的心灵是灵丹妙药。南天寺有训曰：能息事宁人的人命长，即静者寿。

既然平静有这么多好处，那怎么获得平静呢？有以下三种办法：

一是安慰法。欲望太大的人，心不平，所以欲往上比则累，欲往下比则心平气静。

人的苦难就是欲望太大，总跟好的比，不知足。要懂得跟下面比，这样就会幸福，高处有险，低处有道。

比如我现在下岗了，可还有吃不上饭的；我家房子小，可有人还没房子；我丢了一万块，人家炒股亏了一百万；我家孩子不听话，可有人的孩子还进监狱；我一个人干那么多家务活，可有人瘫痪在床上，还干不了活。越往下比，越坦然，越平静。

二是甩包袱法。你信什么就把包袱甩给什么，信佛甩给佛，信主甩给主，什么都不信，就甩给老天爷，听从命运安排，心立马平静。不要老记挂着自己，多帮助别人，你的一切，上天早都为你安排好了。

三是平衡法。这是最上等之法。为什么这人骂我？原来我骂过别人；为什么这人来烦我？原来我老烦别人，烦什么来什么。

在心性上找出因果，就能断灭因果，觉悟者就是这样往自心觉悟的，不然怎么叫做明心见性？现在很多人过得很苦，就是因为能找自己毛病的人太少了。有嘴巴讲别人，没嘴巴讲自己。

我们在写《善书述要》，刚写过了《安祥集》《根除烦恼的秘诀——周老师谈心法》《回到内在的平静——访谈修蓝博士反思信愿行》等，这几部书都教人回归内心的平静，认真看下去必得大利益，心中必然能多些安详平静。

116 耳垂偶尔会出现硬块

问：请问老师，耳垂偶尔会出现硬块是不是肾有问题？

答：可以用对应疗法，左耳按右、右耳按左，《内经》叫互治疗法。

肾开窍于耳，脾主肌肉，肝主疏泄。

别小看一个硬块，它同时跟运化功能、气血疏泄功能分不开，也就是说人体本身有黏滞的津液痰浊，然后气机又郁滞，情怀不畅，这些痰浊就会停留不肯动，至于停留在哪里，要看你哪里虚。

《黄帝内经》讲，至虚之处，便是容邪之所。所以纵欲的人伤肾肾虚，那么肾窍就容易停留这些堵塞物。

有人老爱发脾气，怒伤肝，肝虚后，他再暴饮暴食，结果血脉黏稠，脂肪就囤积在肝那里。

有人老爱讲话，甚至说脏话，肺主气，肺虚，那么这些痰浊就老爱停留在肺那里。

同样，所有硬块，都要反思到心性上。《地藏经》讲，众生刚强难调，起心动念无不是罪，无不是过。这刚强的心态，招来的就是刚强的病理物质，刚强的关节筋脉。

很多人筋提前短缩，弯不下，颈弯不了，腰也弯不了，你去看这类人除了平时不爱运动外，一定有一颗倔强固执的心，而且越是倔强固执，筋脉越没法调柔，越容易硬化僵硬。刚硬性子加害怕，结会长耳下。

《黄帝内经》讲，心主血脉，所以要松通血脉，先要让心松解开来；要令周身柔缓，百体从令，首先要心能慈悲平静，要心君泰然。

怎么做到心君泰然硬块自软呢？要多认自己不是，认一分不是，经脉就柔软一分；认十分不是，经脉就柔软十分。

所以所有身体长硬块的人，都要反思我不应该固执、倔强，我不应该听不进别人的话，我不应该武断不留余地，我不应该跟别人硬碰硬，老是伤害别人。

这样多参就柔软，参透一分，身心舒畅一分。

117 红色小血点和红痣

问：白斑和红色的小点有什么区别吗？老师，有人管红色的小点叫红痣，不是先天有的，就是大腿内侧不知道什么时候长出来的红色小血点。这是什么东西啊？希望老师帮我解惑一下，谢谢！

答：一般色白为寒，色红为热。平的或陷下去的为阴，暴凸起来的为阳。红色凸出来的，应该想想自己是不是太亢奋了，亢奋的情绪得亢奋的病。而白色陷下去的，应该想想自己是不是情绪不及，太低落，太容易担心恐惧了，不及的心态得不及的病。

你去看一下经络人（即遍身布满经穴的小铜人），一般经络所过，主治所及，在经络所过的地方出问题，就要反思是哪条经络不通。比如内侧的主要是肝脾肾阴经，阴经堵塞跟熬夜用暗劲有着分不开的关系。而外侧的阳经堵塞，大都跟运动不及有关系。不管如何，有点即有郁结，有郁结即可拉筋。练功之人，必学立掌，叫撑筋拔骨，人体原穴几乎分布在腕踝关节，拉开后，气血的原动力十足，可冲开一切郁结。

118 功在心地，遇到恶缘的调伏

问：老师好，微信公众号我已看完并留言了。感谢您的分析和教诲。

我也知道自己烦恼习气重，会导致种种问题。不过心性的改良真是大工程，因为成长环境真的不太好。父母就是完完全全的消极派，从小到大对我只有情绪打击和冷暴力，从没有过任何肯定，所以导致我的性格缺陷，从小就担惊受怕，毫无自信。

所幸这两年遇上好些良师的帮助，心性也在调伏。虽然很不容易，成果也还甚微，但对比两年前，真的有点进步。感恩遇见的所有善缘。

也明白恶缘也是一种助力，况且恶缘也必定事出有因。所以不顺也是一种契机，让人思考和改善，进而才能进步。

再次感谢老师的解答：我会继续努力的，心安才是终极良药！

最后憧憬一下：山里的生活是我向往的，也许某一天，我福报具足了，就能遇上老师，跟着老师一起学习进步。期待！

答：王阳明讲，剿山中之贼易，剿心中之贼难。

现在很多人要做英雄，南怀瑾大师讲，做英雄不如做圣贤。为什么呢？英雄建立在众生的痛苦之上，而圣贤则自己一肩把众生的痛苦挑起。

现在很多人觉得修改心性太难了，做做就放弃，殊不知《论语》讲，仁者先难而后获。世间美好的东西总是要经过不断打磨才能获得，一般人在顺境中进步，远不如在逆境中进步那么大。

所以这叫逆增上缘，非常殊胜。碰到逆境时，就要常想，天降福人以逆，凡是逆着来的就是来送福的，菩萨常以逆境救人。艰难苦恨，玉汝于成。

为什么古人讲，富贵闻道难，太顺了修道难？这也是一个阴阳，你在阴暗中才会向往阳光，渴求阳光，你在动乱中才会想到太平的可贵。顺境淘汰人，逆境磨炼人。

经历过童年的挫折磨难后，才会体验到心平气和的珍贵，所以古话讲，少年得志大不幸。

早来的福非福，早来的祸非祸，要把眼光放长远一些。

要化解逆境，除了认为逆境是助缘以外还要发心。《大藏经》讲，心能转境。你如果用私心不能转境，反而会被欲望所转。你如果用小心，力量就有限；你如果用大心，力量就大，转得大；你如果用无量的心，那就是菩萨的频道，就没有挫折困扰了。所以功在心地，要做心地功夫。心地功夫，在多读圣贤书。能读孔书方是乐，纵居颜巷不为贫。

其实圣贤跟常人没有什么不同，唯一不同的就是心量。

119 老年人要戒之在得

问：老师你好。师者传道授业解惑也。我爸因为脑梗，现在左手脚不好使，天天在锻炼。昨天回家看到他两腿后面的皮肤上有好多白点、白斑。那是什么东西啊？为什么会长那些东西啊？而且舌下静脉怒张，有瘀血的表现。我给他吃了一点云南白药粉。老师可以给他提点康复期的建议不？云南白药粉是否可以长期服用？还有那些白点要怎么才可以消掉啊？谢谢老师解惑！

答：心乃血脉主人，主令仆从。血脉不通用活血化瘀的药是治标，《黄帝内经》讲心主血脉，解开心灵的障碍才有利于让血脉真正通开。

你看很多腿脚不便的人，往往是心中有事情放不下。老年人为什么要戒得失之心？《论语》中孔夫子讲，人年老气血已衰，戒之在得。清朝康熙帝有两方印："七旬清健""戒之在得"。老人养生，尽在此中。

本来老年人气血就不足，血气周流力量都不够，这时得失之心再一重，心中有疙瘩阻碍，气血暗耗，泵不出去，腿脚就变得越来越不灵便。

试想一下，你的心不分些能量给手脚，手脚会听你指挥吗？工资不发，手下罢工，工资少发，手下怠工，工资发足，手下勤工。

所以说，人老老在心上，记住不是西医所指心脑血管的心脏，而是心意识、心灵的心。心不较劲，发放血气于四肢百骸，身强体壮，何病之有。

云南白药粉可以暂时解除心脑血管的堵塞，但要解除心意识、心灵的垃圾堵塞，不是有形的药物所能办到的。叶天士讲，无情草木难以疗有情之疾病，就是这个道理。人身体的健康，有形的管理占三成，真正无形的管理要占七成。

现在很多人都只关注那三成，而不是另外七成，所以身体容易出问题，且不好恢复。强心的桂枝汤加上活血的丹参，极有利于斑点郁结的恢复。

不要太过于关注疾病本身，要关注心灵。太关注疾病，心有挂碍就为病所转；关注心灵，心若能转境，就能转病。

120 怎样去头油及头屑

问：老师，您好，咨询一下，有什么办法或者练啥功可以使头发没那么油、没那么多头屑？

答：荷叶泡茶，治油屑最优。练嘴巴的功最好，很多人都吃得多，说得多，为什么？因为心念多。守口如瓶，防意如城。

这时吃少一点，吃清淡一点，然后少说多听，就不会老是浊阴不降。你看那些爱激动爱说话的人，油垢浊阴像打火花一样，往头面上喷。我们通过素食，很快浊阴就减少，然后再通过素心，少说话，心性不上越，那油垢通通都归入六腑排出体外，而不会冲到头面，变为头油头屑。现代人通病，吃得太好，动得太少。

《清静经》讲，人能常清静，天地悉皆归。什么是清静？清除了心灵的垃圾，获得了内心的平静，就是清静。

所以心清静了，自然气归田，自然浊阴归六腑，自然浊降清升。

121 忌口是一门大学问

问：想请教老师一个关于忌口的问题。在乡下，老人给刮痧或者拍痧后，总是嘱咐要忌口几天，说不能吃荤。实际上我尝试着吃了也没有什么大碍。为什么中医会有忌口一说？还有些糖尿病人给他用外治法治好之后忌牛奶，20年没有发病，有些土医听着真是厉害啊！能讲讲里面的道理不？谢谢老师。

答：病人不忌口，忙坏大夫手，忌口是一门大学问。俗话说，病从口入，这句话不仅指吃不卫生的食物会让人不舒服，还指吃不适合身体的东西会让病情加重。比如高血脂的人，喝酒或吃油腻煎炸烧烤食物，血液会变得更黏，人会变得更昏沉。而少吃荤多吃素，血液清净了，身心少病苦。

一般刮痧拍痧后，身体就像经历一次大扫除一样，那些浊气要排泄出来，这时吃清淡的东西，有利于浊气排出，这叫淡味入腑通筋骨。而大鱼大肉荤腥不忌，会使血液黏腻，将病邪粘住。就像很多伤寒外感一样，为什么会反复？其中就有一种食复的说法，张仲景在《伤寒论》上讲了，你看开篇桂枝汤，就说服完药后，要忌生冷黏滑肉面五腥酒酪臭恶等物。这是帮助你恢复胃气，让身体彻底排出病邪。所以大病后，宁可食淡茹蔬，使体暂虚而邪易出，此为愈病延年之术。

你看蔬菜的蔬字，上面草字头，下面疏通的疏字，这些毛毛草草的菜，吃进身体很容易疏通经络管道肠腑。经管一通百病除。

相反你如果吃黏腻的粽子、鸡蛋、肥肉、牛奶，很快舌苔就变得厚腻。舌苔是整个消化道的镜子，是健康的晴雨表。舌苔一垢腻，首先肠胃垢腻，血脉管壁垢腻，营养吸收不彻底，败浊排泄不干净。人很容易累，很容易烦躁。

其次舌苔一垢腻，就会成为大量病毒细菌滋生的场所，中医把这叫做湿邪。湿邪是病菌繁衍的大本营，是病邪成长的温床。

所以生病后吃清淡的食物，是给身体吃的；吃油腻的食物，是给病邪吃的，是送给敌人粮草。这些都是老祖宗留下来的宝贵智慧，古人说若要身体安，淡食胜灵丹。其实不仅生病后要忌口，以减轻疾病，防止复发，而且平时更要注意忌口，能管得住嘴的人，更健康福寿。平时吃得了清淡的人，身体冰清玉洁，很通透，既健康又聪明，脾气还好。这是《菜根谭》上讲的。心与肠相表里，肠一分积，心一分压力。

古人还讲，咬得菜根香，则万事可成。吃这些粗茶淡饭蔬菜，不是贫穷的无奈，而是健康的需要，是磨练意志，成就生命大意义的需要。

122 手脚长湿疹小水疱

问：夏至后一天，手掌背面和脚板背面长满了针眼大白色小水疱。这是身体变好还是身体变差的表现？以前看过李可老师说身上长小水疱是阳气不足，水液代谢不出去，透不过皮肤的表现，吃点金匮肾气丸就可以，但是像我这样的情况应该是天气的问题吧？请老师解下惑。谢谢！

答：俗云：阳光不到处，病痛就上门。夏天了，水果越来越多，多吃水果，又逢阴雨天，很少出去运动出汗，而且心中不是很开朗阳光时，水湿就会留滞，变为湿疹小水疱，不容易排泄出。桂枝汤可让心态阳光，使心态好病魔跑。

这时要因势利导，通过充足睡眠，加强运动，规律生活，把身体的寒湿之气逼出体外，恢复通体透达。

病痛并不是提醒你要立马去找药来吃，这是医圣张仲景讲的。他在《伤寒论》上说，身体才觉重滞，就导引吐纳，不要令九窍闭塞，经脉阻滞，那么病邪就很难长成气候。

可见张仲景也不是一看到病就立马开药，身体稍微有些重滞，病还没有显露出来，你就要注重休息，再加练功导引，微汗，很快表解一身轻。

所以我们常跟病人讲，人活在这世上，作为中国人，要学三种绝技。

一是练字，练一手好字，可以长养恭敬心，不是说字要练得多漂亮，而是练得有多认真有多恭敬。

二是练功，练一样养生功法，比如太极拳、八段锦、八部金刚功、莲花生动功等。这一套功法练下来，不会超过半个小时，一整天的疲劳郁闷，通通都挥洒掉了。

三是练心，唯智慧可以练心，持诵一部经来养智慧修定，比如《金刚经》《坛经》，世间的智慧是从定中来的，世间的健康福寿也是从定中来的。

我们看十法界，从最低到最高的一真法界，它们有什么不同呢？越往高处走，你发现他们定力越高，越下面心波动得越厉害，较量得越厉害。

从地狱到人间再到天上，那种波动完全不同，越往上走，心越平静无波，同时也告诉我们，心越平静无波，你的境界就越往上走。

所以《大藏经》上讲，如来常在定，无有不定时。这修心练定是一个人真功夫的体现，是做任何事情都需要的。

123 扭伤五味药

问：老师你好，这些文章都太好了，谢谢老师。请问治踝关节扭伤的五味药的剂量是各等分吗？乳香、没药用生品还是制过的？

答：栀子、大黄、连翘、乳香、没药五味药，清热解毒，活血止痛，可谓应有尽有。打粉外敷，是治疗关节扭伤非常好的民间秘方。常有朋友扭伤后，只要没有骨折，一敷上去，第二天就好了七八成，再注意休息，基本上第三天就没事了。

乳香、没药用生的、制过的都可以，只要方便打粉就行。

124 学医必须要行善

问：老师，您出的书我都买了，特别喜欢看里面的医药知识，期待更多好书，更多中医思维书籍，谢谢了！

答：你讲的没错，确实中医需要多普及，但善书也不可漏下，我们打算将《善书述要》写大概一百种后，再来写《医门述要》，就是把医学典籍名著里面精彩的东西汇编出来。比如善书里头有王凤仪《诚明录》和《笃行录》，看似厚厚的一大本，如果提炼成一小本口袋书叫《化性谈》，一看就明白里面的大要，如果想要深入进去，可以再去找原著。

写这述要的目的是方便人认识名著，学习名著，因为现在很多人看到大部头的书就怕了。如果有述要的话，就可以学得轻松些，学得更有兴趣些。

还有学医必须要行善，日学一点知识，要配合日行一善，不然学偏了很容易走火入魔，学到心烦难安。我们有几个大学同学就是这样，学医学得很精进，对术的追求非常严格，可对修心的学问，行善的道理一概不理，结果越学上去，术越到巅峰，发现人生越痛苦，跟社会越难相容，越不乐意帮人，心量也变得狭窄。窄肠狭肚，小慧无福。

即使你是博士后，如果善心慈悲心没跟上，你知识学的越多，越不受用，还会让你增加更多的所知障，烦恼障。

所以我们说，知识博士后，慈悲幼儿园，大轮与小轮，看你走多远。鸡脚长、鸭脚短，无法匹配！

现在很多人就犯了这个错误，知识学历高得不得了，但慈悲心、爱心却连幼儿园的小孩子也比不上。大家在街上看，如果车子一个轮大，一个轮小，如果飞机一个翅膀大一个翅膀小，你想想能走多远，能飞多远？

这样都不要想多远了，能不出危险就谢天谢地了。

你看为什么很多大学生跳楼，研究生进精神病院，因为心意识狂乱，对知识的追求陷入急功近利，这种烦恼障所知障，唯有慈悲行善可以化解。

所以在金庸小说《天龙八部》里，功夫绝顶的高手都有大内伤，有大慈悲心的人例外。为什么？慈悲心可以化解练功学知识的不良作用。虽人事虚构，但道理近真。

慈悲能生万物，所以慈悲心最养肝之生发之气。

我们再看为何扫地僧要给慕容氏和萧氏留下《心经》《金刚经》，就怕他们一味追求技术的巅峰，而忘失了菩提心。

在《华严经》上讲，忘失菩提心修诸善法，是名魔业。你想想只是暂时忘失菩提心慈悲心，即使是去练功练字或行医救人，做这些善法都很容易入魔，何况是你完全丢掉菩提心。不要慈悲，只为自己，那你去做事入魔得更快。

魔不是魔鬼，而是欲望，也就是说你的所作所为都受欲望的驱使，人活在这世上成为欲望的提线木偶，不能自主，非常可怜。《大医精诚》叫含灵巨贼。

所以写《善书述要》太重要了，普及善书，可以化解社会的很多争端，化解心灵的很多较量，为修学、家庭、事业扫清各种障碍。《大学》讲，止于至善。方法是用善书。

现在的学子们都严重低估了善书的价值，很多人学医到一定瓶颈老上不去，再怎么参访名师都没办法，不是没有绝学可学，而是放在那里你都学不到。

为何？瓶颈不在绝学，而在善心，你唯有用大善至善之心，方能与经典的智慧相应。有人学了十多年医，居然不如别人学两三年的，难道是资质不同吗？是存心不同。

人每学一日知识，就要日行一善，为何？因为每行一善，你心量就扩大一点，你心量每扩大一点，知识装进来就不会满，不会"打架"。

所以自凡夫至圣贤，其中之一皆以行善修心练就心怀肚量为本。

125 尿毒症的调理

问：您好，听朋友介绍说您这里可以咨询些中医方面的问题，请问尿毒症中晚期能用中医调理吗？一直在做透析。

答：用进废退，透析可以暂时缓解毒症，但是老用这种办法，肾越不用功能越退化，就好比小孩子你老是喂他吃饭，不让他自己吃饭，结果他一辈子都不会吃饭，因为你的外力代替了他原本的功能。

在治病上最忌代劳，像现在很多人经脉不通畅就立马想到去刮痧，去找人按摩。结果好像舒服了些，但长期这样依赖，不靠自己主动去运动锻炼，身体会越来越差，所以很多人被伺候惯了，都被伺候废了。

一般得尿毒症的人，饮食务必清淡，不要给身体增加负担，同时要保持大肠通畅，睡眠才安，毒邪排泄的途径被打通，肾的损害才会减轻。

但这些都是治标，治本必须回归到《黄帝内经》。《黄帝内经》讲，恐伤肾。一个人老给他人制造恐慌，也是伤肾之举。

从严重的尿毒症，到普通的肾病，都必须从恐字下手，也就是说要反省自己是不是担心害怕，要参悟我不应该担心，我不应该害怕。

人有气恨心，就会生毒，营养都变毒物。如果再有恐惧之心，恐则气下，这些毒物马上就聚到肾伤到肾，使肾功能一蹶不振。

所以一个人又恨又怕，这肾就伤得很厉害。《黄帝内经》讲，百病皆生于气。

现在普通做学问的人，都把《黄帝内经》当成知识来学习，其实做修行的人，都明白《黄帝内经》是一本修行的书。为什么它叫内经而不叫外经呢？是告诉你应往内心修。

没有修心练性，使用各种手法，服用各种外来的药物，都是暂时的治标，并不治本，特别是手法研究，各种方法五花八门，疗法千奇百怪，只能说明我们离修心越来越远了。很多时候治病难不是因为病难治，而是因为我们的方向搞错了。《大藏经》讲心外求法，无有是处，可这个时代总是外求的人多，内修的人少。

这样方向搞错，会南辕北辙，不要等到最后，蓦然回首，才明白那人原在灯火阑珊处，误了最佳康复时机。

126 手淫给身体带来的病症和调理问题

问：曾培杰、陈创涛二位老师好！有问题请教您二位：我在十三四岁的时候，不小心染上了手淫习惯，后来一发不可收拾。直到婚后才戒掉。我现在的问题是：不管做什么事总是对自己信心不足，总担心做不好。请问该怎么办？怎么能提高自己的信心？谢谢！

另外：还有一个问题，就是经常感觉气短。这是什么原因引起的？该怎么去改善？

答：《民间劝学》：一心专读书中事，两耳不闻窗外言。

写字端正莫潦草，文章一夜温十遍。把彭鑫博士的书籍或者视频看十遍，很多道理会明白，道理明白了，就能指导行为，明理后修身效果非常好。

手淫习惯之所以改不了，是因为正知正见少。正知正见源于圣贤书。见病不能治，皆因少读书。

而现在对自己信心不足，是因为身体的底气不足，身体的精华漏掉了，人坐着腰都是弯的，背都是陷下去的，呈现一种疲劳之象。这时信心当然出不来。

所以要参：我不应该担心，我不应该邪淫，我不应该意恶。意净无染，君子有终。

而气短也是精伤的一种表现，把精伤恢复了就不气短了，把纵欲消除，止漏增无百日金刚。古人经验之谈，止住邪淫妄念，一百日就龙精虎猛。同时学习传统文化，养正知正见，浩然之气就会慢慢蓄积起来。

127 过敏的因缘

问：老师，过敏性体质是怎么回事？平时老过敏，太痛苦了。

答：中医把过敏体质叫土虚风动。老过敏，叫脾虚，少抵抗力，用四君子，易发易止，叫风性善变，加防风、黄芪，即可治之。饮食是助缘，心性是正因。鱼虾海鲜，各种调料、酒、牛奶、鸡蛋，这些荤腥浑浊之物，都要少吃了。

有一颗敏感动荡的心，就容易有过敏的体质，所以要参我不应该那么容易激动，我不应该患得患失，我不应该碰到小事就大动情绪。

情绪越是波动，身体折腾得越厉害。所以要平静，要淡定，做什么事情都要缓慢、要从容、要安详。在传统文化中心，有好些得过敏性鼻炎和皮肤过敏的人，就用了老师的微笑与慢的秘诀来生活，发现过敏现象大大减少了。讲话慢点，吃饭慢点，走路开车慢点，不急不躁，过敏渐消。

所以每天要检讨一下自己，微笑是不是少了，心是不是快了急了，息心可以息病。现在很多人休息不好，为什么？身体在睡，心没有真正息下来，定下来。

心一动荡，周身体液都跟着动荡变浑浊，《黄帝内经》称之为心动则五脏六腑皆摇。你想想体液浑浊，一个小伤口都很难修复，就像糖尿病人。

同样体液浑浊，清浊难分，难以浊降清升，体质就会越来越差，越来越敏感，外面一有风吹草动，身体就扛不住了。

128 小孩的胃病

问：陈老师、曾老师你们好！我是一位教师，一直想自学中医，可始终不入其门，自从在网上看到了你们的帖子，感觉为我打开了中医之门，两位老师可谓功德无量。我有个问题要请教老师。我亲戚有个小女孩，6岁了，吃饭特别慢，一小碗饭都能吃一个小时，为了吃饭没少挨打骂，如果逼着她吃快，就会吐掉，在当地没少看医生，可都没效果。我认为是胃气不降，痰壅阻内，应该用旋覆代赭石汤，不知道对不对，请老师赐教。

答：可以给小儿开一些健脾消积行气的药，如异功散，保和丸，越普通越好，越简单越好。现在小孩子身体不好，多是大人放任孩子的欲望惯出来的。所以大人如果没有修正，想要孩子变很难。大人怎么变呢？家里不能有浪费的习惯，不要有剩饭剩菜。

因为越浪费，福就丢得越多，福丢多了，孩子就吃不下，叫无福消受。

为什么以前农村的孩子白米饭拌点酱油，吃得都特开心特容易满足？一粒米掉在地上都捡起来，真是不忍心一点福报漏掉，这样的孩子消化力好后福无穷。现在的孩子呢？吃这赌气，吃那赌气，那是因为没有经历过饥荒没有挨过饿，不知道福为何物，不知道有吃是福，能吃是福，这是家长失教的结果。福字拆开，一衣一口田，衣食足即福，知足为福。

所以说厌食是因为不饿，家长越是担心关心孩子，孩子越是不听话，身体也越差，脾气也越大。

那么家长该怎么办呢？应该记住这点：想省钱，想身体好，回到解放前。有钱也要懂得过没钱的日子，富贵时要懂得过贫穷的日子。教孩子知足，比教孩子致富更重要！如此心安茅尾稳，性定菜根香，怎么会厌食呢？

人节衣缩食，不是因为贫穷的无奈，而是为了长养性德，有好的性德才有好的消化力，感恩之心一出来，身体也就没有了任何积滞。

现在不少孩子的感恩之心完全沉睡了，没有被唤醒，这是整个家庭最大的问题。

所以家长要先感恩知足，要先惜物惜福，孩子才会慢慢受到影响。

惜衣惜食，非为惜财缘惜福求名利，须知求人不如求己。

129 尿潜血的调理

问：我天天看你们的微信，很喜欢，也很佩服你们。我妈妈64岁，尿潜血（＋＋＋），请问应怎么治疗？切盼回信！

答：父生病是为子劳成疾，母心忧是忧儿未成器。

还是那句话，恐伤肾。担心害怕会让肾封藏功能受伤，封藏不了，精华就往外泄。有句话叫吓得屁滚尿流，吓得脚发抖，这都是恐则气下的表现。人体的精华因为恐惧担忧，从下面快速漏掉。从恐慌之人，屎尿俱下即可看出。

现在很多老人患得患失，这担心那担心，最后自己精气神都被担心没了。很多癌症大病者，不是死于疾病，而是死于恐惧，恐惧是漏失精气神最快的一种情绪。人一恐惧那脉立马沉下去，非常可怕。药物上可用补中益气汤来升阳举元而治恐。

同时要在心上解决，要解开家里恐惧的原因，要解开母亲担心的东西。然后再用些平常的药物，健脾固肾，升清降浊，效果都会不错。

130 小孩子积食

问：老师您好，儿子3岁，平常身体挺好，精神也好，就是2岁时积食一次后一直不好好吃饭，去年秋天开始鼻子隔几天就会有鼻屎，而且大便两三天一次，该如何给他调理？盼回复。

答：《黄帝内经》云，九窍不利，肠胃所生。孩子这样是因为阳明胃肠有堵塞，不能浊降清升，所以小孩子要喝些粥饮，比如菜干粥、青菜粥，少吃各类煎炸、油腻食物，包括牛奶，让六腑通降百病消。安全消积药有保和丸与大山楂丸。

现在孩子的病越来越复杂，为什么？因为你治病的速度远远跟不上家长制造疾病的速度，人要是没有正知正见，每天都在制造疾病，制造烦恼，将会造成很不好的结果。

像现在很多父母太心疼孩子了，心疼就是发热，所以心疼过度的孩子，老容易感冒发烧，老容易上火。孩子不能够贵养，要贱养，越是贵养，他越变成宝贝，越要你伺候，最后宝贝就容易碎。为什么在农村孩子起个贱名好养？因为得地气，粗生粗长。粗茶淡饭玉米棒，反而长得粗粗壮壮，六腑通通畅畅。所以真会养孩子带孩子的父母，他可以仅花很少量的物质金钱，就把孩子养得顶呱呱。

现在城市里养一个孩子的费用，放在会养孩子人的手中，可以养活二三十个孩子。为什么社会的资源越来越不够用？是因为我们不会用了，不懂用了，不明用的智慧。孩子明明可以吃些米糊，却偏偏要去搞各种高营养、难消化排泄不畅的保健品，还把孩子养得周身臭浊，病痛多多，这不是花钱买罪受吗？所以养孩子要用平常心，用平常的饮食。

131 产后长斑和赘肉

问：非常感谢两位师父的耐心解答。请问产后脸上有斑，身上也有很多妊娠纹，该如何淡化？还有，腹部有很多赘肉，一直绑腹带，有什么更好的方法恢复？谢谢了！

答：面斑乃心虚，赘肉是脾虚，心脾两虚，可用归脾丸。但凡脸上有斑离不开心。《黄帝内经》讲，心其华在面，所以脸上的斑是心灵的阴影，是心脉不畅的表现。这脸是心灵的显示器。显示器显示有问题，我们要找主机，这在中医里头叫做司外揣内，见微知著。

要找出在情绪上或者家庭里没法解开淡化的结，然后参这个结，便有助于让心中疙瘩解开，脸上笑容洋溢。脸上长斑的人性格偏于刚强，心中不够调柔。一般平静的人，脸上总是有一股安详之气，安详之气不长斑。

在中医而言，常用桂枝汤配合四物汤加减变化，桂枝汤强大心脏，四物汤畅通血脉，心脏得到阳气补充，血脉得到畅通。生理上的疏解，有助于心灵上的开通。但关键还是要去参心灵上有什么消化不了的事，我不应该刚强。

而腹部有很多赘肉，绑腹带是治标不治本。首先我们要明白赘肉是怎么来的，《黄帝内经》讲脾主肌肉，脾虚运化之力减退，人就会胖，这叫虚胖。脾为什么会虚？一是思虑伤脾，二是饮食过度伤脾，三是懒惰伤脾，所以要参我不应该想太多，我不应该吃太多，我不应该太懒惰。

人体勤劳于形，百病不能成，赘肉可以靠勤劳来炼化。现在很多人都是坐得多，站得少；想得多，动得少；吃得多，干活少。表面上看是很享受，其实对于身体健康而言，是很吃亏的。克服懒惰，才能获得健康。我们看那些勤快的人，身体哪有什么赘肉？

132 冬病夏治，如何逼出寒气

问："从今天起到7月23日，是冬病夏治的最好时机：不吃寒凉食物、拒绝一切冰镇饮品。不喝酒！每晚热水泡脚，经络按摩。尽量按时睡觉，不熬夜！还自己一个好身体，珍惜这短短15天！今天是初伏第一天，请大家不要喝冰镇一类的饮料和食物，否则会使寒气入侵不能排出，要想使体内的寒气排出，请坚持在伏天喝热水，能把体内多年深入骨髓的寒气逼出来。一年一度的伏天，祝福，安康！"网上看到的这条信息，想问下老师，夏季如此保养行不行？能把多年寒气逼出来吗？望老师解惑！

答：《黄帝内经》讲，春夏养阳，秋冬养阴。这段时间有些病人说天气太热了，不喝水不行，一喝水肚子却发胀，问该怎么办。

我们让他们喝姜枣茶，结果一喝肚子就不发胀了，为什么呢？因为生姜能化水气。对于身体虚弱的人来说，大夏天喝水都会胀，因为夏天其气在外，人处于外热内寒状态，就像夏天的井，外面热里面的水是凉的，所以要夏吃姜。而冬天就不同，冬天的井是外面凉而井水温暖，所以要冬吃萝卜。故有句俗谚叫，冬吃萝卜夏吃姜，不劳医生开处方。

单靠远寒凉近温暖，只能让身体稍安，配合早睡觉不熬夜，让精神恢复，才有力量去排邪气，想把邪气排干净，必须还要加进修心炼性。特别是夏天，心处于耗散状态，最热的时候，《黄帝内经》讲壮火食气，这也是最能炼人心性的时候。

为什么印度有不少得定的修行人？这跟那儿的气温有关，大热的天逼着你要修定。我们现在很多人都没有这个觉悟了，天一热，就想到靠空调、风扇、冰冻可乐来降温，这不是在降温，是在残害自己身体，这是外求法。

外求是魔，内修才是佛。《黄帝内经》为什么叫内经，就是教我们要向内寻。切莫从他觅，迢迢与我疏。从外面寻觅方法，跟本质会越来越疏远。治疗手段越来越多，越来越复杂，说明离心性功夫越来越远。

那该怎么办？应该多往心静自然凉这里头修，多参心静自然凉这句禅语。

众人避暑走如狂，唯有禅师不出房。非是禅房无热到，唯人心静身清凉。

也就是说心静处于不耗散状态，不仅不烦热，反而能把天地的热能吸纳进身体来，补充阳气。

所以我们没有空调，也没吹风扇，到下午太阳将落山时，还赤脚去徒步穿越几公里，越走阳气越足，身体也越舒服。俗谚：天气不热，不产粮食。阳火不足会让田粮减产。三伏吸的阳热少了，会影响人体精子卵泡的饱满度。古人三伏艾灸助子之说。

现在很多人阳气不足，都想要补阳，殊不知补得少，漏得多，只要不漏就是大补。可很多人所作所为却跟自己的愿望相反，为什么呢？因为没有从心境上下功夫。夏天是最好修平静的时候，是最好练定功的时候。"人能常清静，天地悉皆归"，这是《清静经》上讲的。我们现在很轻易就可以体会到，心清静了，天地都往你身上充电，夏天天气热，就往你身上充阳气。如果你躲进空调房，屏蔽了这通道，这不就是不要天地的恩赐了吗？不要天地的恩赐，叫与道相违，与道相违者病。

133 能主动就不被动

问："在治病上最忌代劳，像现在很多人经脉不通畅就立马想到去刮痧，去找人按摩，好像舒服了些，如果长期这样依赖，不靠自己主动去运动锻炼，身体会越来越差，所以很多人被伺候惯了，都被伺候废了。"此话我看不懂。老师，如果此话成立的话，那好多专家他们都教人们要多按后背的膀胱经，或者用拍打、刮痧、撞背等外治手法。如此岂不是误导了大家？不过我也听老人讲过，不管是刮痧还是拍痧，或者别的外治手法，一旦用了，以后有毛病的话就要经常用同样的手法去解决。套用一句话，上帝为你关闭一扇门，它就帮你打开了一扇窗。迷惑中，望老师能够解答。谢谢！

答：刮痧、按摩也是暂时治标，靠自己徒步运动拉筋是长期治本。人的身体不能够轻易请人代劳，能主动就不要被动，越被动越不能动。

很多中风瘫痪的老人，他在康复期间，如果太依赖别人的按摩，康复不会很理想；如果自己有意识做功能锻炼，康复会更理想。所以千万别养成被别人伺候的习惯。

多撞背是自己练功，是主动，多拍打、刮痧这些外治手法也可以暂时帮助你的身体，并没有误导大家，只不过不要依赖这些东西。还是那句话，莫向外求。

要关上向外求这扇门，然后打开心中这扇窗。对于康养而言，自立更生才是王道。要想一下，为什么要去刮痧，要去按摩，要去拍打？不就是经脉不通嘛。可经脉为什么不通呢？

《黄帝内经》讲，心主血脉，凭这一句话，心君泰然，百体从令。你就把所有脉道不通的根源找到了，除了修心能通脉治本外，别无他法。

刮痧、按摩是在做什么功夫？是让板结的肌肉经脉变得松软。为什么会有板结的身体，一是自己平时缺乏运动，营养炼化不了，停留在体内就会板结；二是自己心性太过刚强。人的身体是心性的显示器，显示器出问题必须找主机。

不断地调显示器，不能真正解决问题，只有将刚强的心性调柔了，激动亢奋的心变平静了，扭曲的经脉才能平整，堵塞的管道才会疏通。

134 慢性肾衰竭中晚期

问：您好医生！男，60岁，患有慢性肾衰竭中晚期，并伴有心衰，透析有一年时间，每周透析三次，效果不好，咳嗽厉害，请问这种病能用中药调理吗？有什么中药能缓解咳嗽？谢谢您。

答：用穴位经络较安全，点按肺俞、鱼际都有明显缓解咳嗽作用。五脏六腑皆令人咳，咳嗽没有固定的止咳药，缓解咳嗽要辨证论治，减轻原发病，才有助于缓解咳嗽。长期透析的身体，功能衰退得很快。如果用最先进的医疗手段还不能将病治好，就要回到最古老的心性学问中去寻找解除疾苦的方法。

现在害怕疾病的人越来越多，恐伤肾，悲伤肺，金水不相生，咳嗽好不了。这是怕错了，众生怕果，菩萨怕因。怕果会惊慌失措，怕因会努力修心。凡事要多问为什么。为什么肾伤到这程度？有没有反思恐伤肾？有没有反思害怕担忧这些不良情绪在折腾身体？

对于身体出现这种情况，可以用外治法来治标，然后再配心法来治本。

外治法比如原始点按摩法，经络穴位拍打，能够比较快速地消除一些症状，而心法才有助于根除疾苦的烦恼。

135　体质偏瘦，吃不胖

问： 老师，我体质偏瘦，怎么吃都不胖，有些喝凉水都发胖的姑娘一定特别羡慕我，可太瘦也不好啊，一到夏天根本不想吃饭，我判断了一下我体内应该有湿气，怎么去湿？我现在还想长胖点，怎么长胖？

答： 瘦人可服些甘甜之品，甘甜益力生肌肉，如枸杞，大枣山药，莲子，皆甘甜丰满之品，有助壮身。心宽体胖，爱跟人较劲的人身体不是消瘦，就是虚胖。虚胖不是真正的丰满强壮。俗话讲，肥和尚瘦书生，为何和尚吃素都肥，书生吃肉都瘦？因为心境不同。书生大都揪心，揪心的人大量能量气血就在心这里暗耗掉了，不仅没分出去长肉，还要把身体其他地方的能量调回来消耗。

而平静的人心没有暗耗，心不暗耗，吃啥补啥，吃多少补多少，所以较量暗耗令人消瘦。平时可以参我不应该跟人较劲，我不应该那么容易激动，我不应该太亢奋，我不应该老发脾气。

这正是《黄帝内经》讲的伏其所主，而先其所因。找到真正原因后起修，才有助于解决问题。相由心生，境由心转，这身体就是一个相，胖瘦就是一个境，这个相这个境都可以靠我们这颗心去转。宽心的人易丰满，揪心的人易干瘦。

转不转得过来，一看你有没有真正领悟这个道理，二看你肯不肯下功夫。

136
邪不能独伤人，风的区别

问： 老师，您好！看了前几天老师关于外感风邪的问题（外感病以风邪为百病之长，内伤病以气为万病之首）。这个风跟风湿、痛风、中风、产后风有什么样的区别？

答：《黄帝内经》讲，风雨寒暑不得虚，邪不能独伤人。看病一定要从体质结合外邪来看，像风雨寒暑只是外缘，自己体内劳损亏虚疲惫才是内因，外缘跟内因结合就得出疾病。

不管是风湿、痛风、中风，还是产后风，都离不开这句话。《黄帝内经》讲，生病起于过用，四时阴阳，五脏百病，皆是如此。

过用身体后，身体就像屋漏有破一样，邪风很容易灌进来，所以祛风以强壮身体为第一要义。中医用黄芪建中汤治虚人风湿，效果可以。

然后再根据每种疾病的特点进行分析对治。有风湿的人尽量不要汗出当风，或汗后洗凉水。同时要明白骨性关节炎的人，一大半以上都有不同的忧虑。忧虑伤肺，肺朝百脉，主治节，百脉关节闭塞不通，这里头一般都有忧虑的情绪在内。所以说平静的心是疗伤圣药，忧虑的灵能令人骨枯槁。我曾多次用通宣理肺丸治好关节炎。

痛风的外缘是饮食，一切肥甘厚腻都要忌，人暴饮暴食，加上空调一冻，晚上再熬夜房劳，掏空肾精，使肾主骨功能减退，那么骨节痛风很快就出现了。

《黄帝内经》讲，至虚之处，便是容邪之所。你哪个地方虚了，哪个地方就藏拙。所以先有恐惧担忧的心性，纵欲的不良习气，然后再乱吃东西，这些浊阴就会堵结在腰肾。

你看很多人谈生意患得患失，买股票恐惧不安，这种心态一下子就把肾给伤了，这叫恐伤肾。为什么很多痛风在脚上开始，因为恐则气下。所有痛风的人都要参我不应该害怕担忧。

《黄帝内经》讲，勇者气行则已，怯懦者着而为病。

不害怕的人气机特通达，恐惧担忧的人，气机闭塞，疾病就出来了。

而中风为什么越来越年轻化？大家看年轻人就知道了，纵欲太凶了。中风后偏瘫废用，跟纵欲有什么关系？纵欲后会让人根本动摇，俗话讲，大风先倒无根树，伤寒偏死下虚人，你人的先天根本肾精被掏空，就像伐树根一样，那树的枝干没有牢固的根扎稳，就很容易被风动摇。不是外面的风大，而是你自己扎根不牢，肾精亏空了。所以凡中风的人都要参我不应该纵欲，我不应该动性。曾国藩曾公讲人生两大修养，惩忿窒欲。将忿怒动性降伏，把纵欲邪淫制住，有病治病，无病延寿。《黄帝内经》讲，心动则五脏六腑皆摇。你想想，心一被邪淫扰动，五脏六腑都在"地震"。所以容易手抖，紧张不安，激动，眼跳，心急，这些不良的症状就都来了，我们通通都要从修心来息病，息心即是息病。

产后风为什么有人得有人不得？体质强大，心态平静的人不得。向来体弱，又很容易闹情绪的人，特容易招风，为什么呢？因为风性善行而数变，人的情绪就是数变的，就像天气一样说变就变。

所以产后风首先要参自己情绪。有人说产后风要伴一辈子不能根治，说这句话是因为没有找到因果，找到因果就能断因，断因才能灭果，因在心上，没有了较劲、亢奋的心，不招外风，让心平静，很容易就能让身体正气恢复。同时产后服桂枝汤加生化汤可防止产后风。

137 夏天腿痒和神经衰弱

问：两位老师好，又来麻烦两位老师了，一到夏天我的小腿和脚面特别痒，直到挠出血，这是怎么回事？还有，针对神经衰弱中医该怎么治？

答：用艾叶、苦参、蛇床子各50克煮水泡脚，可去痒之标。夏季通于心，心主血脉，布气于表，当血脉里头湿毒弥漫，血脉所过的地方，皮肤表面毛细血管处，就容易堵塞瘙痒。所以夏天饮食要特别清淡，少油少盐，少荤多素。血脉清净如冰清玉洁，杂质少，身体就好。

这是从饮食上来控制血脉清洁度，当然更重要的还是从心性来控制，最近我们也老是在琢磨这个夏季瘙痒的问题。

靠饮食来调节只能初伏客尘烦恼，靠心性来调节，方能永断根本无明。我们发现，绝大部分皮肤瘙痒的病人都有一个共同特点，就是特爱闹心。

这也印证了《黄帝内经》讲的，诸痛痒疮皆属于心。疾病是来提醒我们修心的，这些痒只是所招所生，而心才是能招能生。

看印光大师传记，大家可以知道印祖他老人家，住的寮房里面常有虱子、跳蚤、蚊虫，他全不驱赶，被叮咬了也不加理会，明白生死事大，肌肤痛痒无关紧要。

旁边的侍者便问为何不赶跑它们，好用功办道？

印祖说，它们在这里就是来给我用功办道的，我德行不够，心还不够定静，留着它们让我生惭愧心，改过自新。

结果等印祖 70 岁后，不管他住哪个房间，居然都找不到蚊虫跳蚤。别人住的时候，蚊虫苍蝇都有，印祖一去住，蚊虫苍蝇就搬家走了。

为什么呢？因为印祖贪痴嗔三毒没有了，不招这些毒害，一个人如果不闹心了，痒痛立马减轻，不闹心功夫越深，痒痛根除得越彻底。

神经也是物质，物质的反映来源于心性，叫一切法从心想生，神经衰弱是因为前面有一个长期心性亢奋的过程，老师叫盈久必衰，亢奋过后，带来的必是长久的衰弱衰退。所以为何前半生亢奋的人，轰轰烈烈，后半生中风瘫痪的多。这叫物极必反，中医叫孤阳不生，孤阴不长，又叫阳阴互换。

在学校聪明绝顶的人，出到社会反应迟钝，自以为才华高，处处讥笑别人愚痴，自己到中年就痴呆了，古代叫做聪明反被聪明误，这都是亢奋太过后带来的衰退。所以神经衰弱要靠平静心来养，不能太亢奋，越亢奋，衰退得越快。

138 调理脾胃的方法

问："我们叫他们喝姜枣茶，结果一喝就不发胀了，为什么呢？因为生姜能化水气，对于身体虚弱的人来说，这个大夏天喝水都会胀，因为夏天其气在外，人处于外热内寒状态，就像夏天的井，外面热里面的水是凉的，所以要夏吃姜。而冬天就不同，冬天的井是外面凉而井水温暖，所以要冬吃萝卜。故有句俗谚叫：冬吃萝卜夏吃姜，不劳医生开处方。"

老师，这段话使我想起了丘处机的一些养生理论。大概意思和你的差不多，也是说人身体外热内寒，所以夏天的时候可以喝高度酒和吃点牛羊狗肉等热性食物，以助身体排寒。但是我自己想了一下，夏天脾胃差，那些东西很难消化，喝点白酒倒是可行。这样对吗？望老师给我正解。观念一错万事错，所以希望老师能够给我们这些愚昧的人指点迷津。谢谢！

答： 请读一首《知足诗》。

畏寒时欲夏，苦热复思冬。妄想能消灭，安身处处同。草食胜空腹，茅房过路居。人生解知足，烦恼一时除。

人表面上看是脾胃不好，其实是心性不好。现在很多人的心性将脾胃折腾得要命，还抱怨脾胃不行。脾胃是最任劳任怨的，一辈子都帮你消化，它怎么会不行呢？

还是那句话，病的是心，受罪的是脾胃，切莫倒因为果。当人心烦意躁时，精神上有消化不了的事情，脾胃就有消化不了的食物。你看，心情差时，没有几个吃饭香的，叫食不知味。

你看人们都知道有一种健康杀手叫下馆子应酬，因为暴饮暴食伤脾胃。大家想过没有，是谁在暴饮暴食——不是脾胃啊，是你的心，是你的欲望。

欲望不降伏，病根永远不断除。所以在佛门的饮食堂里常贴着这样一句话：五观若存金易化，三心未了水难消。这人不做感恩惜福观想，吃什么都消化不彻底，吸收不好。这人心达不到平静，你水喝多了都中毒。这些都是可以自己内证出来的。

现在人在冬天冷的时候想到夏天热多好，一旦到夏天热了，就想到秋天凉了多爽快，像这种靠外在天气变化来感受快乐的是欲望，而不是真心。欲望带来的是病苦，真心带来的才是快乐。

这种欲望断除了，心静自然凉，心静也自然温，心静不畏寒热，这样你就安身处处同，田螺壳上也可做道场。

常有人问：为什么不建个道场？这样可以帮助更多人，找个地方让我们来吧。

我们说，这个时代不缺乏道场，缺乏的是有道心的人。道场道场，有道才有场，就像磁铁一样，有磁铁才有磁场。道在哪里？在知足，知足者幸福，知足心就是道。慎言节饮食，知足胜不祥。

人一知足，喜乐就出来了。你看吃着蔬果蔬菜，胜过你空腹饿肚子，住着瓦房茅房胜过你在外面露天居，没房住。

人之所以有烦恼，是因为不知足，所以要欲往下比，德往上比。生活要跟最穷苦的人比，你就无时不安乐，无处不自在；德行心性要跟祖师大德比，要跟高尚的人比，那么你就无处不快乐，无处不平静。有这样的心性你就吃啥啥补，喝着粥水，身体也强壮如牛。

139 夏天的养生之道

问："夏天是最好修平静的时候，是最好练定功的时候。'人能常清静，天地悉皆归'，这是《清静经》上讲的。我们现在很轻易就可以体会到，心清静了，天地都往你身上充电，夏天天气热，就往你身上充凉气，如果你躲进空调房，屏蔽了这通道，那不就不要了这天地的恩赐吗？不要天地的恩赐，叫与道相违，与道相违者病。"夏天天气热，就往你身上充凉气……这段话不懂，望老师能够不厌其烦地详解一下，谢谢！

答：是打错字了，应是"夏天天气热，就往你身上充阳气"。《黄帝内经》讲，春夏养阳，秋冬养阴。怎么养阳？天地给你的恩赐，你接住了，你就是养阳。

为什么农村的孩子，在太阳底下跑，晒得黑黝黝，不用吃什么钙片，骨骼都坚固得不得了，这都是接受太阳恩赐的结果。

《黄帝内经》讲阳主固密，这阳热的天气，能让一个人的骨节坚固，骨钙不容易流失，当然前提是你要接受它，不要排斥它。农人讲，天气不热，不产粮食。天热则花生固密，稻谷饱满。

如果人清静了，阳气就足，他就不会烦热大汗。为什么呢？因为这阳气是灌到身体里，变成正气，所以我们夏天没用风扇，身体微微出汗，心却不烦。而且越热越舒服，经脉越畅通。这是我们自己体证出来的东西，大家都可以去体证。

自古就有明之华救老残，阳光浴是可以抗衰的。

140 中医的不治之一

问：老师好！《伤寒论》232中讲："……脉但浮，无余证者，与麻黄汤。若不尿，腹满加哕者，不治。"何以仲圣言其不治？请老师解惑。

答：麻黄汤怎么能够利尿呢？有人外感风寒后，脉浮毛孔闭塞，结果小便都出不来，这时一用麻黄汤，小便即通畅，这叫提壶揭盖。

同时肺为华盖，主表，又与膀胱相别通，肺为水之上源，上源开通，水道下流。如果用麻黄汤，汗不出，尿又不出，中土腹满哕者，说明土气败坏，不能运药。古人讲有胃气则生，无胃气则死，如果土气败伤，难以运药，病就很难治，不治并不是说绝对没法治，是指病很难治。

在五不治里头，就有正虚不运药者死。也就是说身体亏虚到一定程度，药都运不动了，这就非常危险。但有一种，更难治，叫轻身重财者不治，为名死，为利亡，叫忘躯殉物，危若冰谷。这才是最危险的。

141 能看到脉搏的跳动

问：先生，我不用摸脉就能看到右手脉搏跳动，左手却不能，是不是右手使用多，得到锻炼的原因？这有没有问题呢？谢谢！

答：用进废退，常用的那只手力量肯定会大，但同时左升右降，能够明显看到脉象亢盛跳动，说明心性较急，应该收一收，缓一缓。缓字医家第一功。

学会把脉很有意思，如果摸到自己脉象上亢，立马提醒自己做事要慢半个节拍，就像今天有人脉象上亢，亢为害，一不注意就让摩托车的烟筒烫伤了脚，他说几年都没有被烫伤过。这是为什么呢？因为火热的心，招火热的病、火热的灾。所以戒急戒躁，才能戒除灾病。《遵生八笺》讲，心上有刃，君子以忍辱成德，川下有火，小人以忿怒灭身。古写的灾字，即災，川下是怒火，即災也。

诸事不顺，皆是心急。碰到上亢的脉象，要参我不应该着急。急火攻心，不是外面招横灾，就是里面心脏出问题。

142 乙肝的调理

问：老师，您好。2008年我查出乙肝大三阳。大便小便正常。眼睛干涩，容易累，怕光，迎风流泪。身体也容易感到疲乏，很怕冷。右腿走路很容易感到累，膝盖附近的肌肉感觉有些气血不畅，有时肌肉抽搐。休息后会好些，但是多走些路又会感到累。

看过一个中医，给开了板蓝根、明目地黄丸、消炎利胆片、补中益气丸、桂附地黄丸。针对腿累，这个医生给我开了一个方子，服用一个星期后没什么明显效果，之后就不再服用了，然后他让我服用补中益气丸，也没什么好的效果。

明目地黄丸刚开始效果还好，身体的疲乏感和两胁的疼痛减轻了不少，后来就不明显了。桂附地黄丸是针对怕冷开的，服用三个月后去医院做了检查，转氨酶并没有降低。不知是不是和我检查之前的两周休息不好有关。

现在还是很怕冷，腿仍然很容易累。老师，我不知道这个中医开的药怎么样，毕竟是网诊看的。您对乙肝有什么好的治疗方案吗？期待您的回答。谢谢。

答：一般不建议网诊，网上提供的建议可以参考，比如养生养心方面的，但网上开的药不要轻易服用。所谓将在外，军令有所不受，毕竟远离病人病情，遥控指挥，没有四诊合参，容易出差错。

为何我国这一二十年来，乙肝越来越多？大家来看，这一二十年来的剧烈变化，互联网、智能手机高度发达，夜不睡者多，让人睡不着觉，或没时间睡觉。而肝是什么？肝是春天，主生发之气，如果没有冬天的藏，就没有春天的生发。没有晚上肾的封藏休息，就没有白天肝的条达舒畅。《黄帝内经》叫冬不藏精，春必病温。肾不藏精，肝必病温，病温就是温热炎症。

什么意思？就是黑夜的时候，没有好好收藏睡好，等到白天时，人就容易温热发炎上火急躁。因为水能生木，如果晚上收藏不好，还透支肾水，最后怎么样呢？最后木因缺水而容易燥热起火。所以治疗乙肝的汤方里，常会加制首乌、当归、白芍等药。想降转氨酶，要心肾交泰，睡个好觉。

所以得乙肝的病人，一表现为疲劳，二表现为容易口干口苦，甚至上火。这也是你刚开始服用明目地黄丸有效果的原因，但药补不如食补，食补不如睡补。

睡觉这一关没管好，服药无效。至于后来为什么会手冷，中医认为阴损及阳，阴虚日久会导致阳虚，又认为盈久必亏，长期的慢性肝炎，会消耗掉身体很多气血，气血亏空、不足则冷。

你能够反思到休息不好，很好，同样还要反思怒伤肝。长期生气加上休息不好，身体免疫力很差，就容易感染上肝炎。

只要在心性上反思，在睡眠上加强，肝炎症状也可以缓解甚至消除。

此处可附一首《戒怒歌》，有助于看清怒伤肝的现象。

143 吃辣椒上火，平时怕冷

问：老师您好，我今年28岁，男，偏瘦，平时怕冷，手脚凉；一不小心碰到冷东西容易拉肚子，舌苔白厚，容易口渴，喝多少水感觉都没用；有痰，白天是白的，早晨起床痰是黄的；睡眠一直不深，多梦易醒。一旦吃辛热东西比如辣椒啥的会上火，大便也不顺畅。我这种情况感觉是虚寒体质，可是为什么又感觉有阴虚的症状呢？请老师帮忙给个建议，该如何调理。谢谢老师。

答：看似阴阳两虚，实则脾胃不振。阴虚则内热，阳虚则外寒。阴阳两虚者必调之中焦脾胃。脾胃者，气血阴阳之根蒂也。你要好好地反思自己脾胃的使用状况。手脚凉，脾不主四肢。脾主大腹，主运化，功能减退，有痰白的居多，脾为生痰之源，脾胃功能不好，营养变痰浊。

如何改善？

一，少吃荤，多吃素，阳光底下常散步。

二，戒嗔怒，以防木克土。

三，不抱怨，怨气伤脾。思伤脾，想不开者，脾胃必坏。

四，不要固执刚强，固执刚强脾土就会板结。

五，食不言乃养心之方，七分饱胜调脾之剂。

144 冬至一阳生、夏至一阴生和春夏养阳、秋冬养阴的区别

问：老师，谢谢你的回答。这次我想问的问题是《内经》上说春夏养阳秋冬养阴。可是也有说法，夏至后一阴生要开始滋阴，冬至后一阳生要开始补阳，请问怎么区分和理解呢？

答：夏至一阴生，冬至一阳生，大家不要只看到一阴一阳，还要看到"生"字。这股生机很重要，就像豆芽刚冒出那点芽尖一样，要保养好，千万别弄断它。如农夫养菜，小苗芽时，特小心呵护。

所以古籍上讲，先王以至日闭关。

至日就是夏至跟冬至，时间运转到极端的时候，人要特别平静身体才会好。

我们发现，在二十四节气交替的前后一两天，病人往往容易病情加重，或容易死亡，这在《医林改错》上叫交节气病。这就像车子要提速换挡一样，如果这挡换不好，就有可能熄火，或者在中间停下来。

所以不单是冬至夏至，所有节气交替的时候，都要早睡。如果再配合吃素的话，那么节气交替时就没有那么多病了。

145 头发的黑白

问：两位老师好，关注你们很久了，看了你们写的文

章，写得太好了，很值得我去学习，很感恩你们的大爱付出，辛苦了！我想问个问题，现在外面有很多说用中草药洗头可以白发转黑发，我有点半信半疑。我的理解是头发本来是靠身体本身去供养的，怎么洗洗就会变黑了呢？还是真的有这样的中草药洗洗就会变黑呢？很期待你们的回复。

答： 伍子胥过韶关，一夜急白了头。人的头发是血生的，发为血之余。血是精化过来的，肾藏精，其华在发。通过头发可以知道人的精血情况。

一般头发乌黑油亮者，得病都好治。头发干枯稀黄者，得个小病都会拖很久才好。

现在为什么有那么多少白头的人？有两个主要因素：一是心性，二是饮食。营养通过脾胃进到心，然后心主血脉，再送到头皮去滋养毛发。

现在人的营养普遍不会缺乏，可为何头发得不到充足的滋养，因为在心脑这里，把营养暗耗截断了。

现代人用心脑的频率速度是古人的数十倍甚至上百倍，也就是说，消耗透支精血的程度是古人的数十倍甚至上百倍。

所以科技虽然发达，但人却普遍显得早衰，在《黄帝内经》中这叫做"年半百而动作皆衰"。大家来看，很多头发花白、干枯的，大都伴有失眠、焦虑、急躁。

也就是说，头发花白是果，失眠、焦虑、急躁是因，不从因上下手，服药无效。有个成语叫焦头烂额，人烦时，头都焦干了。

《大藏经》讲，因地不真，果招迂曲。没有找准原因，用药都会徒劳。

另外，饮食方面也很重要，我们这祠堂前面有很多野草，乡民说很简单，用除草剂一打全枯了，我们说有时间我们就用镰刀来割。

他们很奇怪，为什么有方便的除草剂不用，还要去忙得一身汗？

现在人都是这样，越贪方便，越出问题。打除草剂一是荒了自己手脚，二是让这土壤变质。你看除草剂一打草都枯黄了，而这土里长出来的蔬菜，人们吃了头发都容易枯干，所以最后是人打药人吃药，恶果还得自己受。

中医讲，天人合一，天地有草木，人有毛发，草木普遍枯萎，人的头发也难以油黑。

146　如何理解五脏的功能

问：请问老师，脾主运化，心主血脉，肾主封藏，肝主疏泄，肺主肃降，分别应该如何理解？多谢。

答：脾主运化，脾胃运化水谷，水液跟谷物都在这里加工，运动可以加强脾主运化功能，但运动要注意火候。

缓慢持久的耐力运动，非常符合脾的特点。思会伤脾，怨会伤脾，思虑怨恨过度，人就吃不下饭，因为脾运化不动。

心主血脉，血液循环好不好看心脏，心愉悦血脉畅通，心郁闷血脉闭塞。

周身上下百体通不通畅全看心，《黄帝内经》说，心主君主之官，心君泰然，百体从令。

哪些东西会让心君不泰然呢？躁动，着急，慌张。

所以平静的人耐老，心脏好。宁静以致远，平静是疗伤圣药，是安心良方。

激动焦虑的人容易心衰，心衰没动力了血脉就不通，不通则痛，各类痛症就出来了。这在《黄帝内经》中叫诸痛痒疮，皆属于心。

肾主封藏，身体有充足的精油，就会通过肾封藏起来，肾就像一个油库，一个像银行那样给你存款的地方。如果肾虚腰酸，首先是提醒你身体透支了，入不敷出啊！

恐惧伤肾，恐惧担忧，提心吊胆，还有炒股票激动不安，都是伤肾的行为。任何赌博的人，到后来没有不肾亏的，还不说"久赌必输"，就算赢了钱财，也输了身体，最后人财两空。因为看不到内在精气神为宝，不知道恐惧担忧就是在消耗人的肾精。

肝主疏泄，肝是将军之官，如果一个国家将军都病了，不能够令行禁止，整个国家就没有纪律。肝是纪律的体现，并且非常勇猛，身体哪方面有不通之处，都要依赖肝的疏泄功能。治疗各种痛症痹症，常要加入疏肝之药。

怒伤肝，长期生气愤怒，会使肝疏泄功能减退。古人讲，自古美女如名将，不许人间见白头。为什么将军这么威猛，大都难以善终呢？因为很多将军杀伐之气太重，《曾氏家训》上提到，不许后代子孙带兵打仗。

这杀伐之气太重，怒火冲天，那亢奋过后呢？带来的是生命能量的大量消耗，随后就归于衰弱。

肺主肃降，肺是娇脏，为五脏华盖，朝百脉，它要从上往下把气布散到各个脏腑去，这叫降本流末而生万物。悲忧会伤肺，慈悲能养肺，悲忧像林黛玉一样，带有一股肃杀之气，而慈悲就像慈母一样，带有无限生机。

悲忧是自私的，慈悲是无私的。凡自私的东西，寿命都不长，凡无私的寿命自动延长。我们说天长地久，天地所以能长且久者，以其不自生，故能长生。

上面只是概说，具体的要去看《中医基础理论》，研究五脏一定要把七情融入进去，而且要把七情作为重点。

古代也有七情致病，但是没有我们现在人受七情影响的那么严重，因为现在多了网络、电视、手机，人们情志不调的疾病越来越多。

很多脏腑出问题，还只是结果，之所以久治难愈，是因为没有反思到七情伤五脏上面去。

147 醋蛋液真的可以调理身体吗？

问： 两位老师好，请问醋蛋液真的可以调理身体吗？总感觉不靠谱。盼解答下，谢谢！

答： 为什么这个时代会出现醋蛋液呢？要想想现在人普遍都处于透支加急状态，透支加急的病，要怎么解决呢？一要补益，二要缓急柔肝。

用鸡蛋来补益，再用醋的酸味来缓急收敛。如果没有醋收，而蛋的腥稠易助人烦躁，多服必胆囊毛糙。这叫肝苦急，急食酸以补之。

可这还只是以果治果，不是以因治果，要想彻底根治疾病，就要断灭因果，找出身体透支加急的原因。是因为对名利看重了吗？还是因为对财色动心了？或者因为私心利欲不断膨胀呢？

人要身体调畅很简单，欲往下比，就非常自在。很多厉害的人物，后来要到贫苦的地方去生活，甚至去托钵，比如稻盛和夫。为什么呢？

因为处于社会顶端，大脑处于高速运转状态，这叫高处有险。这时如果懂得及时往低处去，这叫低处有道。自己主动地往低处求，总比被动地让病痛还有灾难打到低处要好。

所以越是聪明绝顶的人，越会放低身段去服务大众，这样聪明智慧不断增进，而心性也不会处于透支加急状态。

为何一些聪明的人反而容易得老年痴呆？越出色的人越容易得心肌梗死？就是因为他们用透支加急的方式来获得聪明出色，没日没夜地加班，无休无止的加急，如揠苗助长，拔肾根。结果花草发者必早谢。《阅微草堂笔记》讲，狡猾的花农，在牡丹根下埋硫黄，结果早开迎合市场，花开后，就根枯朽死，此精华发于上，根虚早死。

等于原本要用一辈子的灯油，你用半辈子把它点完，那前半辈子当然很闪亮，可你下半辈子怎么办？难道靠醋蛋吗？还是靠打吊瓶呢？

中医是治本治根的医学，必须回到根本上去修。要问这病是怎么来的，找准原因，有的放矢，只有瞄准靶心才能打中目标。

148 老年人用眼过度

问：你们好，83岁老人，自述眼痛，有泪水，这是什么原因造成的呢？我当时跟他解释说是用眼过度，看休息一段时间是否能缓解一点，你们有其他的解释吗？谢谢！

答：肝开窍于目，肝主生发，老年人生发机能大为减退，就像树木将朽，枝条抽嫩力量不足了，所以这些水液都气化生发不上去。吹一阵风影响到生机，泪水就会掉下来，这叫迎风流泪。

所以80多岁的老人，要少看少说少听。视必垂帘，息必归田，食必淡节，卧必虚恬。古人讲，不聋不哑不做家翁。老人要懂得老人道，老人道就是慈祥，就是没有得失之心，就是心无挂碍。如果老人得失之心还很强，这是不会做老翁，是对身体很不负责的表现。老人有意义的事是讲古。老人不讲古，儿孙就失谱。老人要写回忆录，回忆那些对儿孙有正能量启发的事。有文化的老人会写《诫子书》，传后世。

休息可以缓解症状，但没有找到心上去，并不能治根。

孔子在《论语》上讲，人年老气血已衰，戒之在得。

有人问：怎样让老年人善终？

我们的回答很简单，素食加上素心，这样老年人剩下来的日子，一定活得有滋有味；要走的时候，根本不需要受病苦药苦，就自自然然痛痛快快地走。

149 孩子有焦虑症

问：尊敬的老师您好！我女儿今年16岁，因为学习的压力而患上了焦虑症，上学也是断断续续，依心性而定，不开心的时候大哭大闹，甚至想自杀，请问该怎么办啊？

答：情绪不定乃少阳小柴胡汤证范畴。可以通过晨跑来助少阳亡气，晨跑半小时的孩子几乎很难看到自闭焦虑。因为少阳条达，心气稳定。20岁以前，孩子的问题一般都是父母的问题。父母心性不定，孩子心性很难得定；父母急躁，孩子就容易焦虑；父母忧愁，孩子就容易自卑，这叫子随母性叛随印。

所以父母要懂得反思自己的信愿行。你想一下，你是原件，你女儿是复印件，当复印件出问题时，你是修改复印件，还是修改原件呢？

想要让家人改过，先要改自己的过，正己才能化人，自己有了定海神针，就不怕周围风吹浪翻，整个环境就能定得住。

所以家里如果有一个人修学传统文化，就有一个定静的气场，孩子就不会那么躁动不安。修学传统文化，是一人之福，一家之福啊！

150 学习传统文化要不要收费

问：学习传统文化要交学费吗？

答：真正的传统文化普及机构是公益的，如孔夫子教学，有教无类，当然也有少部分收取基本的食宿费，但绝对不能是暴利盈利机构。

一般看一个机构或一个人，是不是符合正道有四点：

第一，是不是非暴利的或纯公益的。

第二，是不是弘法利生的。

第三，是不是按照经典的标准去做，依法不依人的。

第四，是不是一辈子坚持去做的。

像我们答疑解惑，不是答一天两天，也不是一年两年，而是天天答疑年年解惑，学生患者的问天天有，师长的答也日日不断。《论语》上叫学而不厌，诲人不倦。

151 胖子的分类

问：老师好。中国传统文化一字蔽之曰"道"，两个字不过"阴阳"尔。就像你说的和尚心宽体胖，书生瘦骨嶙峋，因为书生暗熬太多，和尚吃蔬菜都消化吸收得好。但是现在人大多人都是很胖的，我们叫他虚胖，也可以叫阴胖。这下我就迷糊了，到底什么是虚胖什么是实胖？希望老师指点迷津，让我们彻底明白，谢谢！

答：高矮胖瘦不是健康的标准，精气神饱满才是健康的标准。虚胖是外强中干，稍微运动一点，就气喘乏力，双腿沉重如灌铅；而精气神充足，又略微有点胖的人，体力好，耐力强。一般肥胖的人不耐热，不耐劳，这是里虚，这类人胖的不是人体的精血，而是水湿，所以是病态的胖。而另外一种身体强壮，微胖，这是能量气血富余的表现，是健康的胖。俗话讲，不怕胖，怕胖人没屁股；不怕瘦，怕瘦人没精神。灵活与精神才是一个人健康的标准。

当下不少人都很胖，一是因为熬夜过度掏空了肾精，导致肾主封藏不好，就显得肥壅松松垮垮；另外饮食不忌，总是过量，导致脾虚受伤，难以运化，脾主肌肉功能减退，肌肉就尽长水湿。

当然根源还是心里头不良的信息负担太多，这样就导致身体的赘肉水湿病气太多，如果心里头存的都是真善美，那身体肥满的就是精气神。少有人去格字，像和尚在古代是比较高的象征，叫以和为尚，不是俗人想象乞食撞钟的样子。他们修方和敬，止贪嗔痴，学戒定慧，崇尚和气致祥，因此额头有祥轮，体态圆丰，精神饱满，气宇开阔。

152 冬天喝酒流鼻涕

问： 突然记起来，到冬天我吃饭喝酒的时候，两个鼻孔经常性地会流出清鼻涕，我看别人都没有，好尴尬。夏天没有这样的事。是不是肺寒？希望老师用中医的观念给我讲解一下，以及我今后应该怎样去调理一下身体。

答： 一般用六君子汤或玉屏风散，能轻松培土制水。

肺开窍于鼻，《黄帝内经》又讲，诸病水液澄澈清冷，皆属于寒。所以肺有寒是一个原因，可肺为什么有寒呢？《黄帝内经》又讲，形寒饮冷伤肺，一个人在夏天时，经常受凉，体质如果还好的话，就没有发作出来，常常到冬天最冷的时候发寒病，所以冬病夏治，要反思夏天的行为举动。

同样悲忧伤肺，忧愁挂虑太多的人，肺气不足，肺气不足容易得骨性关节炎，容易得鼻炎，容易打喷嚏，流清涕，容易得难治的皮肤病。因为肺气化不够，就没法蒸腾水湿，水湿蒸腾不了，就纷纷变为液体流出体外。所以想提高肺的功能，必须要减少忧虑牵挂。平时可服姜枣茶，辛甘发散为阳，辛入肺，可壮肺。

153 静脉曲张

问：师父，我一个同事小腿处有静脉曲张，医生主张做手术，但因为工作的原因想到年底再去做，我想问一下像她这种情况平时应注意什么，该如何养病？

答：心主血脉，小腿静脉为什么会曲张？心中阳气不足，血脉没法畅达。哪些原因导致心中阳气不足？一爱穿裙子，腿上直接受凉，《素书》上讲，足寒伤心，民怨伤君。要注意腿部的保暖，平时常徒步穿越，腿上气血对流就会变好。

二爱吃冷饮瓜果，伤了阳气。很多人以为不过是吃了一口冷饮瓜果，其实不知道这口冷饮瓜果会吃了你一口阳气。

一息阳气一息命，一息寒气一息病。心为阳气之大主，阳气一不足，脉道就没那么畅达，显得曲曲张张，青筋暴露。所以大家看，静脉曲张很多都是在老人身上看到，人老老在足啊！老人就像将下山的夕阳，阳气不足，所以腿沉，腿部出现病变。

三要在心性上反思，心中如果有一些隐情，难以告人的事情，或者歪曲了一些事实真相，不能正大光明，那身体上就有曲张委屈的病。这叫念念成形，如老赌气的人，胸胁真会有结节，中医叫肝气郁结。

所以要反思不可告人之事，切莫做之；不可告人之事，切莫想之。

《菜根谭》上讲，君子之心，天清日白，不可使人不知。

《论语》上讲，君子坦荡荡。这坦荡荡的心怀，就会有坦荡荡的血脉。就像领导上司光明正大，下属干起活来也会很果断畅达。而小人常戚戚，就会有纠结的病。

心主血脉，心就是血脉的领导上司，存心光明正大，那这些下属血脉就非常畅达。我观察冬天枝条曲张，春天百枝舒展，就明白心的阳气是多么重要！

154 智齿和月事馋嘴

问：老师好，我最近长了两颗智齿，请问我都三十几岁了怎么还长智齿呀？

另外，我每次来月事之前十几天一直到来会特别馋，因此会吃很多垃圾食品。这是怎么回事呢？

答：有人20多岁长智齿，有人三十几岁还长，应该感恩，为什么？肾主骨生髓，齿为骨之余。牙齿如果白亮坚固，代表先天肾气足，身体还有力量去长智齿，说明父母给你的身体挺棒的。

但很多人长智齿后会发生炎症牙痛，如果很仓促地选择拔掉，这是很可惜的。炎症牙痛是告诉我们要清淡饮食，要清心寡欲，靠消炎，靠拔智齿，治标不治本，治牙不治心。

饥饿时常是一种假象。有不少病人反映，吃素的时候，人反而不容易饿了，吃得比以前少，身体比以前好。如果稍微饿一点，就泡点姜枣茶来喝喝，精气神饱满，身体轻安。

所以不是身体在饿，而是你心中想吃。人应保持适当的饥饿感，不要填满塞满，这样可以把身体的赘肉还有血脉上的浊垢通通都消化代谢走。

这是以饥饿为药，可以消耗身体的病气。可很多人一饿就慌了手脚，就想吃东西，这是心念没有端正。

古代有饥饿疗法，饥饿正是人健康的表现，人生病了才会吃不下东西，没有饥饿感。

求知若渴，修学若饿，人在饥饿口渴的状态下，要想到我们智慧缺乏，见人饥饿，当愿众生，均餐法味，身心愉悦。

所以要多读书，多看这些正知正见的善书，以善书为精神食疗，当精神上充满富足的时候，身体就不容易饿。

155 心慌

问：两位老师好！学习你们的文章如饮甘露，让贪欲之心得到和缓，上医治未病，能用语言告诉医理引导健康的生活方式，善！

前段时间多谢你们解答，无论工作还是家务事都看得较开，不再执拗。然而这段时间不知为何常觉心慌，稍大声便受惊吓，少言懒动。血压也低，高压才84或87。因心慌更引忧伤。上次提到《安祥集》，在当当网搜不到，哪有得卖？

答：苏东坡讲，安心之外无妙方，又讲书券乃养心第一妙物。《安祥集》是佛门流通的善书之一，一般书店网上是没有卖的。我们现在在做《善书述要》的工程，到时我们会在微信公众号上给大家发这些成果，即使大家找不到这些善书，也能看到这些善书的精要。

恐伤肾，所以肾虚过劳的人，听到大声容易受惊吓。很多大病或老年人，都比较怕大声，这就是久病及肾，年老肾虚的表现。可服肾气丸。

悲忧伤肺，忧伤后肺气不足，牵挂顾虑太多，也会引起心胸气少，因此心慌气短惊悸，气不足后少言懒动，血压也低。像这种情况皆属于情志不及，《道德经》上讲，天之道损有余而补不足。不及当提拔提升补充，所以用补中益气汤加桂枝汤的思路，可以补脾阳，强心阳。这样气阳两壮，人就不容易忧伤心慌。

同时要找出你最担忧挂虑的那件事，没有放开来，它就永远在身体里蚕食你的气血，让你入不敷出，吃得再多，休息再好，都不够暗耗。谁动了你的奶酪，谁偷了你的气血？

现在很多医生只看到有形的肿瘤癌症是消耗性疾病，不知道无形的消极挂碍、忧虑的心态更是心灵的癌症肿瘤，消耗人体大量血气，这才应该迅速根除，就像芒刺在肉，毒蛇噬指一样大意不得。人问要戒什么？我们说戒赌气皱眉。

我们的《善书述要》里头有一本《根除烦恼的秘诀》，读这本书可以让心灵的癌症肿瘤得到化解。智慧没有障碍，慈悲没有烦恼，疾病的出现是让我们要明白给智慧充电，给慈悲加油。

所以一切疾病都是最好的老师，一切境缘都是最好的安排。

156 老人糊涂

问：姥姥80多岁了，一向身体硬朗，就是眼睛看不清东西，去年看什么都是虫子，看家里衣柜、地面、衣服都是虫子（其实没有虫子），老自己生气，把衣服都剪了，家具都换了。今年就糊涂了，不认识子女亲朋了，但胃口尚好，能吃一小盆，子女无计可施就只能这么耗着了，您怎么看？

答：一般家里兄弟不和的，老人到年老时，容易得老年痴呆，或精神分裂。如果老人经常这看不惯，那看不惯，就容易得白内障。

这个道理很容易明白，中医讲气逆则浊阴不降，气顺则清阳自升。人看不惯就是气逆，气逆那周身从上到下就不能顺利降本流末，浊阴往眼睛发，眼睛就会长一层蒙垢，特别是看不惯别人的作风，自己又常生闷气的，眼睛就特容易出问题。

老人糊涂了，该怎么办？

要叫老人直接修心很难，如果家庭成员一起修心学传统文化老人就会变好。

糊涂是因为缺乏正知正见，受邪知邪见蒙蔽，现在很多人很早就弥漫性脑萎缩，痴呆，为什么？没有福气缘分接触到传统文化这些修心养德的学问。像《格言联璧》、《聪训斋语》的家风修身宝书，都应终身随备，开卷有益。

当然老人通过吃素，可以减少身体的障碍，增加心灵的祥和。本来老人痴呆是很难往好的方面发展的。我们这镇上就有老人痴呆了好几年的，大家都对这老人绝望了，只能用锁把老人锁住。

我们说，就试着吃素吧。结果只过了半个月，本来老人容易尿湿裤子，找不到厕所，后来居然恢复了些记忆，能够找到厕所了，尿湿裤子现象也减少了。网上有素食的奇迹，非常多现身说法的案例。

原来素食让人大脑清醒，指挥身体就灵。而肉食荤腥，会让人血液浑浊。浑浊当然就看不见，所以眼睛花。很多浊垢，也是血液浑浊、肉食过多的表现，要注意从清净饮食开始，进而清净心念。

我们发现老人平时脾气大，身体差的，你想改他脾气如登天，但有个方法，就是素食。素食能釜底抽薪，甘得住素食的老人，很快脾气就变小了，每天发脾气的时间变短了，最后脾气渐渐没了，身体就能够善终。

现在很多人怕，连老人自己也怕，怕什么？怕不能善终，怕死在医院，还被反复折腾，其实只要养成吃素的习惯，心灵清净，这些你都不会怕，你都能自主。

就怕肉障太多，浑浑噩噩。古人讲，五谷之实土地精，甘脆外美邪魔腥。又讲，八珍五鼎不须贪，荤腥浊乱人性情。

现在很多老年人性情大变，年轻人很难照顾，一是整个家庭没修心性，二是整个家庭没清淡饮食，食淡病亦淡，食清情亦轻。饮食会影响性情，这有相关研究。

157 外伤的膏药

问：老师，昨天喝酒骑车子摔倒了，手上划伤了皮。本来以为过一天就会好，没想到今天还化脓了，下午用双氧水洗了一下。医生说不要沾水，这大热天手不沾水，澡都洗不了。好痛苦啊！为什么外伤破口处不能沾水啊？真想不通。

还有一个问题，我们中医有一种药跟狗皮膏药一样黑乎乎的，治外伤好厉害。以前读书时被台阶磕碰，西医天天打针吃药把脓头弄出来，折腾了半个月不见一点好转，然后同学带我去他家，三包药就搞定了，不打针不吃药不拿棉棍子拔脓头，就用火烤下那膏药贴上就行。5天搞定。

赤脚医生说，贴药如果痒的话，那是在长肉，不要去挠，否则的话会有疤。当时贴下去腿就好舒服，说有拔脓的药在里面。西医治的时候吃了多少苦啊！你要我怎么不佩服以及感谢中医呢？老师，那种外治的药膏你应该也见过吧，可以给我讲讲里面的成分吗？谢谢！

答：外伤破口处不单不要轻易沾水，还要少吹风受凉。一是减少外界的污染，二是防止体内血液循环不好。人一受凉毛孔收缩，局部血液循环不好，伤口处就恢复得不够理想。所以中医很多拔腐生肌的膏药里头都放了非常好的活血化瘀药，比如乳香、没药。脾胃功能好的人，伤口修复也快，因为脾主肌肉，脾好肌肉长得好。

糖尿病病人伤口很难愈合，主要也在于脾伤在前，脾主运化主肌肉功能减退。同时伤口的修复还要靠血液循环畅达，就像地震时，要迅速抗震救灾，必须保持道路通畅。道路越不通畅，救灾时间越拖延，发生瘟疫传染病的可能性就越大。

像这些外治膏药，主要成分有三种：一是活血化瘀的，像乳香、没药；二是祛风止痒的，如荆芥；三是解毒消炎的，比如大黄。

仅用消炎药是只看到伤口表面的炎症，并没有意识到伤口想要恢复得又好又快，必须保证局部血液循环通畅，整体新陈代谢旺盛，所以中医在活血化瘀这个领域，可谓相当有优势，这也是云南白药驰名世界的原因所在。然后慢性伤口愈合，靠整体脾胃力量，这时八珍汤在伤口后期恢复就举足轻重了。

158 理痰汤

问：先生，我想用理痰汤治我父亲的痰，为何药铺没有黑芝麻和猪甲这两味药？

答：黑芝麻也是食物，在杂粮店就有卖。一般药店不备黑芝麻、生姜等。

而猪甲是独特的药物，只有少部分人知道其厉害功效，所以很多药房根本还不知道有这味药。

农村有句俗话叫"没牛用马"，要灵活看待药物，不要执着某一味药，我们知道黑芝麻能润肠能补肾，润肠补肾的药还有肉苁蓉，还有火麻仁配制首乌啊！

我们知道猪甲能通腑降浊开破，可以用通腑、降浊的药加上开破的药，比如一些仁类药配合带刺下行的药，这样就有助于肠通腑畅，浊气下降。

还是那句话，中医学习的是一种思维，你学到这种思维，比学十种百种特效药都有好处。

159 舌诊的书

问：两位老师好，本人是位中医爱好者，请问，想学习舌诊有什么好的书可以推荐吗？谢谢！

答：建议初学者一本书学精。用心学的话，一部《中医诊断学》足矣。关于舌诊的书籍，在诊断学上介绍有几本都不错。

昨天有位朋友来问：要增加哪些方面营养才好？

我们跟他说，你看我们下午吃什么，吃中午吃不完的剩饭剩菜。

一个巧妇能够把剩饭剩菜变为美味佳肴，一个会吃的人，能把平常的蔬菜吃出天下最好的美味来。

以前跟老师学徒时，发现老师早上常常把昨天晚上的剩饭剩菜煮热来吃。然后就在诊台上看病，一看就是一上午，看五六十个病人，如如不动，精力充沛。

如果用营养学去分析，那点剩饭剩菜有什么营养呢？如果我们用心性学去思考，人心中快乐安定，暗耗极少，而且消化很彻底，那么你吃一分的饭菜，比别人吃一百分的还有能量。

所以饮食之秘要全在于心性。不修心地法门，不能甘于淡泊，那么把营养搞得越丰富，走向"三高"的速度就越快。

以前我们也认为剩饭剩菜没什么好吃的，要丢掉，现在明白了丢不起这个福，这惜福之心一起，身体消化能力，吸收能力非常强，因为你感恩了，你平静了，吃嘛嘛香。如果嫌剩饭剩菜又挑剔，这份不平的心态，消耗的能量远不是你一桌饭菜能补回来的。

讲这些的目的是要让大家明白，我们读每一本书都要真诚用心地读，那么就算是破铜烂铁也能炼成精钢，书中的知识能够彻底为我所用。

如果我们起分别心、挑剔心，不知感恩心，拿起一本书，就说这作者不行，那作者不行，这样即使是赤金般的好书，也会被你晾在一旁生锈变成破铜烂铁。

古代的师父大德们很明白这点，如果弟子心性还没达到，绝不轻易让他们去阅读经藏，博览群书。为什么？恐他们增长贡高我慢，徒生一些不平烦恼，甚至暴殄天物，浪费了这些书籍。因此精严的藏经阁在读书展卷前都有默诵开卷偈，净手洁面，主敬存诚，如此无边利益，便可亲得。

160 如何改变

问：谢谢老师！今早上提问的，没想到这么快就有回复了。确实情志对身心影响非常之大！多年前我QQ心情的一句话一直没改："有些人有些事无法改变，我唯一能改变的是自己，明天会更好！"我也在一直努力。我以为我不再去想，看开了，一切也会好起来！但是最重要的人和事没变，我一切努力都系枉然！身体是无法欺骗的。

说说我丈夫吧，他到底是怎样的一个人我还真不会说，一点点琐碎凑拼吧！当初记得他和我父亲说过这样的话，一个男人就是开摩托车搭客也要担起家，他也是没什么心机的人，还有他的家人都是很纯朴善良的人，易相处，我们短时间就结婚了。

不知他是不是被宠坏了，婚后越来越发现我丈夫都不足以用一个懒字来形容了！是惰性！依赖性强！没主见！早些年我期望他能改变，我除了生两个孩子时没工作，一直很少停下来，而他却很少做事，最长时间的工作也是一年，孩子费用支出基本都是我出，要他出钱就问家里要。十多年了，他父母已经七老八十，他也过了四十了，家里柴米油盐还要两个老人操心。

最要命的是他的坏习惯，晚上不睡白天睡！

　　即使很简单的事，他也好像六神无主，不知如何开始，不逼他永远也不会做，更多的是逼了也不做。

　　好像婚后三年左右，因为家里厨房改了，有些余泥要清，叫他去清一下，他拖拖拉拉，我家公憋着气，大半夜从六楼自己挑下去，我气得半夜三更找到他，对他拳打脚踢！后来跟他说起这事，他想不起来了。

　　为了让他做事，在他姐姐和父亲支持下，我辞工和他一起创业。刚开始是有点干劲，那时不管多累我也觉得欣慰，然而由于没经验不懂经营，累得半死也没挣到钱，通过这段时间的长期接触对于他的为人处事我也更了解了！叫他干一点活难过登天，受不住诱惑，我忙得不行，他去打麻将！半夜人家打电话来就出去。我也终于熬不住了，结束了投资，亏大了。

　　以前对他还是有希望的，但这次经历令我失望透顶，做事不上心，是六神无主那种，也是那时候发现的，心志这样我也认了！但起码不要这么懒，多为人分担一下，不为我也为两个老人啊！也为两个孩子想想啊！那段时间也是我和他闹的最厉害的，真想过一走了之。整个人都快疯了，经常半夜打电话找他，不回来，气得下半夜我也收拾包袱走人，想吓唬他，结果没吓到他，倒是老人担心死了，抱着我哭！

　　再后来我也懒得管他了，晚上不回来也好，白天睡到什么时候也不理他了，太累了！

　　我就找了份工作，专心带好孩子。时间慢慢过去，不开心也慢慢淡了，对于这样一个人我却无法恨他，甚至依赖他。有时我会想他再坏一点，或许他外面有女人我就解脱了！我发现我痛苦恐慌的根缘，是他已经成为我生命的一部分无法分割，而他却十年如一日，偶尔好几天很快又变回老样子。

我心慌是我少主骨心，我不踏实，我尝试接近佛学，但对于那些似汉字又看不懂的经文咒语，还有求神拜佛比较排斥，对禅宗同道家较易理解接受。或许心性单纯诚心念佛我身体可能会好，但我性格偏不迷信，追求的是道是理，所以要磨炼吧！

一切疾病都是最好的老师，一切境缘都是最好的安排！我又该如何让自己强大，不再心慌呢？

很抱歉说得太多太乱了，这些文字难以表达我对他的情感，也不足以形容他这人。其实他也是个善良的人。也许真的是我们前世都欠他的，今生缘聚都是还债吧！对不起！越说越多了！

答：大德讲过，一个人除非他自己真的想改变，否则我们没法改变他任何东西，我们只有做好自己的道，相信该改变的自然会改变。学力根深方蒂固，修行水到自渠成。

夫妻就像齿轮一样，一个凹一个凸，如果两个都凸硬碰硬，不是崩齿就是分离，所以能力越强大的结合在一起，分离得越快。你看社会上很多能干的人，或者领导，他们居然有一个看起来很不能干的另一半，这才是阴阳和合。

因为一个是在成就对方，一个是被成就的。

同样一个家庭，做妻子的，其实很不容易，要相夫教子，完全是在成就丈夫，成就整个家。

古人把妻子认为是坤道，是厚德载物，这个土应该是承载的。如果土飞到天空，那就变成沙尘暴了。当一个家庭妻子太刚强时，这个家庭就会出现沙尘暴，大家都看不清彼此的好。

这妻子的道一旦跟坤道相合，尘埃落地，丈夫自动就撑起一片天，自己的道做足做好，周围的道慢慢会变好。

一切境缘都是自己内心变现出来的，是自己心性感召来的，自己真心改变了，周围没有不随着变化的，这在《大藏经》上叫依报随着正报转。可为什么现在我们转不了了呢？因为我们缺少了慈悲跟智慧，慈悲没有敌人没有仇人，没有冤亲债主，智慧没有烦恼，没有矛盾，没有阻碍。

古人为什么把母亲叫慈母，把女人比作水呢？不是女人柔弱，而是女人柔和，柔和能够化万物，生化万物，能够熄灭一切争端。

丈夫是自己的镜子，是自己的显示器，显示出自己内心的种种不是。如果有机会你去参加一两期幸福人生或凤仪道的传统文化公益讲课，这家庭会很快和谐过来，自己心中的纠结也会松开来。自己痴迷处常常遇贵人明师，被一两句话就点通开窍了。

如果没有这个时间或机缘，没有关系，接下来，我们推出的《善书述要》，就是集万千善书精要于一体，通俗易懂，都是以语录条文形式，方便诵读记忆，真学到里面一两句，一生受用无穷。

161　转脖子响

问：中医普及学堂的老师们，你们好。一直在学习你们发表的文章，感觉很受用。谢谢你们默默的付出！我有几个问题想请教一下。

1.脖子在转动的时候会咯吱咯吱响。

2.双手手掌比较干燥，而且大鱼际处有青筋。

3.腰部感觉有点酸，有点硬，不够柔软。不知道是怎么回事。还有腰部及生殖器部位特别容易出汗。

答：木燥则僵硬，哔哔啵啵有声。你看这柔软的枝条，你怎么摇它，都不会轻易发出声音，而干枯的枝条极硬，一拗它就会发出断裂的声音。人在小时候精气神充足，一方面筋骨柔软，另一方面脖子腰都不容易出现声响。而到了中老年或者身体长期处于疲劳透支状态，筋骨失去津水滋润就会变得僵硬，如同干枯的树枝，硬碰硬就会出现声音。

一般双手手掌干燥，大鱼际处有青筋，说明心脏处于加急状态，而腰以下容易出汗，中医认为汗为心之液，上半部分属阳，下半部分属阴；如果头额鼻梁出汗，一般是心阳急，腰部以下出汗，一般是心阴急。

什么是阴急？也就是暗急，人容易暗中较劲计较。一个人如果长期处于暗中较劲计较状态，身体很容易干燥疲劳。

昨天有位大叔说，不明白为什么现在的年轻人吃那么好，干活却没有力道？我们那个年代的人，扛砖搬柴，都是担一两百斤，走十来里路都不用换肩停歇，哪有什么颈肩腰腿痛？

我们说，这年代的很多人，就是缺乏干活，他们老以为干重活伤身体，其实干活累了，再恢复身体会更强壮，多干活不伤身体。你如果边干边思虑，边计较边生气，那是真伤身体。现在很多人都说我没劲，我疲劳，我累，我困，这是为什么呢？是因为心中太自私了，有助于大众的力一点都舍不得出。人生是平衡的，你舍不得出，最后就会没力没劲。而那些付出越多的人，越有能力能量；越是吝啬付出，计较得失的人，能量越被闭住，身体越差劲。所以说，干活不吃亏，碰到活不干，在那里计较盘算，才是吃大亏。我们一天三干，旭日东升干，头顶烈日干，披星戴月干，反而开开心心吃，甜甜美美睡。

162 放生

问：谢谢两位老师！今日上午朋友叫我一起去放生，我很开心，至少今日我还有能力去帮人。

答：放生跟吃素都是一种方式，目的是要我们修心。有个词叫历事炼心，每经历一件事，无论大小顺逆，都要在心灵上有圆满成长，这样这事就没白历。

而放生其实是叫我们要放过我们身边的每一个人，包括我们怨恨的人，嫉妒的人，抱怨的人，这不是对他们的宽容，而是令自己得到身心的解脱。

吃素的目的是素心，吃素有功德，但素心的功德更大。很多人吃素了，但是太过心急了。

上次有个血糖十二的病人，吃素后降到八点多，他就有些不满说，不是说吃素能让身体好吗？怎么才好这么一点？

我们笑笑说，有求皆苦，你现在把吃素当成治病的一种手段了，这种存心不是最好的，所以效果也不是最好的。应该把吃素当作爱护万物，保护地球的一种方式，那么万物、地球、天地都爱敬你，调和你。

现在很多吃素的人，照样烦恼习气重，为什么？没有通过吃素把慈悲心、素心发出来，这样吃素的功德只有一半。如果吃素后，又能将清净心修出来，借助吃素来提醒自己，少发脾气，少生闷气，少跟别人计较，那样就能真正帮人帮己。

163 孩子静心

问：请问老师们，我儿子都高二了，还静不下心来学习，吃点什么可以静心呢？还有孩子说自己做事很吃力，怕动，人胖喜欢睡懒觉，早上赖床不起，怎么回事？

答：做事很吃力，叫没精神，精藏于肾，神藏于心，精为邪淫漏，神被五色扰，如何充满。经典上讲，淫心不除，尘不可出。又讲，情执太重，求出无期。

这是什么道理？尘是五欲六尘，想要摆脱五欲六尘的扰动，让心安静下来，第一件事情就是要除掉淫心。淫心是过分的心念，邪淫的心念。

现在没有男女分校，很多孩子到了高中，成绩就上不去，学习很吃力，老师还有父母怎么都找不出原因，为何孩子在那里努力学习，时间那么长，可学习效率却那么低？因为现在的孩子营养都太好了，食物里面掺杂了不少激素，人容易躁动早熟，所以孩子心思不定，容易想入非非，出现意恶的状态。

再加上手机、电脑这些外面的导火线一引，里面的欲望之火一下子就爆炸开来。试想这种情况，孩子怎么能够静下心来学习呢？

现在的孩子，由于心思大量消耗在五色令人目盲的邪淫上面，人就很容易累很容易困，如果晚上再手淫的话，第二天就起不来了。再加上营养过剩，不是变胖，就是懒惰怕动。

所以说，孩子过早有情执，就容易坏了自己的将来，花早发，必早谢。可这该怎么办呢？我们向来认为孩子不必要吃那么好，整个家庭都要以清淡的食物，特别是以素食为主。常言道，饱暖思淫欲，衣食可满足，过丰富就会催动邪淫。

素食有两大益处，第一，蔬菜没有脾气，动物有脾气，常吃肉的人，脾气比常吃素的人要大，而且常吃肉的孩子，性格更刚强难教。

第二，蔬菜洁净不染，没有邪淫，而动物还带有邪淫，上次有个小伙子，老容易遗精，我们说，你常去吃夜宵，这是原因。

他不解地说，可我不吃夜宵怎么有体力呢？

我们说，你不遗精了，自然就有体力。

他说，如果确实忍不住，怎么办？

我们说，忍不住嘴馋，有办法，你吃夜宵，不要吃那些羊肉狗肉，那是催动情欲的，要碗白粥，放点咸菜萝卜干，吃了既不动欲望，也能够消食开胃，过段日子就自动不想吃夜宵了。结果才不到半个月，他就很少遗精了。

可见遗精也是肉食过多，催动身体精血的一种表现。古人讲，清心寡欲，通过素食来清心，自然欲望减少，欲望减少了，五脏就不会动摇，精就不会溢出。

《黄帝内经》讲，心动则五脏六腑皆摇，心静则五脏六腑固密。而静心最好的办法有两个：

一是家里人共同修传统文化，一起学习儒释道圣贤教育，立大志。无志之人，怎么能闻鸡起舞，战胜懒惰呢？

二是不能直接修心，没有这么高的觉悟，可以通过素食来减少心灵的障碍，减脾气，还有淫乱的心念。

素食一分，邪淫的心会减少一分；邪淫的心减少一分，身体正气增多一分，体力就足一分，精神就强一分。

164 白屑病

问：中医讲的白屑病可有良方？症状主要在手指、肘和左股左踝关节。谢谢！

答：顽固皮疾多是血液病。可借助泡温泉、温通百脉、发汗解毒减轻。《黄帝内经》上讲，诸痛痒疮皆属于心，又讲心布气于表。

这皮肤病难治，不是因为药难开，而是因为病人的心难于调伏。大凡久治不愈，反复难缠的疾病，都跟心性分不开。有怎么样的心性，就招致什么样的病。性躁心粗，一生不济。性躁之人多坎坷。

比如反复瘙痒的皮肤病，除了湿气湿毒、血液里头不干净外，还有存心的问题。因为心主血脉，心是众血脉的源头，如果源头污染，下游就没法干净，只有正本清源，源清流自洁，当心清静不动荡时，从头到脚的血脉都会非常清澈，叫静水不浑，像碧潭山溪那样。这时何痒之有？

所以瘙痒的人，要反参，我不应该闹心，我不应该爱跟别人较劲，我不应该抱怨别人。如果通过反参，打开了心窍，即便用点普通的药，效果都会很好。

八万四千种疾病，都是从心不善中来的。药王孙思邈结合皮肤恶疾两条建议，善言不离口，乱想莫经心。这是极高明的医嘱。

165
孩子的黄疸

问：老师，你好！我们家宝宝现在已经72天了，黄疸还没退干净，是什么原因呢？要怎样才退得快？谢谢！

答：光用茵陈煮水，每次50克，给孩子泡脚，都有安全退黄的案例。新生儿黄疸在儿童医院里头已经有相当成熟的治疗方案了，像茵栀黄等都是很不错的退黄疸药，可为何久治不退？

一方面要在孩子身上找原因，这是医生的事。另一方面要在自己身上找原因，这是自己的事。比如喂养失当，家庭环境不好，老闹纠纷，所以孩子老闹心。有句话叫闷黄了。空气对流，阳光充足，有利孩子。

还有怨气重，抱怨人伤脾胃，脾主土，其色黄，脾胃一伤，其色外露。还有怒伤肝，木克土，脾伤则色外露。

所以自己要反参我不应该怨人，不应该怒人，不应该跟人较劲，跟人较劲生出来的孩子就要跟你较劲。

小孩子脏器轻灵，随拨随应，不仅说明用药物去拨动，小孩子很快有反应，同样你用心性去拨动，也有很大反应。母子连心，小孩子完全是母亲心灵的显示器，母亲要借孩子来修心。像孩子如果持续发烧，要想家人是不是对孩子好过头了，孩子肝胆脾胃瘀滞黄疸，要想到家人是不是经常赌气呢？

只有家庭气氛通调，孩子才有通调的身体。切莫忽视家庭关系给孩子身心造成的影响。

小儿咳嗽

问：老师，《中药讲记》这本书很好，关于小儿常用咳嗽方里面提到4组药，入左右寸关二脉，基本把心肝肺脾四脏包揽了，那么碰到小儿咳嗽，能否将4组药一起组方用呢？

答：咳乃气不平，像枳壳、桔梗，升降肺气，最能治胸膈不宽，何止治咳，有宽心之功。一般小柴胡汤加此二药，即治咳奇效！一般都可以联用，特别是寸关脉独大的，这时要用通宣理肺的思路。大气一转，其病乃散。但同时要明白为什么大气不转，为什么肺不通宣，如果是长期忧劳挂碍伤了肺，这就不是纯靠咳嗽方就能治好的。

可小孩哪有什么忧劳挂碍情绪呢？大人跟家庭传给他的。不要只在人体内找病因，整个生存环境都存在病因，有些母亲特好强，结果小孩老是生病体弱。怎么强壮的母亲，反生出病弱的孩子呢？这就是一个平衡。大树底下无巨草。

有些妻子特好强，结果丈夫特无能，有些人对此表示很不理解。中医讲究阴阳平衡，如果家里有人特亢奋，那么就有人特病衰。

家族里头有人特富裕，就有人特倒霉。但为何有些家庭却有五福临门之象，全家和和乐乐呢？因为这家庭比较平静，家和万事兴。平静的家庭，样样都会呈现良性发展，闹情绪的家庭，不是这里出问题，就是那里出问题，不在情绪上找原因，永远都认为家庭是痛苦的，不从己身修改，也很难出离病苦，所以一定要常看善书，如《了凡四训》、《聪训斋语》。好书如好药，能医人的心。

167
耳鸣

问： 二位老师好！拜读你们的养生文章有些日子了，今有吾兄属鼠的，晚上睡觉左耳有耳鸣的现象，前额头掉发至发际线，偶尔失眠，吃辛辣食物上火便秘，体格偏瘦，请问二位老师应如何调理？谢谢！

答： 耳鸣者，肾虚之故也。长期透支肝肾，人就容易耳鸣，老了容易耳聋。常用六味地黄丸。

前额掉发，这里属于阳明胃经所主，暴饮暴食伤了脾胃，饮食不能正常敷布，滋养毛发，毛发就容易脱落。

不是吃辛辣食物容易上火，而是心浮气躁容易上火，特别是瘦人多火，瘦人容易心急，心急火起。病是吃气长大的，疮是吃火长大的。火气大，易得疮病，如痤疮、痔疮、口疮、背疮，最严重叫系统性红斑狼疮。

生气是龙吟，上火是虎啸，若能降伏得住气火，便能成道。那如何降伏气火呢？中医的汤方是逍遥散。

养生须用平静心，清静心，凡遇一切境缘都当成是考验，如果考验过关，能不气，那你吃辛辣煎炸都不容易上火。

相反遇事慌张焦急，加上睡眠一不好，吃辛辣食物马上就上火，所以食物是助缘，心才是正因，在心上找因，才是正道。心外求法，遂入魔道。

现在很多人一耳鸣就想到是不是肾虚，要吃六味地黄丸；一掉头发，就想是不是亏了，要吃点补肾药；一便秘就认为是上火了，要吃些麻子仁丸或三黄片等润肠泻火药。这些都是心外求法，结果呢？药物越来越不灵，身体越来越差劲。

如果真的找对方法，身体应该越来越好。

身体就是你心地功夫的显示器，它时常提醒你心地功夫到哪个层次了。

你的每一种情绪，身体都会做出反应，怒则气上，悲则气消，所以情绪是因，身体的病象反映只是果，要想断果必须灭因，把上火抱怨的因给灭了。

168 怀孕初期出血

问：老师，你好，想问一下为什么现在不少女性在怀孕初期会阴道出血？是什么问题导致的，该如何注意和治疗呢？盼望老师的回复，感恩！

答：少量的阴道出血没什么大碍，是身体在调整，只要注意睡眠，不要操劳过度就行。

《黄帝内经》认为，心动则五脏六腑皆摇，又说心主血脉。所有出血的疾病都要反思是不是这颗心太躁动了。

越躁动，越容易出血；越平静，血脉越平稳。躁则自治不暇，云何利他。

你去看绝大部分交通意外，或者磕碰伤，跌倒伤，都是躁动焦虑的人承受的。而平静的人，很少有这些外伤出血，以及各种横灾意外。这叫同气相求，躁人感召灾乱之象，静人感召稳定之象。诸葛亮进行宁静致远，就是宁静之人感召长远的寿元生命。

所以说，有一种心态可以化解灾难疾病，那就是平静淡定的心。

心念一转，命运立马为之而转。现在人们越来越迷信外在的各种治疗手段，结果治疗手段越是复杂，离心地法门就越远，离心越远了，疾病就变得越复杂。

上医治心，中医治身，下医祛疾。在疾病面前，如果看到体质，那就是中医；如果看到心性，那就是上医；如果只盯着疾病，那就是下医。

所以说，关注疾病，不如关注体质；关注体质，不如关注心性。《小儿语》曰：一切言动，都要安详，十差九错，只为慌张。

在困难面前，强壮的体质虽然重要，但平静的心态显得更为重要。

169 土湿

问：老师您好。今天看了《四圣心源》，有两个问题向您请教。

"太阴湿土盛者，水木之虚也。

土生于火而火灭于水，土燥则克水，土湿则水气泛滥，侮土而灭火。水泛土湿，木气不达，则生意盘塞，但能贼土，不能生火以培土，此土气所以困败也。"

我的问题：

1.土性本湿，而这里说土燥则克水，那么土湿就不能克水了？土克水，难道不是说土湿能克水吗？

2.上面讲太阴湿盛者，水木之虚也。现在说，土湿则水气泛滥。湿盛，水不该虚吗，怎么会泛滥？

答：土分为阳明胃土跟太阴脾土，阳明胃土喜润而恶燥，太阴脾土喜燥而恶湿。水者肾水也，有人吃煎炸烧烤，结果大便干结，阳明胃肠缺水，于是胃肠就会向肾盗用精水，结果大便干燥过后，立马腰酸，腿脚乏力，肾水因此而亏伤。

这种情况下，用滋肾润肠培土之法，很快让肠通腑畅，肾得滋养。

有人服用生冷瓜果、冰冻饮料这些寒凉之品，最容易伤脾阳，脾阳一伤，水湿不运化，于是囤积在肚子上，肚子就虚胖。这些水胖的负担，纷纷压在肾上，很容易腰酸腿脚不利。

这时你只需要用燥脾温中之药运之，水液上升，则腰肾自然不酸，腿脚能够变轻松。

所以要搞清楚具体的病因，要从事相上来谈理，那么学习这些奥妙的医理，才能真正地学以致用。

170 刮痧疼痛

问：老师，我四天前两肩胛部拍痧，已经出痧了，并且昨天已经退痧。但是今天两肩膀后背部位感觉疼，用手摸一下按进去可以明显地感到疼感。为什么啊？

以前拍痧从没有出现这种情况，难道是邪气又进入了体内？还是因为天凉或者上次摔到了手臂，使正气减少，又碰上天凉，搞得邪气又进去了？望老师给指导一下。

答：汗水不干，冷水莫沾。刮痧，拍打后，一定要忌碰冷水冷风，这是行业的规定。汗出当风，汗出见湿，都会积下痛症的因。

各种骨性关节炎，痹痛是怎么得的？表面上看是跌打摔伤，或感受风雨寒暑；往深一层看是身体脏腑透支，气血不足；再往深一层看，是心里常闹情绪，身体就老闹病痛。《黄帝内经》上讲，诸痛痒疮皆属于心，这句话告诉我们：如果离开了心去认识各种病痛，那就是离开了道。因此痹痛常少不了桂枝配丹参这黄金药对。

离道别觅道，终生不见道。波波度一生，到头还自懊。

心外求法的人生是抱怨的人生，内观自照，往心里探求，解决问题出路的，是光明幸福的人生。为什么《黄帝内经》叫内经呢？单纯这《黄帝内经》经题四个字，我们都可以做个学术论文，三天三夜都讲不完。智者见经题，便知无量义，愚者读完经，不知此中理。

都知道风雨寒暑会伤身体，都知道体虚会招风雨寒暑，可人为什么会体虚体伤呢？五劳七伤里有条大怒气医伤筋动骨。

有个学生跟我们讲，他不跟家里人闹情绪时，工作学习任务再重都不觉得累，每天都觉得精气神饱满。只要跟家里人闹一次情绪，那天就别想学习工作，很快觉得腿软乏力，做什么都不上心，吃什么营养都补不进，所以他开始修心，开始不闹情绪，工作学习逐渐进入状态。

看一个人是否进入人生状态，就看他闹情绪是不是越来越少了。越来越少，就越来越接近道；越来越接近道，就越来越幸福快乐。这叫上等人，有本事，没脾气。

171 舌苔白色凸起

问： 老师好，还有一事相问。儿子两岁，发现他舌苔上好奇怪，一条条白色凸起的东西，不知道是什么。盼回复，谢谢！

答： 一般保和口服液能消食化积，令舌头干净。

孩子肝常有余，脾常不足，所以稍微吃伤，舌象就有反映，舌头是身体的一面镜子。脏腑没有积滞，舌头会很干净，脏腑一旦壅塞不通，舌头上面立马有各种污浊点，或者运化不开的表现。

碰到这种情况，立马要清淡饮食，少油少盐，淡味入腑通筋骨。这些清清淡淡的食物，可以把肠腑洗得干干净净。

现在很多孩子的疾病都是家里父母没有正知正见的投影，老以为营养跟不上，却很少反思家庭成员的修心养性功夫有没有跟不上。

现在很多家庭里头有消化不了的怨气和矛盾争端，所以折射到身体上，就有消化不了的血糖、血脂、血尿酸，以及孩子的食积发烧。

172 中医院校毕业后如何找工作

我是何亮老师介绍来的，我在云浮市的一间卫校学中医。现在毕业了还没找到工作，培杰老师你能帮我介绍下工作吗?

答: 龙精虎猛,鱼跃龙门,精神不振,四处找人。

现在很多学习中医的学生出来不容易找到工作,他们学得也心灰意冷,这不是职业的问题,而是现在青年人精神的问题。现在的年轻人缺乏传统文化熏陶,精神意志力非常不足,他们很多长期沉溺于网络或玄幻小说世界、游戏世界和影视世界里。人一损精神,百事难成。古书叫功名看气宇,事业观精神。

玩物丧志,这样导致他们在学校里面没能够树立健康人格,养浩然之气。一碰到挫折苦难,就想回避。这是一个社会现象的显现,外界的诱惑力太大了。内心定不住,没有立志的话,很容易随波逐流,被外环境的欲乐所迷惑。

所以建议学习中医的学生们,要早立志,惜精神。立大志。匹夫一立志,便可参天地。志不立,天下无可成之事。

一个人有两种活法,一种是欲乐活法,为了六根上的享受;一种是志向活法,为了实现胸中的理想,帮助更多人实现理想。

前面欲乐活法的人,是乐极生悲,非常苦,后面志向活法的人,是苦尽甘来,越到后面生活、工作、学习越有滋味越甘甜。《格言联璧》叫,爱惜精神,留他日担当宇宙,蹉跎岁月,问何时报答家国。

所以我们要明白在困惑逆境当中,问题究竟出现在哪里,不是金钱的问题,也不是工作的问题,而是自身的问题。

一切境缘都是自身自心感召来的,一切的障碍阻力都是自己心灵志向的障碍阻力。境随心转,相由心生。

工作也是自己的心感召来的,心到哪个层面,就感召哪个层面的工作，同时感召哪方面的贵人、领导、朋友。

在大学时，我们临近毕业时也迷茫困惑，不知人生之路该如何走。有一次班里的学习委员去广州的一个善堂听善书宣讲，他带回来《了凡四训讲记》，还有《王凤仪言行录》《弟子规》，当时我们不解，怎么还有这些书，而且连学习委员都喜欢去听这些善书讲课。善相劝，德皆建。道义相砥，益友也。

还好在宿舍里我们经常相互串门沟通，于是我们把他的书籍借过来阅读，看过之后，浮躁的心就开始安定，外求的心开始内收。

虽然家里人也在催着尽快找工作，但当时我们想自己修学。因为短板太多，心性功夫还远远不够，于是决定再继续访学。

在网上看到余老师留下了一句近期心愿的话，就是《弟子规》的总训。

于是心中一乐，一个中医师同时又是一个传统文化的热爱者，必然是一个有大根大本的中医师，马上想去学习，后来证明这次人生转折转对了。

自己修学功夫越上去，工作机会越多。正如《了凡四训》上讲，一切福田，不离方寸，从心而觅，感无不通。所以说现在的青年医者缺的是什么呢？缺的是心志啊！最好的机会永远给心志坚固的人留着。

袁了凡在教自己孩子时讲到，人之有志，犹如树之有根，立定此志，须念念（时时）谦虚，尘尘（处处）方便，自然感天动地，而造化由人。

所以要明白学医是志于道，还是志于谷，是为名利，还是为明理，调整修学的方向，你会看到一大片蓝天。如同黄埔军

校那时用孙中山一首校训培养出的最杰出的——贪生怕死，莫
入此门，升官发财，请走他路。

173 后背肌肉跳动

问：老师，我背部有块肌肉不自主地跳动，这是怎么了
呢？是什么原因引起的？想让它停都停不下，我感觉，这
是身体给我的一个什么信号。

答：用四逆散放松神经，加姜黄引药入背，使背松弛。

有一个词叫"紧张不安"，人如果长期处于紧张状态，肌
肉就会跳动不安，所以要反参我要平静，不应该紧张，唯以静
才能制动。你担扰的病痛，不过是紧张与疲劳而已！

现在很多人说为什么最近我眼皮跳，究竟左眼跳财，右眼
跳灾对不对啊？

我们说，心不平静了，左眼跳灾右眼也跳灾，心平静了，
左眼跳财，右眼跳贵人。

所以要给自己踩踩刹车，想想是不是自己处于加急状态，
处于身心不安状态。

《黄帝内经》讲，心动则五脏六腑皆摇。

如果是肝摇就筋抽动，如果是脾摇就肌肉抽动，因为脾主
肌肉肝主筋。

所以长期紧张不安，心中动荡，会引起腿脚抽筋，肌肉抽
动跳动，甚至消化不好，胃痛。这教我们要反思，是不是一切
言行，都保持安详了呢？

可以看《善书述要》里头的《安祥集》，善书之功，不亚

于良师。等我们《朱子家训与家庭健康》发完后，就开始给大家发《善书述要》，这些善书真是医心的法宝，为当世人们所需。

174 中医观舌有大学问

问：老师您好，我想问下舌诊，看到很多病人的舌中线略高，苔比较干燥，而舌两侧稍低，却比较湿润，这个是怎么一回事呀？望解答！

答：中医认为心开窍于舌，而舌头又是消化道的进口，直接反映这条消化道的情况，所以说舌头是脏腑的显示器，也是心灵的显示器。

心高气傲的人，就像高山一样，山高了上面就干燥，接不到水气；而心中卑下的人，舌头就像泥沼一样，水滑苔白腻有齿痕。

心思不定的人，舌象没有规律，很乱；心平气和的人，舌淡苔薄白，这是非常淡定的表现。心中扭曲的人，决断力不够，舌头多齿痕，像是扭曲打结；一旦决断力增强，肝主疏泄功能加强，不肝郁了，气行水湿自化，那齿痕舌自动就减轻或消失。

所以观舌有大学问：要观到心，如果能学习《心相篇》，这是相书中的极品，然后再从修心角度去看一切外相，诊断的思维就打开来了。像心平气和，可卜孙荣兼子贵，财偏性执，不遭大祸必奇穷，何知端揆首辅，常怀济物之心，何知拜将封侯，独挟盖世之气，这都出于《心相篇》。

175 怀孕胚胎发育慢

问： 老师，你好！感谢你昨天的答复，我心情平和多了。自从怀孕后因为之前有过一次生化每天也心揪一下。目前已经不流血了，但是B超检查结果目前还不确定是宫内，结果是发育慢，45天才发育成0.6cm×0.4cm的囊状结构，孕酮在流过血后还能达到23.5，hCG 38天的时候600多。我怕再过10天还是不能长胎心胎芽，这期间我该做点什么，让他再过10天发育正常呢？盼望答复，先谢谢老师了，特别喜欢看到老师的答复，心能够平静，感恩！

答： 胎教太重要了，最好的胎教就是母教，母教为天下太平之源，闺房乃圣贤所出之地。现在胎教的理念非常多，但总的都离不开真善美跟戒定慧，她母亲是钣印，胎儿是钣，子随母性钣随印。孩子将来容不容易教，容不容易成才，很大原因是看母亲的心性功夫。

母亲就一个坤道，法象大地之土包容，厚德载物。心性有一分包容，德就有一分厚，中原为什么物阜民丰？因为德土丰厚，这样长养出来的万物都非常光明精神。

为何周边贫瘠？因为德土薄，所以很难承载得起大人物或圣贤，教育就是一个理念，读书志在圣贤，舍此没有其他理念了。

所谓取法其上得乎中，胎教不单是为孩子，更是为自己的将来。因为你变了，孩子变了，最后整个家庭和谐了，担忧少了，幸福多了，这就是教育的意义所在。

具体要多阅读善书，听善音乐，接下来有《善书述要》可以供养给大家。秀气所钟，人寿年丰。这些善书即秀气。

可以先看一下《水知道答案》这个视频，网上可以下载。

176 关于养生防病

问：老师，我看了先生《药性赋选讲》三个月，才把寒性药部分看完。虽离融汇贯通，身剑合一之治病境界相差甚远，然防患于未然之养生境界得以一斑窥豹，深知治病之难难于上青天，防病之易却在自觉自律。受益匪浅，治愈大病疑难病永远都是理想，养生防病才是现实的。先生们辛苦前行，学生当继续追随！

答：养生防病是最紧要的，可养生防病要落实在哪里呢？养心，心如工画书，能造诸世间，烦恼与健康，无一不能造。若人欲了知，长寿健康法，应观法界性，一切唯心造。

昨天有个病人问：胸口老有一口痰堵住怎么办？有没有最好的化痰药啊？

我们答，一公斤一千多块的正宗新会陈皮是化痰的极品。

病人说，这么贵啊。

我们说，与其用三千大千世界的新会陈皮来化痰祛痰，不如践行一句养生之句的化痰祛痰力量大。

他问哪句呢。

我们说，七分饱胜调脾之剂，多吃素乃化痰之方。

原来这病人一爱说脏话，二爱吃肉，三吃完饭后就懒懒地坐在电视机旁，几个小时都不想动。

人老容易吐痰，要反思千万别老说脏话。痰是脏东西，心如果清静，没脏念过后，痰都会变少。

这病人还喜欢吃鱼肉，我们说，要少吃。

他说，不是说鱼肉最有营养吗？吃四条腿不如吃两条腿的，吃两条腿的不如吃没腿的。

我们说，后面一句话还有后续，你还没听到，吃没腿的会动的，比如鱼，不如吃没腿的不会走动的，比如蔬菜瓜果。

而且古人讲，鱼生痰，肉生火，青菜豆腐保平安。

你们看这些肉制品，还有鱼肉，滑溜溜的，不就是一坨痰吗？怪病多由痰作祟啊！现在人一坐在那里，看电视看手机，久坐不动，伤什么？伤肉伤脾啊！脾胃生痰之源，同时这个久坐懒惰之象像什么，就是一派痰象，所以一派臃肿赘肉多。

我们这个时代吃营养都中毒的人太多了，好东西怎么会中毒呢？好东西你吃过了，或者带着不良的情绪去吃，就会变为毒物。

木克土胃发堵，营养变毒物，木是主情绪，土是主消化，带着情绪去吃饭消化，没有不得脾胃病的。脾胃一病，饮食变不了营养，通通变为痰湿，所以现在的人普遍湿气重。湿气是病邪滋生的温床，湿郁日久，就会变为湿毒痰湿，然后怪病多由痰作祟，各种莫名其妙的怪病就出来了。

这一番话一讲，病人听了后，豁然开朗，才明白自己痰多不是因为少吃药而得的，而是因为没有修心养性，老是过度饮食造成的。这叫上工治未病，一分预防胜百千分治疗。这一分的预防就是养生金句吉言慧语。

只要稍微在这方面注意，世界上会少很多杀生，多很多太平。

这一养生之句的功德，是不是比恒河沙的新会陈皮都要大啊？因此我们创作了《养生叮咛语》的善书，里面句句都有醒世破迷，离病何向之功。

177 弱精

问： 老师好，我想要一个孩子，可妻子一直怀不上，后来到医院检查，我有弱精症，我身高一米八，体重90公斤，肚子胖，平时不敢吃、喝冷的东西，肚子也特别怕冷，只要一受冷，很快就会肚子疼痛，然后腹泻，泻后好转。还有就是双下肢老觉得困重，上楼无力。去找中医，说我是脾肾阳虚，要吃一个月中药。我想问老师，我这种情况是脾肾阳虚吗？我的弱精症能治好吗？求老师帮解惑，非常感谢！

答： 肾藏精，脾主运化，脾肾两虚没有错，但脾肾两虚只是结果，而不是正因，要想是什么原因引起脾肾两虚，挖井要挖到水源深处才有水喝，找问题要找到根源才能解决问题。

肾为什么会虚？恐惧、担忧，还有过度的房劳，以及久坐湿地，置身于空调房中。人只要处于惊恐状态，患得患失的不安状态，肾的藏精功能就会退失。肾的藏精是在非常平静之中进行的，像婴儿睡眠一样，为什么我们说晚上早睡睡沉是补肾呢？因为睡眠时，人相对是比较平静的，是平静在补肾。

对于有修行的人，他心平静到一定程度，白天干活也在休息充电，晚上盘腿打不倒单，比睡眠质量还高，精神充足，不会疲倦。

现在很多人肾不藏精了，根源出在哪儿呢？心老是动荡不安，为外环境所干扰，不能恬淡虚无，少欲知足，这样心无片刻安，神无片刻宁，身体处于耗散状态，当然就少气少精了。

而人肚子胖是因为脾受伤，脾伤肚子胖不是水湿堵塞，就是营养食物不消纳。为什么脾会伤？本身思虑过度会伤脾，思则气结，思伤脾。同时木克土会伤脾，也就是怨怒的情绪会伤脾，所以你看很多大肚子甚至肝硬化，到后期腹水的病人，他们大都满肚子怨气，满肚子不平。肝是发飙而非勇敢，发飙叫暴君，勇敢叫干将。

人心中不平了，肚腹就给你现出不平之象，比如腹水肚子鼓胀，还有各种拉肚子。所以跟家人或同事较劲斗气，斗一场后，不是大便不成形，烂如泥，就是气郁在肝内成结，这更可怕。

所以我们要把关注外在世界回归到关注身心世界，一切的不平都是提醒我们要修一颗平静的心，包容的心。

脾胃的性德是缓慢平静，如土般安详，这颗心念一出来，就可以生化万物。

如果土地好了，你还愁种不出好庄稼吗？剩下就是勤劳的问题了。如果你能多走动，多散步，腿脚灵便，你还担心你精子活动力不够吗？如果你精神充足，你还担心你精子数量不足，弱不禁风吗？还有一点，人弱被称为孬种，即懦夫。孬种即弱精，虚卵。项羽能把弱兵带强，以少胜多，因为有将军之勇以志帅气。因此人勇敢一点，每个细胞精子都因此而强壮。中医用细辛、川椒，可壮胆行勇，而有阳刚之气来壮精。

178 乳腺癌

问：我有一表嫂，年四十有余，几年前患乳腺癌，上汕头，赴广州，求名医，请教授，不休不止，身经二次手术，但好景不长，病情转移，再放化疗，家资倾尽，负债累累，境况凄凉，令人痛心，然病魔无情，今春再发，转移于肺，于今干咳频作，备受折磨，再赴省城，寻医施治，医者狠下可待因以镇咳，孰料药石无功，遂告知病况棘手，建议服抗癌西药一月试试，费用二万，但难有把握。表兄见教授底气不足，不敢信任，毅然放弃。

书曰：夫妻好比同林鸟，当挚诚相待，沥胆披肝。虽表嫂年轻，夫妻情深，然病魔无情，棒打鸳鸯，人生之痛！表兄恪守丈夫之情、人性之道，尽职尽力，不离不弃，一心想求名医、访高贤，极力苦撑持，为的是健康有固、家庭美满、人生如意，令人肃然起敬！

呜呼，今名医访尽，药石罔效，六神无主，难有方向，遂告知于我，问愚有何良法解燃眉？愚虽乏学不才，难以救济，尚知二师仁心仁术，医才八斗，技高一筹，定有妙手可回天，故荐之。表兄满心欢喜，表示求之不得，虽不敢苟求长寿，但求表嫂带病延年，心愿足矣！

答：虽说救病如救火，可方向搞错，越努力问题越多，很多疾病的病因我们知道，但没有用，要病人知道才有大用。越难治的病，越要明白疾病的前因后果，才有助于减轻和解脱病情。

凡病皆是个人因果，也就是说，由个人自身的情绪、习气、思维方式招来的。所谓检查出来疾病，那只是检查出来的结果。

《黄帝内经》讲，百病皆生于气，可见气是百病因，百病是气之果。现在很多人颠倒因果，认果为因，没有找到自身气上，反思治疗，所以难有理想之效。

我们不妨来看《善书述要》里头一段关于王凤仪化性疗病的案例。

王凤仪会讲病的事情，一下子就传开了，结果老赵家有人来请他去讲病，王凤仪说，我不会啊！而老赵家的人不相信，又是作揖，又是磕头，非请王凤仪先生去不可。这样王凤仪把心一横，就去了。

原来老赵家有个老太太，带着一个又愚又笨的孙子，还有一个非常聪明的孙媳妇一起过日子。

这个孙媳妇二十多岁，因为怨恨她男人没有能力，结果自己得了大肚子病（怨气伤脾，结果腹中大如鼓），这样半年了，怎么治都治不好，只有等死，老人家天天喂自己孙媳妇吃喝，孙媳妇还嫌老人没用。

王凤仪一看就知道她的病是从气上得来的，然后问她说，你是愿意活还是愿意死呢？

她说，人都求生不得，哪有愿意死的呢？不过我的病太重了，恐怕活不了了。

王凤仪说，你如果真相信我的话，准能活命，如果不相信的话，过不了几天，就要死了。

她说，我真信，你怎么说，我就怎么做。

王凤仪说，你要翻出良心来，病就会见好。

她说，怎么翻？

王凤仪说，你是年轻人，卧床不起半年多了，你奶奶这么大的年纪，天天不眠不休给你煎汤熬药，接屎送尿，你不但不知感恩，反而摇头生气，这哪能不生灾长病？然后你自从过门那天起，就嫌家穷，怨丈夫笨，天天不乐，夜夜郁闷，这种怨恨积久成疾，才得这病，你违背了天理，丧尽了良心，如果想好病，必须要把良心找回来。

她问，怎么找回来？

王凤仪说，第一，奶奶在服侍你时，你心存感恩，说，我有罪，累了奶奶，亏了孝道，奶奶服侍你一次你就讲一次。

第二，有空时，向奶奶问以前那么苦的日子是怎么过来的，忆苦才能思甜。经过苦难后，方知平常是福。

不用想你自己的病，就问奶奶一生的千辛万苦，把你的私心问没了，良心翻出来了，就有好病的机会。

她听了后说，我已经是死定的人了，幸得您老指条明路，我如果不这样做就誓不为人。

结果她真照王凤仪说的话去做，三天后能从炕上起来，七天后能自己下地走路，肚子小了一大半，十天后生活能自理，还能自己回娘家探望。

对此当地人没有不啧啧称奇的。

其实妇人之疾，大都源于不明理，不知感恩知足，而且经常动气，女人百病皆有气郁。

王凤仪先生告知这妇人要感恩，这叫良心动，怨气消，这就是所谓的阳长阴消。如果不是濒临死亡，求生之心诚恳迫切，即便有这么好的办法，也很难真正有效验。

所以建议学医者先学习传统文化，了解性理疗病，八万四千种疾病，皆从良心不正处得。先把良心正过来，再求医问药，肯定会有更好的效果。

所谓七分养，三分治，七分是自己养良心的功劳，三分是医生治病的功劳，这才是正统的医道。

王凤仪《诚明录》、《笃行录》或《言行录》，配合《水知道答案》，这些都非常适合医者或病人看，治心的良方自在其中。

179 多梦

问：两位老师好，我最近经常做梦，做的不是恶梦，感觉做的都是跟生活有点相关的梦，以前不会的，是什么原因呢？有什么办法解决吗？谢谢！

答：按脚就有改善睡眠，令人深沉的作用。梦是心头所想，《心经》讲，心无挂碍，就没有颠倒梦想。各种梦境出现是因为心不平静了，心安然自然梦香甜。

当然如果做梦不影响睡眠质量，梦的是圣贤正能量的东西，这是学习进入状态的表现。如果梦的都是恐惧担忧，烦恼愤怒的事情，那说明应该立马素食，通过素食来素心，让心清静，则恶梦自断。《了凡四训》讲夜梦颠倒是过失多的一种体现。

当然还可以通过下午锻炼一小时，习劳苦，让气血匀和，气血匀和了，梦也会减少。多看些善书，善书能善化人心，心善了，梦不是真善美就是快乐幸福。如能梦往圣先贤，乃大吉之象。

180 青光眼

问：谢谢中医普及学堂，谢谢老师，让我收获很多。六本书我已全买。我想问问老师，青光眼有何好的方法治疗？

答：青光眼从中医证型来看有很多种，比如肝肾亏虚，湿浊中阻，气机郁滞，要辨证地看待，但总的来说，眼睛的问题离不开肝。肝开窍于目，而怒伤肝，怒伤的是生发之气，生发之气起不来，眼内浊阴不降，清浊升降异常，就像沙尘暴的天一样，所以凡眼疾，不可看人不顺，不可怨怒别人。

另外，久视伤血，久视伤眼。现在得眼疾的人很多，《道德经》讲，五色令人目盲，眼部疾患的原因在哪里？在于现在网络、电视、手机。不是说这些不好，这些工具无善无恶，如果用之来传播圣贤教育，那对人是好的；如果用之来娱乐，刺激人欲望，那对人身体造成的伤害是非常大的。

现在网络上花样繁多，无非掏空精血；电视中节目纷纷，大都扰乱人心，有不少人沉迷于网络小说，还有些人沉迷于网络游戏世界不能自拔。

网络小说成为新时代的大病因。不管我们在哪里，周围只要有村民，他们的孩子两只眼睛都盯着智能手机，孩子的智能都让手机夺过去了。

昨天有个孩子追着看玄幻小说，居然忘了去考试，突然眼睛看花了，看人看物有双影，他害怕极了，父母又气又怕，气是气孩子不成器，怕是怕孩子身体出问题。

我们一看这孩子十来岁，面灰骨空毛发疏，按道理青年学子是朝阳，国家的未来，应该精神焕发，却想不到沉迷网络小说，像中毒一样，无法自拔。

《黄帝内经》讲，生病起于过用。眼睛病就是过用了眼睛，过用了肝的情绪。这过度用眼，会使你全部时间乱套，晚上睡不着，白天睡不醒，同时你如果沉溺于网络小说，一天看一百章，就很容易产生身在其中的幻觉，不思食不想睡，不能学习工作，可谓身心尽废，要用好久才能恢复过来。

当孩子恢复过来时，青少年黄金的学习时间已经过去。我们中国聪明才秀的苗子非常多，但是有不少孩子因为自制力不够，没法控制自己的欲望，结果才华通通都漏在欲望上。人要是没有自制力，条件越好，堕落得越快，才华再多，也能消磨殆尽。不怕病苦，怕在病苦中不造病苦的因。

而且看久了，会使你全部时间乱套，三餐一不规律、颠倒，人满身都会长病，神经衰弱就来了，更重要的是智力下降，注意力分散，精力减退，耐力丢失，体力不足。

听我们这么说，这孩子的父母拼命点头说，我们孩子就是这样，你看有什么好办法？

我们说，孩子的问题，还是父母的问题，你们要去看陈大惠老师讲的《教孩子的学问》。现在眼睛花了，眼疾只是小问题，它是提醒你，是大灾难来临前的小预警，是告诉你别看太多了，要自制了。

而人心坏了，思想受到荼毒，这才是大问题。

我们还发现这个孩子的父母就喜欢买六合彩，而且经常到外面打麻将赌钱，这样的父母怎么有威严教孩子呢？

父母去打麻将赌钱，跟孩子沉迷于网络，都是非常不妥的行为。他们不知觉醒，担忧孩子，其实最应该担忧的是他们自己啊！

其身正，不令而行，其不正，虽令不从。

为什么现在孩子难教了？教育者，首先应当自我教育。我们建议每个村在公馆或者老人活动中心里头，都一起来发心建立道德文化中心，播放圣贤教育碟片。

明理的张老师说，现在孩子的教育真是要争分夺秒啊！

我们听了后很震撼，我们以为每天都不可空过，但张老师说，错了，应该说是每分每秒都不可空过。

现在的电子垃圾与精神毒品正在争夺我们青年一代的注意力，那些沉迷于网络世界的孩子，看的玄幻小说，里面基本上都讲，为了自己的利益可以不择手段，藐视一切，这样下去，中国人还会有凝聚力吗？

孩子的时间丢了，道德水准下降了，社会责任感没有了，身心健康也出现危机了，而且变得越来越不现实了，懈怠懒惰。少年辛苦终身事，莫向光阴惰寸功。

如果不及时进入传统文化这个思想戒毒所、心灵戒毒房，谁敢说自己的自制力能够强大到可以控制自己的欲望呢？谁有自信陷在杀盗淫妄的沼泽里还能自拔呢？

一个家里只要有一人能做到，就能带动大家，这叫"一人登天，仙及鸡犬"。

如果没有人做到呢？也有办法，大家把观看传统文化的教育视频当成定课，每天熏修，每天转一点，持之以恒，自制力出来了，责任感出来了，道德水准上去了，这样精神的免疫力自然增强。

大家不要以为孔孟学说、大乘佛法只是古老的道德教育而已，殊不知它为当今世人所需，正是身体、思想、心灵最健康的免疫剂。

所以别只关注眼疾，要关注眼疾的原因，断因才能灭果。

181 神经性耳鸣

问：有个小毛病困扰了我好多年了，就是神经性耳鸣，已经有好几年了。开始不是很厉害，现在越来越重，不止耳鸣，还耳痛，中药吃了，西医也看了。之前在网上找的按摩方法，也试了，效果都不明显。现在也不知道该怎么办，耳朵整天嗡嗡响，耳内疼痛，头有时也会痛，脑子昏昏沉沉的，您有什么好办法吗？非常感谢！

答：大河有水小河满，大河无水小河干。肾水少了，它管的孔窍耳朵自然滋养照顾不到。

耳鸣者肾虚之故，特别是慢性耳鸣持续多年的，所谓久病及肾，都要反思在肾上。耳鸣既是小毛病，也是身体的一个小提醒。

我们要明白它为什么鸣，肾是主封藏的，精华封藏不够，结果就通过耳鸣来提醒，这叫不平则鸣。久病耳鸣，肾气丸灵。

为什么精华会封藏不够呢？

一是看太多网络信息，分流了你的精神。好像用眼跟耳朵没什么关系，其实七窍相通，有人眼睛先天比较好，耳朵比较差，结果长期过度用眼，耳朵也受不了了。

二是跟同事朋友讲太多话。有个做销售的朋友，他说他每天话多后，耳朵鸣响就厉害。我们一听就明白了，这朋友先天嘴巴还行，但耳就比较不行。所以过用嘴巴，连累耳朵。

讲话是一种往外耗散的行为，当然你如果讲善书，弘扬正法，做狮子吼，身体只会更好。

因为你出去多少，天地会以双倍的能量回报给你。但现在很多人不是讲别人闲话是非，就是说自己的功劳，功劳是做出来的，一说就没了。

这耳鸣就像积阴德一样，自己能体会到却不让别人知道，所以耳鸣是提醒我们要去积阴德，做善事不要到处宣扬。

这是很有道理的，因为肾主封藏，做了好事，又经常拿来讲，这不就不封藏了吗？好事要封藏起来，肾才能更好地藏精，所以我们发现，那些好像不太会说话，却经常做善事不宣扬的人，不仅寿命长，身体好，而且很有福报。

因为通过积阴德，肾主封藏的先天功能加强了。所以说闭目可以养神，闭口可以养气，闭耳可以守精。

故云慎言宜守三箴口，处世常悬百忍图。

182 小儿便秘

问：不好意思有急事相问，家有小儿21个月，平素不爱吃素菜，吃得又少，时常便秘。这次4天才排便，拉了两次硬的后来却开始拉稀的了。不知这是怎么回事。平时要怎么注意呢？

答：可帮孩子捏背，孩子灵动小儿，按摩是最安全有效的。

很明显，孩子便秘是因为滋润的蔬菜吃少了，要做些米糊或者用淮山粉加在米糊里头给孩子吃。还有孩子吃不了青菜时，可以把一些时令蔬菜剁碎，跟米糊一起煮，这样孩子就能够慢慢学会吃蔬菜。

蔬菜者，疏通之菜也，是善于疏通肠腑脏腑的食物。小孩子不爱吃蔬菜素菜，是因为家里大人由着孩子的欲望惯出来的，同时也是小孩子不是真饿的表现。所以父母要理性地看待，不能够溺爱，饿了就吃，不饿不吃，这是一个养孩子的道理。同样要明白七分饱胜调脾剂，若要身体安，三分饥与寒，现在孩子有九成消化不良，都是直接跟吃饱吃撑分不开的。

而大人的消化不良，除了应酬外，更多的是情绪上的不调和，心理上有问题，就不能很好地消解食物。

养小孩有个秘诀，就是大人要健康。大人越健康，越有利于孩子健康。如果大人经常便秘食积短气乏力，说明大人的饮食习惯、行为习气就是招这些病的，同样也会让小孩子更有得这些病的倾向。

183 去湿气

问：黄豆、黑豆和提子等份量一起打豆浆不加糖，可以去湿气吗？

答：山药、芡实、莲子、苡仁都是健脾除湿炒品。

养生的招法越来越多，可如果离开了心性，那所有招法都是花招。人要肯勤习劳苦，一招练会即绝绍。

人身所以湿气多，是因为懒惰不肯勤习劳苦，湿气在习劳过程中会被慢慢炼化，同时习劳要带一颗平静的心去做，不要抱怨家务活太重，不要认为这是给别人做的。习劳苦是自己身体的需要，不习劳苦，没有哪个人身体会好的。

湿气的性质是重浊沉闷，黏滞，不果断，所以像懒惰的人，不果断的人，行动力不强的人，最容易沾上湿气。湿气是果，心性上做事拖泥带水才是因。用一些食疗之法，有助于缓解减轻，但并不是在根治。

184 孩子接触中医的启蒙书

问：我想让15岁的女儿开始接触中医，可以看哪些书？请推荐一些简单的，能让孩子有兴趣看下去的书。

答：那些神医妙手仁心，杏林春暖的故事最易吸引青少年。

中医童蒙普及的书籍，而且要很有趣味的比较少，可以看一些带彩图的趣味中草药，这样可以让孩子先认识一些草药知识。如果孩子真有学医的气质，喜欢学医，那就简单了，这个年龄阶段，不是要看多少书，而是要记忆多少，像《药性赋》《黄帝内经》相关养生章节，都可以先背诵。背后不知不觉，优秀文化就融入血脉之中，自动都会慢慢懂得养生防病。

185 肾结石

问：各位老师好，我十多年前体检说右肾有结石3mm，前年有时会有点痛，检查结果和以前一样，所以也没放在心上。最近痛的次数增多，且痛的比较狠，我想问老师吃点什么中药好？

答：结石是怎么来的？一是长期透支体虚，或熬夜，或劳累过度。符合《黄帝内经》讲的至虚之处，便是容邪之所。许多人看到结石的有形邪块，没看到体虚的原因，所以碎了石，石头又长回来。

二是饮食长期过于浑浊，浑浊的河流容易沉淀沙石，浑浊的血脉容易停留积块，所以饮食上要清淡。

三是缺乏运动，运动人身血脉流，当血脉通畅流动时，脉力强大，就像河流发大水，石头都会被冲到下游去，人身体脏腑力量大，血脉通畅，许多石头自己都会被排走。所以有人用那种喝水加上跳动法，把小石块跳出体外，当然前提是要你精气神充足。如果虚了累了的话，你运动起来身体动力也不足啊！后劲不足，败事有余，一个人没有后劲，做什么事情都难有好结果。

四是石头是坚固僵硬的，一般身上长这个的，反映心灵上有顽固执着的东西放不开，找到最执着、最顽固、跟人结怨最深的那点放开来，就是放开自己身上石头最好的心灵疗法。众生刚强难调，所以容易得各种刚强的病。什么样的性招什么样的病，这不仅是记载于书中的经典之语，更是在现实生活中可以得到普遍印证的。像血管硬化，脊柱变僵硬、转动不灵、弯不下，身上长脂肪瘤、硬块、结石等，都是我们这个时代最常见的病理产物，也反映了我们这个时代的人普遍性格刚强。

186 小孩咳嗽、鼻炎

问：两位老师您好，我是一位三岁半孩子的妈妈，我孩子从小比较体弱多病（也许是我喂养不当造成的），两岁多时因为发高烧不退、咳嗽，到医院被诊断为肺炎，住院七天后出院，可一个月后又咳嗽而且喘，结果又住院治疗。从那以后几乎每月都感冒咳嗽，一咳嗽就喘，被诊断为变异性哮喘，还有鼻炎，我知道因为输液太过寒凉，以致他身体很虚弱。后来我们带他看中医，效果还不错，但最近因为天气变化大，两个月就感冒发烧三次，每次咳嗽都持续半个月才好。看了你们的文章我也在反思自己的家庭及喂养方式对他的影响，但现在关键是如何能减少其发作频率，增强他的抵抗力呢？现在很多小孩都是这样，因为喂养失误等原因造成鼻炎哮喘，有的靠长期服用顺尔宁来控制，请问有什么好的调理办法吗？万分感谢！

答：《黄帝内经》讲，形寒饮冷伤肺，又讲四季脾旺不受邪，小孩子的很多病都能从这两句话里头找到出路。小孩子比较少见思想情绪上的干扰，因为他们天真无邪；风寒袭表，以及饮食失调，却成为得病的主要原因。

关于喂养不当，要明白是怎么个不当法，是营养过度了，还是没有七分饱，或者是饮食太复杂了？要回归自然的食物，少吃那些提纯的高营养高能量物质。自然的食物容易消化代谢，像米糊淮山粉、青菜粥，而高营养高能量的食物，吃下去不好消化，一消化不彻底就会助长病气。

现在很多人认为要吃进口奶粉，其实当地当季的食物是最好的。《阴符经》讲食其时，百骸理。《黄帝内经》上又讲，非其时而有其气，邪气也。也就是说不是这时令出现的食物，你却经常吃，这不是在吃食物，而是在吃邪气。比如冬季吃西瓜，夏季吃苹果。

现在很多母亲，或家里人，太关爱小孩子了，关爱过度了，叫热过度了。热过度得的是热过度的病，所以老容易感冒发烧的孩子，父母应该反思自己是不是关爱过度了。现在很多父母或爷爷奶奶都不懂这个道理，把什么好的都往孩子身上使，结果孩子反而病快快的。

《黄帝内经》讲，什么东西都忌过度，不单是饮食，连情绪和对孩子的爱都忌过度。要用平常心、平静心去养孩子，孩子就容易变成平常人，平常心、平静心是最好的免疫剂，是最好的退烧药。

187 学医从学国学开始

问：我想让上初中的女儿开始看一些相关的中医书，应从哪些书开始呢？

答：知之不如好之，好之不如乐之。要我学，不如我要学。主动学之人，在窗外听法，偷听成主持。不主动学者，在一流棋手座下听课心猿意马，终成凡庸。为学医从学国学开始，养心的功夫都在国学上面，养心是根本，心为五脏六腑之大主，是人体的大根大本，心性功夫好了，不单有助于孩子的学业，还大有裨益于身体健康。不在于孩子是否学好中医，在于先学专一。至心一处，无所不通。

现在很多人都问：学医从哪里开始？我们常说中医是传统中医，不从传统国学入手，如何步入中医之门？像《弟子规》《朱子家训》，然后配合一两篇《黄帝内经》的养生章节来持诵就非常好。不需要学得很多，一定要熟透，吃透一两个字，吃透一两篇文章，比泛泛阅读一大堆书有作用。

常有学生背书还没到滚瓜烂熟，脱口而出的地步，蜻蜓点水就去背其他书了。这很可惜，如果真把一本书背熟，比你把一百本书背不熟还有用。一门深入最重要，做饭做到夹生饭，半生不熟，做再多能吃吗？不能吃。读书读到半生不熟，没法脱口而出，读再多书有用吗？难以学以致用。夹生饭吃了肚子胀，不好消化，还不如不吃。知识背不熟存在脑里想用却用不好，反而徒增烦恼压力，所以要学就学个踏实，学个透彻。

小孩子不需要背多，能背诵《黄帝内经》前面两三篇，种下一个中医养生的因，将来他有机会真有那个善根，自然就会往这方面走。

188 肺癌因果

问： 感谢老师疗心授道，其实我表嫂心性仁慈、性格乐观，相夫教子，孝道有加，在乡里算是出名的孝妇，上敬公婆，下疼仔儿，和睦亲朋邻里，莫奈善招恶报，癌病缠身，如今已转移于肺，咳嗽频作，胸闷气塞，痛苦之况，令人难以消受，无计可施，还请老师指点一二。谢谢！

答： 艾灸膏肓、关元、足三里，加按摩脚下反射区，这些安全有效的外治法，可以让病势变缓。

因果以明白为无过。善因善果，恶因恶果，天底下没有无缘无故的果，更不会善招恶报，要看长远点，要看全面点。切莫错认了因果。

人非圣贤，孰能无过。一个人真找到自己过失，就很容易找到真正的明师，见到自己过失的人，本身就等于见到了明师。明心见性，要先明白自己过失，改过必生智慧，人的智慧基本上都是在改过里头产生出来的。

人一天不改过，一天就没有智慧，一天不改过，一天就没有进步。为什么古代的大医叫德艺双馨？道德跟技术两方面都要发光发亮，才能治好病人之疾。现代很多病只能治好一半，甚至绝大部分都治不好，不管是用中医还是用西医，为什么？因为现在只用到了技术医学，道德医学被遗忘太久了。

很多人以为医学是技术层面上的医学，所谓道德修养，那只是医生自身的事，他们不知道这德不仅是品德修养层面上的东西，更是严格的病因学概念。品德与疾病的关系，是个大课题，很值得研究。

如果能够认识到这一点，那治病就真正找到病根了，就符合《黄帝内经》讲的，治病必求于本，德全不危。这个本是什么？就是德啊！道德全面圆满了，身体就没有危机；反之德危不全，道德出现危机，生命就很难保全。

这方面的因果，被医学界的人们普遍忽视，靠技术去治病，只治一半的病；靠道德治病，能治另外一半的病，两方面结合，才能把病治全了。

所以为何古代的医生德艺双馨，因为他们认识到这一点，在治病过程中，还要劝人为善，劝人修心，这在《大藏经》上叫做"发菩提心，深信因果，读诵大乘，劝进行者"。这让人家明白道德是因，疾病是果，这才是医学的正知正见。

如果抛离了品德，只从技术上去治病，就等于在果上治果，没有从因上断果，于是疾病反复恶变的现象就越来越多。

189 眼胀痛

问：女，41岁，这一两年来，感觉稍稍用眼，看电脑或是手机，就胀痛，不舒服，不用还不行，上班需要用到；另外就是例假只有三四天，量比年轻时候少了，日期是正常的，老师，这是怎么回事呢？

答：胀乃气滞，不耐用乃血水少，用小柴胡汤合四物汤有利于中年目涩胀痛。《黄帝内经》讲，人年过四十，阴气自半。体衰，气血少是正常的生理现象。如果气血少了，眼睛当然不好用。因为目受血则能视，目受的血少了，就像手电筒没有足够的电，手机没有充足电量一样，势必难以久用。

人越是上了年纪，越要明白修心的道理。孔子说，人到年老了，要从心所欲不逾矩，这从心所欲不是无法无天，而是顺从规律去思考问题。

比如怎么修心呢？现在很多人看到外面不顺，就发脾气，修心是叫我们修一颗好的内心，看外面一切不顺都是自己修为不够，反求诸己，就能延年益寿，就能幸福快乐。

人一整天的气血能量都到哪去了呢？要研究明白这个才有利于保持健康。大部分气血能量都在跟人较量斗气中消耗掉了，所以不抱怨，不生气，不管人，气血就会变得很足。

善人不抱怨，抱怨是恶人；贤人不生气，生气是愚人；富人不占便宜，占便宜是穷人；贵人不耍脾气，耍脾气是贱人。

可以在书桌旁、笔记本上，或者墙上，常贴这些修心格言，这样时常看到琢磨，心地功夫就会不断上去了。

这是苏东坡被贬谪后能够挺过来的重要原因，他在墙壁上贴了不少修心的格言。通常被贬到南方的人，因为想不开，很少能够安然回去的。

这叫古来南迁几人回，但苏东坡回去了，凭什么？难道他体质比别人强吗？不是，越上了年纪，心地功夫对人寿命影响越大，心稍微有些波动，五脏六腑就动摇，五脏六腑受不得反复的折腾，所以要身体好，非常简单，不要折腾自己，多看好样子。

190 树立新的健康思维

问：推荐刘老师讲的《树立新的健康思维》，这个视频很好。同时推荐郝万山老师的力作《不生气就不生病》。

答：荐书之功，有益于良师。胡师姐，你好，我找到了刘老师讲的《树立新的健康思维》这个视频，看后收获很大，这医是仁术，仁术不仅是道德层面的概念，更有严格意义科学层面上的概念。

刘老师讲到，在古代，天时跟地利引起的疾病占大多数，因为古代人心淳朴，所以《黄帝内经》跟《伤寒论》，主要针对天时跟地利来立法。

而当今不同，因为人际关系日渐复杂，人心失和，引起的疾病日渐增多。

七情六欲，充斥在每个家里，可谓是情绪污染深重，如果大家不能够超识离情，就永远没法摆脱疾苦的烦恼。

刘老师讲，是不是吃一个方子扎一根针，人就不生气了，就家庭和睦了？这是不可能的。

现在西方科学家都头痛，科学唯一不能作用的地方是什么呢？是情绪。而这正是我们中国传统文化能够作用到的地方。

中国传统文化可以说是化解争端，和谐心灵的文化。在物欲横流、金钱至上的今天，舍传统文化弘道利生，不要说救别人，想要救家人、救自己都难。

治疗病人疾苦，舍孔孟学说、大乘佛法，不要说是帮病人，想令自己不病都难。

所以深入儒释道，弘扬传统文化，不仅是中医的需要，世界的需要，更是我们自身的需要啊！

好文化才是好药，刘老师讲到当今治疗手段越来越多，却离心平气和越来越远，方法五花八门，离心灵的学问越远，就离道越远，离着魔越近。

确实我们学医人深有感触，学越多越复杂，觉得越不轻松。如果是这样的话，说明我们路子没有走对，方向错了，越努力背离越远。

所以凤仪先生的学问是我们学医人最方便切入的，跟医学的体系完全相融。

首先，它叫性理疗病，从疾病入手来改变人。让人明白病是吃气的，疮是吃火的，八万四千种疾病都是从气火不平处得来的。

凤仪先生还讲到，怨恨恼怒烦，人生五毒丸，吃半颗要你病，吃一颗要你命。

所以说人生气是给病送水喝，上火是给病送粮食吃，较劲是给病送马车。肿瘤越养越大，变成癌症才会扩散，这是天天生气上火，天天计较斗狠。《内经》要旨，有病生于气。

只要不生气上火，就截断了疾病的粮草。

人能认识到这一点，生大病也有一线生机。

其次，凤仪先生的学问从家庭入手，家和万事兴，自古以来做天大的事业容易，但要把家调和好不容易，家家有本难念的经。居家和为贵，处世德占先。

孙思邈讲过，家人有不快，百病从中生。凤仪先生的家庭伦常道是解救疾苦的妙方。

再次，凤仪先生的学问从性情入手。人有什么性招什么病，化掉性就等于化掉病，心性决定身体的状态。

我们现在写《善书述要》时，花了很长的时间来整理《王凤仪言行录》，希望它对医治病人有帮助，但我们知道从中得到最大好处的还是我们自己。

真是祖上有余荫，才有机会接触传统文化，学习传统文化。

感恩胡师姐的推荐。

191 糖尿病

问：中医普及学堂的文章语言朴实无华、明白易懂，将深奥的理论形象化，真正做到了普及。赞一个！你好，我想问一下糖尿病为什么叫消渴？为什么会得糖尿病？

答：糖尿病是一个世界性的难题。为什么会得糖尿病？有非常多种说法。其中从中医角度来看，这是一个生活方式疾病，并不是什么传染病。我们这个时代出现了越来越多的生活方式疾病，就是生活方式严重背离了自然规律。当人离自然规律越来越远时，得的病就越来越多，越来越复杂。什么是自然规律？《黄帝内经》讲，饮食有节，起居有常，不妄作劳。这就是自然规律。

你看现在我们大家有多少人能够控制饮食，有多少人能够不吃撑，不吃太过了？太难了。这些多余的饮食化为什么呢？化为赘肉、血糖、血脂。所以很多人吃完饭后昏昏沉沉，非常想睡，这说明你不是吃撑吃过了，就是吃的食物太油太咸太肥腻了。

现在有了手机后，大家晚上都不睡觉，白天睡不醒。按天地规律，晚上是要把食物精华封藏起来的，结果你晚上不睡觉，还在耗散，身体封藏功能减退，血糖和血脂不能被充分转化，就游离在血液里头。

有个老人，她自从有小孙子后，喜忧参半，喜的是抱孙子很开心，忧的是自己的血糖和血脂，拼命往上升，降不下来，吃药也不管用。她问该怎么办？

我们说，你这是"孙子病"，带孙子让你没法睡好觉，每天晚上都要起来好几次，不是换尿布就是喂奶，人没睡好觉，老得快，病得快。

然后她就把孙子交给儿子带，不到一周，血糖和血脂就恢复了正常。可见药物解决不了的问题，生活方式调整可以解决。

可是生活方式没法子调整，怎么办？那就要调心，这我们要在后面讲。要调出一颗不动心。

同样，现在很多人白天睡不醒，白天正是阳气充足，开始炼化身体里残渣的时候，像血糖和血脂通过运动，都可以炼化为能量为我所用，但是白天你睡不醒，不能养阳，谈何炼化呢？

结果越睡不醒，越懒惰，湿气越重；越不爱运动，血液就越黏稠，疾病就越顽固。中医的湿气也包括血糖和血脂，这样阳微则湿盛，人熬夜后，白天又不运动，阳气就越来越微少，阳气少，饮食就会越来越重。

这些湿气和血糖、血脂都是阴成形的产物，都是阳气化不足的结果。所以对于得糖尿病的人来说，管住嘴、迈开腿，早起早睡，都是对身体最有用的生活方式。然后用一种联合养生疗法，朝服附子理中丸，暮服肾气丸，糖尿指数可稳定下来。

糖尿病又叫消渴，分为上消多饮，中消多食，下消多尿。

为什么吃这么多身体还容易消瘦，因为没那福报，这样的人从习性角度来看，大都由浪费造成的。

我们来看一则《善书述要》里头《猛回头》的内容都明白了。

谈老到城里做客，张某尽心照顾，连洗澡水都给放了满满一池，谈老说，水太多了，浪费可惜。张某说，不要紧，蛮便宜的，一吨水才几毛钱，我用多少就交多少钱。

谈老说，无论多便宜都要节约，浪费就是犯罪。

张某疑惑地问：水很平常啊，何况我还照表付了费，怎么还犯罪？

谈老说，毛泽东说贪污和浪费是极大的犯罪。可见浪费和贪污是划等号的。万物时刻离不开水，地球水资源越来越少，滴水都觉得珍惜不够，怎么还敢去浪费？人的一生用多少水是定量的，岂是用钱就能买的。

人得的稀奇古怪病，很多就是在这些小事上没注意引发出来的。用种斯文说法，叫病从口入，大吃大喝，挥霍奢侈！

张某又问：这怎么讲？

谈老说，比如你有七十年的粮食跟饮水，如果你铺张浪费，超支了三十年，四十岁以后，你即使有钱，也会时常饥饿口渴，喝水不受用，吃饭不解饥，就是现在常说的糖尿病消渴，最后会变得不能吃不能喝了。

张某恍然大悟，原来这时代糖尿病越来越多，跟铺张浪费也有关系。

192 十三岁有时还尿床

问：老师好，《药性赋》追了好长时间终于看完了，书也买了，现在看张锡纯的《医学衷中参西录》。有个问题想请教下，我儿子今年13周岁，有时还尿床。睡觉比较沉，白天喝水就多尿，口重喜咸味，胃口不太好，身瘦胆小，大小便正常，学习成绩挺好的，是不是肾气不足啊？西医中医都看了，吃药也没效果，有的说这个不用治，大点就好了。这个该吃什么药好，怎样治疗？

答：像金樱子加牛大力各30克煮水，治小孩尿床，非常管用。

尿上的问题，如果服药乏效，跟性子还有说话有关。中医认为，恐则气下，肾主纳气，恐伤肾。所以孩子性急，或者容易胆小恐惧，还特爱说话，那么气就往下，尿水就很容易出来。如果孩子大了还会尿床，整个家庭都要反思慎独的问题：大家在公众场合一般都表现得安分守己，而独处时能否表现如一呢？

一般像孩子胆小气弱，脉虚下陷，用补中益气汤加水陆二仙丹，喝几次就会好转过来。但药不能够让性子好转过来，只能让身体好些。而性子不转过来，又会让身体坏下去。所以药物可以作用于身体，性子也可以作用于身体。如果不改性子，那么药物跟性子就是在拔河，受苦的是中间的身子。

193 耕田伤害昆虫

问： 在耕田过程中会伤害到小昆虫，请问师兄，应如何面对这个问题？

答： 《大藏经》里头有一卷《梵行品》，平常可以多念念，能在心念上净化自己。在耕田种地时，见到小生命，你让它放它就是善，你捉它伤它就是恶。同时还要看你是发什么心去耕田种地，在山里有些老农，他们发心要从地里榨取更多的成果，不是拼命打药，打除草剂，就是下化肥，结果昆虫通通被杀死，土地也板结。

我们选择用土肥，锄草，不打药，不打除草剂，同时只问耕耘，不问收获。这样心平气静地耕田种地，本身就是最快乐的。

所以一个人动机很重要，如果老觉得田地欠他的，这就是欲，欲字就是欠和谷组成的，多欲多苦，多欲多业，多欲造的业，比伤害小昆虫还大。

《大藏经》中讲，一切罪苦，皆从贪欲中来。

能够少欲无为，身心就清净，能够与田地不贪，与世无求，与人无争，你对这世间还有自己身体造成的伤害就是最小的。

194 小儿贫血

问： 老师您好，谢谢您耐心细致的几篇关于小儿的文章，现在我也在努力践行。眼下我又遇到一个新问题向您请教，小儿十个半月，一周前抽血检查显示贫血，医生建议补充铁剂，但就是喂不下，小儿喝了就吐。请教老师，有没有其他的方法补充？孩子母乳，我多吃大枣、红豆之类的食物可以吗？

我一直不能静心，看了一些文章，我知道自己要先收心好好学习，有机会一定去拜访。

答： 一觉闲眠百病消，大多气血是在深度睡眠里转化出来的。常人认为虚要吃，不知深度入睡更重要。大人都知道睡个好觉一条龙，睡个烂觉一条虫。

这是一个睡觉锻炼跟晒太阳的问题，孩子不是因为缺铁，而是因为脾胃转化功能还没有真正出来。

平常的食物，都是五行之气俱全，怎么会缺呢？

什么叫五谷杂粮？五谷杂粮就是五行之气俱全，之所以孩子会感到缺，是因为转化功能没有锻炼出来。

怎么没锻炼出来？我们看晒不到太阳的山阴，草木长得不够强壮，而晒到太阳的山阳，不仅树木茂盛，结的果还很甜。

现在很多父母养孩子，都把孩子养阴了，缺乏必要的阳光。连钙的转化，我们都知道单凭食物没用，还得晒太阳跟运动，骨骼才会坚固。其他各种元素的转化也是如此。

在《凤仪性理疗病》书中讲到，血液上的问题跟金钱有关，如果贪财，生闷气，就会引起血液上的不通或不足。

所以孩子身上的问题，父母要反思自己，大凡十二周岁以下的儿童，不论得什么病都与父母有关，与其说给孩子看病，不如做家长的先反省自己的内心。

195 晕车

问：你好，能不能写一篇关于晕车方面相关知识的文章？还有少数人坐车就晕车，应怎样改善呢？谢谢！

答：治标可用姜片或风湿膏贴内关、关元穴，或按摩可宽胸降浊。

晕车是升清降浊出了问题，《黄帝内经》讲，浊气在上，则生撑胀，浊阴不降，向上逆就容易头晕呕吐。所以晕车的人大都脾胃消化不是很好。脾胃为什么消化不好？一是思虑伤脾，二是劳倦伤脾，三是懒惰不运动伤脾，四是大饱伤脾，五是木克土愤怒伤脾。找出原因，才有助于修复身体。

人体脾主升清，胃主降浊，所以一个小小的晕车现象，你都可以找出不同的原因，然后你再有针对性地去改善，提高脾胃升清降浊功能，就不会那么怕车了。否则单靠吃一些止晕车的药，治标不治本。中医讲五脏辨证论治，疾病虽然千变万化，但万变不离五脏阴阳，回归到五脏上来，你就知道怎么调理了。

196 右手出红点

问： 两位老师好，右手心发热并且痒，有小红点凸出来的样子，这属于阴虚吗？

答： 拍掌或甩手，每天一小时，痒热会被震荡出体外。

一般手心对应的是脾胃，也对应的是心包，这里有些小红点是心脾有热。《黄帝内经》讲，诸痛痒疮，皆属于心。既发热且痒，一是心包经有热，二是胱肠（膀胱、胃肠）不通畅，脏邪不能还腑，所以若是尿黄赤唇舌偏红的话，就可以考虑用导赤散撤热下行，同时少熬夜助火，多运动散热。

197 如何快速入睡

问： 师父，我的一个朋友最近老是失眠，有挺长一段时间了，有没有什么方法能让他快点入睡？

答： 失眠要按摩心包经，失眠多梦心包经。

夫睡眠之道，先睡心后睡眼。影响到睡眠质量的有两个，一个是现在的灯光污染，手机、电脑、电视，这些能发热发光的工具，它在中医看来是属于火的，如果晚上这火还熊熊烧起，就像太阳没有落山，这人的神怎么能静下来，阳又怎么能入阴呢？虽然大自然的太阳已经下去了，可是你家里人造的太阳又升起来了，这身体就没法入睡了。所以要按时关灯熄掉一切电源。一般在农村里，人习惯日出而作，日落而息，与天地同步，很少有失眠的。

另一个，心主神志，心事太过了，心意识止不住，神志就定不下来，特别是你最关注的那个东西不放下来，人就容易变得焦虑不安，烦躁不宁。整部《大学》告诉我们修身的功夫在第一章，人道在里面都讲完了，而第一章的精髓就两个字——知止。现在我们发现，穷人苦，可穷人变为富人时更苦，本来穷时吃饭还香，睡觉还安的，一旦富有了，欲望更大，想要的更多。结果饭也不香了，觉也不甜了，真是福而不知足，反而吃大亏。

孙思邈在《千金方》上讲，人知止足，天遗其禄。人的福禄是怎么来的？不全是祖宗上天赐给你的，更多是你用一颗知足知止的心态感召来的。

现在很多人心、意识静不下来，是因为他老看到自己缺什么，从来没想到自己拥有什么。

198 吹空调导致面瘫

问：老师，我有一个同事，在清洁空调时，因面部直对空调冷风，导致面瘫，寻医有好转，但没全好，有半个月了。《中药讲记》中谈到槐树皮可以治，这味药买不到，请问哪里有？或者有什么其他办法？谢谢！

答：面口合谷收，温柔持久渗透地按摩合谷穴，可以美容正颜。面瘫找到原因后，治疗的方法就多了，不局限于特效药，当然有特效药起效会快一点，没有特效药，配合针灸，慢慢恢复也不用太久。

一般面瘫首选针灸，对于因为吹冷风后导致面瘫这种情况，可以内服一些活血化瘀、祛风通络的药，如牵正散，令面部气血对流，风邪提去。当然要注意脾胃的保健，头面肌肉属于阳明所主，脾胃这粮草供应不足，就算前面有再厉害的将军去通络都没有底气后劲。所以对于治了一段时间却很难好的面瘫，要用大量调脾胃的药，如四群子与玉屏风散，把脾主肌肉功能加强，面部肌肉就会恢复。

199 痛经和减肥

问：老师您好，很早以前看了您的《药性赋》，还做了笔记，觉得您说的很有道理。这次主要是想向您咨询一个问题：我这两年偶尔会痛经，一痛起来就直冒冷汗，大热天都要抱热水袋，每天早上上厕所大便都不成形，比周围的人比较不怕热，别人要吹风扇，我吹一下就要关掉。我觉得我是属于阳虚体质，这几天来我买了生姜，每天掰一块嚼着吃。然后我是属于胖的体质，160的身高，117斤，近两三个月来爬山、跑步，但似乎对我减肥没什么效果。根据我以往的经验，我是属于那种从事比较累的工作才会瘦，像我去年在家里带小学生，做家教，每天被他们吵，一个月就瘦了6斤，其他的运动对我减肥似乎没什么帮助，当然体质肯定是可以增强的。这次主要是想请问老师，我的这种体质对我减肥有什么关联吗？好想自己变瘦和不再痛经了啊，希望老师给分析一下。

答：你也不算太胖，人不论胖瘦，要精气神充足，才是健康。而且靠比较累的工作，被别人吵来减肥，并不是好的减肥方式，是消极的减肥之法。

那什么是积极减肥之法？要主动地去修学帮助别人。深圳有个义工团，帮了很多肥胖的人减肥。他们的方法很简单，就是到寺庙里，或者大街上俯仰捡垃圾，帮忙打扫。很多人以为这是没事找事干，那是因为这些人不明白，善有善报的道理，功不唐捐，德不虚弃。付出一定有回报，善意的付出，一定有圆满的结果。他们做义工，通过善意的付出，身体很快得到健康，气色很快变得红扑扑。而且你发现，为大众去干活，心中常常没有扭曲，非常舒坦，这叫助人为乐，助人是因，为乐是果。你真心助人，就能得到真快乐，这种快乐绝不是嘴上吃营养能补到的，这叫人逢喜事精神爽。

人长期处于这种助人为乐状态，精神会变得非常清爽。精神好，身体里那些多余的赘肉通通消掉，不通的血脉也会通通畅开，至于痛经跟大便不成形的问题，那都能够顺带解决。

现在很多人去爬山，刚开始有效果，后来就没啥效果了，为什么？因为用自私的心去爬山，效果就很有限，要用无私的心去爬山。这存心很重要，同样爬山，存心不同，效果就不同。举个例子，两个母亲，在孩子发烧时都去祈祷，结果一个母亲的孩子好得特快，另一个母亲的孩子就很难好。原来第一个母亲她就祈祷说，希望孩子快点好，好了要为国家做贡献。第二个母亲就想，这病折腾死人了，快点好吧，给我省点医药费，省点时间跟麻烦。《论语》讲君子坦荡，小人常戚戚。君子与小人之区别在于存心。公心的人宽广，私心的人搅扰。

所以说同样祈祷，为什么有不同功效？这还是看你有没有如理如法地去做。爬山也是这样，如果为了让身体能够帮助更多人，那这身体会好得很快。这又叫"君子乐得为君子，小人冤枉做小人"。这里小人指小器量之人。

200 喝粥后胃反酸

问: 老师,你好!世人都说喝粥养生,为什么我一喝粥没过多久就会反酸?吃饭从来没有这样的情况。这是为什么?可以从中医角度给我解释一下吗?是不是我胃酸能力太强了,吃稀饭不适合我?是不是也可以说养生不是别人说怎样就怎样,还是得依据自己的体质来养生啊!希望老师给我解惑,谢谢!

答: 喝粥确实养生,这是真实不虚的。在山里有些学生说,喝不了粥,一喝粥也容易反酸,我们笑笑说,那是因为干活强度不够,吃东西太着急了。于是大家就去出坡,每天下午两个小时的出坡,回来后,干饭吃不下,只想喝粥,一喝就消化,进到肚子一下子就没了。说明人消化不好,是因为运动太少。像我们下午出坡,时间不够的话,挥汗如雨,等到晚上时,自动都想喝粥,有干饭都不要。

古人讲,喝粥养生,不是叫你盲目地去天天喝粥,一定是建立在劳动付出后,身体水液蒸腾变汗,排出体外,这时身体自动渴求,要进粥水,这样喝起粥来就特受用。因此古代大德年老照样出坡习劳,叫一日不作一日不食。这是中国特有的农禅家风,真正认识到干活是身心灵的需要。这里建议大家下午运动锻炼要足够,同时不要暴饮暴食。暴饮暴食的意思有两重,一重是吃东西速度快,一重是吃东西量大,超过自己胃肠受纳,所以一要吃缓,二要吃少,这样就没有什么问题了。

201 青光眼

问：男，53岁，半月前眼底出血，去医院检查，说做激光手术止血，没做，回家后寻求一些民间治疗方法，无效，一周后眼胀痛，检查说已转变成青光眼，做了激光手术，现一眼仅有光感，请问有什么方法吗？

答：为什么眼底会出血？肝开窍于目，怒则气上，气上则血溢脉外。眼底的毛细血管，细如毛发，如果暴怒伤肝，加上年老血管柔软度不够，就很容易脆裂出血。概括一下就是有两种情况会导致眼底容易出血，一是血压高，加上暴怒；二是吃了一些壮阳的补品，比如鹿茸。

上次有个老人家，吃了补药后，一只眼睛立马看不见了，原来气血并走于上，降不下来，后来用几片大黄泡水，把补力往下撤，眼睛终于恢复明亮。一般青光眼、白内障，跟盯着别人缺点，经常看不顺眼，容易动心生气有关，所以要反思，一我不应该看别人不顺眼，二我不应该老看别人的不是，三我不应该生气。总之一切怒则气上的心思情志要去掉，不然眼睛天天充满怒火沙尘暴，怎么会天清地宁。

202 近视的缘故

问：老师，您好！我想请教您一个问题。女，21岁，小学时开始近视，但没敢和家里人说，到初一时开始戴眼镜，现在600度，从中医来看能够调好吗？我想或许是因为上学长期用眼过度，可也有一直在上学眼睛都不近视的。是不是肝有病变啊？应如何调理？求指导。谢谢！

答：目暗生光辉，用决明子、枸杞子、黄芪、菊花各5克泡茶。

现在很多孩子都近视了，以前我们读小学时，一个班就只有班长带眼镜，大家都觉得戴眼镜是一件非常不光彩的事。可现在很多学校里你去看，一个班几十个学生，只有几个不戴眼镜的。为什么视力普遍退化，难道现在人不如以前人了吗？

不是的，那是因为现在很多人都没有明白如何使用身体。身体出故障，是提醒你如何使用身体，是告诉你要学会善待自己身体，比如高度近视，谁都知道这是长期高度透支用眼导致的。

所以一要远离电脑、电视、手机等电子产品；二要多看绿色植物，多爬山出汗，出汗可以让身体推陈出新；三切忌熬夜。中医认为，冬藏精，春才能生发，这晚上就属于冬藏阶段，你睡觉其实就是给身体充电，充够电后，白天就能大放光明，觉睡好后，眼力才足。你看这电筒或者手机如果没充够电，没用两下就暗了，没光了，照不远，人体何尝不是呢？他的精气神只有靠晚上早睡，才能补回来，这就是药补、食补不如睡补的道理。

眼睛对应的是离卦，离者火也，离中虚，火是中虚而明的。一个人要保持内心的虔诚谦虚，智慧之光才会明亮照远，所以对于普遍容易近视的当今青少年来说，要立大志，干大事，眼光要放得长远，不要太计较眼前的得失，要明白"不谋天下者，不足以谋一域，不谋万世者，不足以谋一时"的道理。

范仲淹有"先天下之忧而忧"的胸怀，周恩来有"为中华之崛起而读书"的志气，这都是看得长远的表现。一般志短的人目光短浅，只见眼前；志大的人，目光长远。所以近视的人都应该反参，我的胸怀志向都还不够大，要看得更远些，不要被眼前的得失荣辱所障住，不要被这些玄幻、游戏、网络、手机所迷惑。

所谓玩物丧志，先丧你的志，然后再丧你的眼睛和整个身心。人无志不立，你没有志向，一切都不会往好方向发展。

这立大志，可以让身体变化，不是我们的发明，在《曾氏家训》中，曾公就提到用立志来改变气质，治疗疾病。他说，凡沉疴在身者，而人力能够自主不外乎两点：一曰以志帅气，一曰以静制动。也就是说立大志后，人正气足，正气足邪气就减少，同时养成平静心、清静心，这样躁动不安的情绪疾病就能够慢慢被降伏。所以说病不是药医好的，而是修好的；人不是被救出来的，而是自己修出来的。

203　家里有四害怎么办

问：老师，家里四害（老鼠、蚊子、苍蝇、蟑螂）多怎么办？

答：同气相求，一定有不干净的地方或念想。

先清理家居，可用可不用的要么放在储物间，要么送给别人，房室以简洁为美，越简单，越清洁越好。《弟子规》叫房室清、墙壁净，几案洁，笔砚正。

我们刚开始在山里住的老房子，也有老鼠、蟑螂，我们一想这绝不是老鼠、蟑螂的问题，而是房屋的整洁性问题。老鼠、蟑螂是依报是所生，我们的心才是正报是能生，我们邋遢了，才感召那些东西，我们不清净了，才有那些东西。像有些家庭经常大鱼大肉，剩饭剩菜，丢得满垃圾桶都是，家里就像垃圾堆一样，这样那些老鼠、蟑螂、苍蝇自动就出来了。

有因有缘事易生，有因无缘法难成，不信但看寒江柳，一经春风枝枝新。

一切都是因缘法，如果没有内因，这些老鼠、蟑螂外缘就起不来。所以达者、智慧的人，通过清除内因来改变外在的境缘，这叫智者除心不除境。而愚昧的人却通过打杀毒害想改变外在的境缘，这叫愚者除境不除心，这在《竹窗随笔》上都有讲到。真明白的人，要少造业，多种福，必须要修心，修一颗清静心。心不清净感召来的，是不清净的朋友、妻儿、亲戚，以及家中四害。中医叫同气相求。

所以，从另一个角度看，这些东西是好的，是来成就我们的，关键我们要明白它们是我们境界的反映，我们看了后别气，应该反思我们境界不够，而境界高的话，感召来的都是好的东西，所以一切不顺都是自己修行不够，而一切境缘不顺，都是自己心没真正清静自在。

204　如何练心

问：老师，我经常随着电视剧情而悲喜。这样好不好？这样是不是也属于心静不心来，随外物而动的表现啊？那人应该怎样练心？

答：俗话讲，历事练心，在事情境缘里头练就一颗平静心、清净心。心平气和，可卜孙荣兼子贵。人是天地过客，所看到的就像梦幻泡影一样。佛门认为，昨天如闪电，今天如彩霞，明天如云烟。这人生就像一场戏，做戏看戏，有人情绪起起伏伏，说明他不太适合看这场戏，你如果明白这是一场戏的话，那自然就不会受其影响了。看到那些战士们打仗，就想到这是世人的嗔恨造成的，是贪婪感召来的。古德已经讲过，欲知世上刀兵劫，但听屠门夜半生，欲消世上刀兵劫，除非世人不杀生，不把众生肉做羹。

所以说，修清净心，吃素食，不仅自己身心平静得利益，还能够环保救世界。有个得癌症的病人，我们教他吃素食，刚开始他们全家没有一个同意的，都怕会饿死老人。我们笑笑说，老人不会被饿死，只会被气死。现在老人情绪波动厉害，这才是致命的。

他们问：情绪波动厉害跟素食有什么关系？我们说，你们看动物是不是都有脾气啊，你揍一下那猫狗它就朝你龇牙咧嘴，所以吃肉的人脾气大，长期肉食过度，脾气大，身体就会差。而这些五谷杂粮，完全没有脾气，你看你去动一下蔬菜。大米，它会不会朝你龇牙咧嘴发脾气呢？肯定不会，所以吃素的人，怨气怒气减少，脾气变好，身体就会变好。

然后我们再跟他们讲癌症是会转移的，吃素能够减轻转移，吃肉的转移得快，为什么呢？你们看植物它静静地定在那里，扎根不走。而动物呢？凡是有眼睛有血脉的，它都跑来跑去，跑来跑去本身就是一个游动之象，中医取象比类，看到这个游动之象，就知道它能够动人脾性，让人躁乱，加快癌症转移。他们听了后就慢慢接受了。

其实得癌症的病人，千万别轻易补充动物蛋白。这些肉类好像是给你补充身体，可进到身体后，不是被脾气拿走，就是被癌症吃了，这是给敌人送粮草。相反稀粥烂饭，五谷杂粮，萝卜青菜，却是送给身体脏腑吃的，癌症脾气它很难吃到。而且这些素食吃了人容易素心，素心就是平静心，少动情绪。少动情绪，身体才能用得久。

所以降伏情绪有两条路，一条是通过清净素食，另一条是直接发大心为利乐众生而活，这样那些小情绪就通通会自动消失了。这叫善说甚深微妙法，常生广大欢喜心。

205 失眠、遗精

问：打扰了，培杰师兄，因失眠、前列腺炎、遗精，身体瘦弱四处求医，曾好转过一阵子，现状又不佳，求治疗方法或推荐医生。

答：药诀曰：甘甜益力生肌肉，服用黄芪50克、大枣10克、甘草10克这个甘甜汤，加上每日一百个俯卧撑的益力训练，肌肉会丰隆，体格会雄壮。失眠是心中的事多，遗精是心动则五脏六腑皆摇。心不要动荡，精就不摇出。就像担水一样，你晃来晃去，水就溅得满身都是；你如果平平静静，水就不会晃出来。前列腺问题、膀胱问题，要反思在嘴巴上，男人话多，前列腺容易出问题，话多伤中气，中气不足，溲尿为之不利。所以应该参我不应该话多，不应该讲别人是非，不应该关注是非，是非以不辩为解脱，言语以减少为直接。

　　特别是频繁遗精，不是肾的问题，是心念的问题。现在的人修心的越来越少，不修心就容易为外境所转，外境叫你怎么样，就怎么样。一句愤怒的话，可以让你觉得很郁闷；一张不健康的图片，可以让你心烦意乱，精关动摇。你想想一天有多少愤怒的话，不健康的视频行为影像，这时心念动了多少次，这些动摇的心念，通通都让肾中藏的精溢出来，摇动出来。有人还美其名曰，遗精不是精满则溢吗？我们笑笑说，正常情况叫精满则溢，还有一种病态的叫精光动摇则溢，好像水桶一样，水满了它会往外溢，水不满，你拼命去摇动它，它也会拼命往外溢，明白这个道理，你就会知道遗精跟心念是分不开的。

　　可怎么修心呢？《道德经》讲，不见可欲，使民心不乱。就是看太多不该看的东西了，听太多不该听的动心了。真修心的人要做到若聋若痴，若盲若哑，因为凡人身体的孔窍，都是漏精动心的东西，能够减少孔窍对心性的干扰，身体自动变好。

　　所以古人讲，修心好比守禁城，昼防六贼夜惺惺，中军主帅能行令，不动干戈亦太平。这六贼就是指眼、耳、鼻、舌、身、意，能接触到外在扰动人心的东西，如果截断了，那么自然心君泰然，心君泰然就是中军主帅能行令，百体从令，就是不动干戈亦太平。

206 药效的基础

　　问：现在天天运动出汗，每天大量饮水，右眼角的斑已经淡了许多，但左眼角的斑还是没见消退，难道两个眼角代表了内脏不同的器官部位吗？

我找了方子，说是用冬桑叶蒸了晒干后泡茶喝，可以消斑，这个方子有效果吗？

答： 说明运动加饮水有用，斑变淡了，要根除，还要在睡眠与心态上用功。

药物要起到良好的效果，必须建立在四方面基础上。

第一个是清淡饮食，第二个是有氧运动，第三个是充足睡眠，第四个是平和心态。

现在人们普遍都看到楼层上面，忽视了这地基的四个柱子，四大基石。用药乏效，疾病缠绵，都是因为这四方面没有做好做够。

不是因为两个眼角代表的内脏不同，而是心态不同，休息不够，没有深度睡眠。有很多中药可以消斑，但这些中药消的都是斑之结果，对于心其华在面，造成长斑的原因，如果不彻底改变，这斑又会以另外的形式长在身体上。

207 肋骨良性肿瘤术后康复

问： 您好，朋友肋骨良性肿瘤今天要动手术，我帮朋友咨询一下术后的注意事项，朋友今年才34岁，这个病的原因有哪些呢？谢谢了。

答： 少荤多素，坚持徒步，劳逸适度，遇事不怒。

胸胁部是肝气所布的地方，经典上讲肝气布胸胁，胸胁部长包块，中医叫肝气郁结。

肝气为什么会郁结？首先是长期熬夜，因为子时的时候，肝胆气机就开始生发，这时熬夜掏空了肝胆气血，生发无力，就容易郁住。就好似不让人休息，人就疲倦走不了，容易倒在地上。你不让气血在肝里好好恢复，那么它在全身上下就走动不起来，气血一累，停留在局部就会郁结成包块。所谓瘤者留也，说白了就是气机郁结停留的产物。

人要是不累，根本就不想坐，不想卧躺；气机要是不累，根本就不会郁结打住，跑不动，所以人要自强不息才健康，但自强不息建立在厚德载物的基础上。

也就是说，自强不息是建立在充分休息的基础上，一个不懂得休息的人，是不懂得工作的，一个没有充足睡眠的人，是没有健康的。

其次，生闷气容易导致肝气郁结。人为什么会生闷气？因为看不开。为什么会看不开？因为有个"我"，一切错误都源自于有一个"我"字，人一有"我"，就开始贪。《大藏经》上讲，诸苦皆源自于贪欲，灾难苦，病苦，分别苦，都是从贪欲中出来的。你贪功名利禄，贪财色名食睡。俗话讲，欲壑难填，根本就贪不到满意，人不满意就会生什么？就会生气，就会怨人，就会发怒，就会烦恼，就会仇恨。

这样一个"贪"字就把怨恨恼怒烦都引发出来了，凤仪道中讲，怨恨恼怒烦，人生五毒丸，吃半颗要你病，吃一颗要你命。

不断地吃，你的肿瘤就越大，不停地吃，它就恶变扩散，所以说病是吃气的，疮是吃火的，人要是熄灭了贪欲，没了气火，病疮就饿死了。

所以古人有一个饥饿疗法，这里头有大道理，不是说让身体不吃饭，是把脾气饿下去，把气火饿没了，断敌粮草，焚敌补给。

如果你通过饥饿疗法还是脾气大，身体照样差，不是疗法不行，而是你没有降伏自己的脾气。

所以有个弟子去问六祖大师，为什么我做这么多善事都没有开悟，没有善报，还累得满身都是病？

六祖大师说，有我罪即生，亡功福无比。人一旦有了我执贪念，就有罪苦，一旦不为自我，不急功近利，做什么事情就开始福报来了。

所以做好事也要明白，要忘我地去做。《华严经》上讲，不发菩提心，修诸善法，是名魔业。你想想一个人没有发菩提心、利他心，即使做善事，都容易着魔，何况是做恶事，着魔就更快了。

现在很多人都吝啬自己的力量，其实你如果真的搞明白医学大道，你就不会吝啬自己半点力量。老师常跟我们讲，医道通仙道，也就是学医者应该有仙佛心态，这就是在行仙佛之事，就是通仙道，而不是在追求神效奇效。

这是一个道，是造物之道，是天地自然之道。真正学医的人，都知道人体的能量是存不住的，你如果吝啬了，不用出去，它就会变成脂肪、血糖，囤积在身体，伤害身体。所以你以为你不帮助人，你就能够把力量省下来，存起来吗？告诉你，越不助人，你就越没力量，越不利他，你就越多病，上天这样设计身体构造，就是要人们相互帮助，最后才能博得圆满美好。

所以身体有病，并不是病在残害你，而是提醒你，应该转吝啬自私的行为为无私奉献的行为，转凡夫身为义理身，这样脂肪、血糖通通都会转为能量气血，而肿瘤包块通通被炼化为力量。这叫会领兵的人，能把敌人为我所用；不会领兵的人，自己的手下都会变为自己的敌人。中医讲理身如理国，治病如用兵，我们不就是在用我们身体的每一个细胞兵吗？我们的心不正是我们身体的将帅吗？想一想，你这个"一国之君"会不会用心呢？会不会用菩提心来团结一切可以团结的力量呢？

208 糖尿病，出汗多

问：中医普及学堂的老师您好，非常感谢您这样高水平地传播传统中医，一直在跟学《药剂赋》的宣讲，希望能看到后期的延续。

另外想请教一下：病人58岁，糖尿病药物控制还一般，只是出汗太多，不知是何因？运动出汗多，吃饭出汗也多，汗水像下雨一般。请老师给予指教。谢谢。

答：药物调身加心学养性乃中医未学大势所趋。

中医认为，汗为心之液。现在很多人都大汗多汗，首先跟心急心躁是分不开的，人急躁做什么事情都会容易大汗。好像你拼命踩油门，汽车就冒乌烟一样，踩得厉害，水箱就蒸发得厉害，懂开车的人，都知道匀速地开对车好，懂养生的人都知道心态要平和身体才好。所以连吃饭都容易大汗，说明你要么是吃太胖了，要么是吃太多了，要么是吃太快了。还有饮食过于浑浊，人的烦恼会很多，烦恼一多，臭汗就多，口中吃得清和味，心中不贪身自在。

现在没有多少人能吃得清淡了，所以你即使开着空调吹着风扇，照样烦躁发热，因为这燥热从心里头出来，根本不是外面降温能够降得下来的。

老子在《道德经》上讲，驰骋田猎，令人心发狂，这田猎代表外物金钱名誉，以及各种娱乐节目。

现在多少人一边吃饭，一边看足球赛，一边看着最激烈刺激的新闻，边吃饭边愤愤不平，其实他不知道自己已处于微狂躁状态，人心意识若止不住，你的大汗就止不住，这叫汗为心之液。客家人讲，干活要猛干，吃饭须宽吃。宽即宽缓。

所以吃饭要食不言，食不视，食不思，借此来常修定静，常得安乐。

209 额头长小肉粒

问：二位老师好。请问，额头长小肉粒（就是农村里说的瘊子）是什么原因啊？还有牙齿一直很黄该怎么办？谢谢！

答：瘊子直接艾灸，三至五次，即可脱落。

额头是阳明经所主，阳明者胃肠也，胃肠浊阴不降，额头星点上泛。其实整个头面部都是胃肠道的镜子，胃肠道浊气排泄不畅，脸上就容易长疮与暗斑，还有各种小粒粒，看似是不同的名称，但病机实质都相同，要通过素食来清洁胃肠道。为什么喝一些薏仁粥能够美白，让面部变干洁？道理也在这里，薏仁能利水渗湿，让胃肠道浊毒通过膀胱排出体外，减轻身体负担。

所以知道这个道理，你就不会因为脸上长一些东西而担忧了，那只是你肠道不干净的表现而已。所以"食必淡节"这四个字太重要了，不单要清淡，还要节制，七分饱最好。这样口腔牙齿也会好。还可以用穴位经络知识，面口合谷收，面额与牙口的问题通过按摩合谷穴有很好的帮助！

210
脉法的至高境界在于心法

问： 你好，我想请教下，余师的濡脉是如何定义的？教科书是浮细而软，希望回复，谢谢！

答： 濡脉是主湿气的脉，是主脾胃气虚无力偏软的脉象。濡常跟缓连在一起，常跟弱连在一起。所以软弱，或者疲劳透支的人，身体容易有湿气，脉象偏濡。

中医讲究脉法的实质，你看脉象千奇百怪，最后都会定义为什么脉。心主血脉，不管是什么脉，都提醒我们要修心。心柔百症息，念刚万邪起。弦脉提醒我们要修柔和之心，才能转硬梆梆为柔和；濡脉提醒我们要有一颗自强不息，不畏难的心，这样才能转濡脉为缓而有力的脉；虚脉提醒我们做事情不要过度过火，有力不要使尽，不要透支，否则你后劲不足，一透支就容易败事有余；实脉提醒我们，要有一颗谦虚的心，不要计较自己付出，不要争功，一争功计较，搞得面红耳赤，大便马上秘结，血管很容易硬化梗塞，结果是中风脑溢血，这叫争得面红耳赤，要推功要礼让，就可以把堵塞的实脉转为流畅的缓脉。

要知道脉法的至高境界在于心法，明通人之心性，再来研读脉诀，事半功倍；自己若能做到修心养性，再品读脉学，便能够学到里面的精髓。《黄帝内经》上叫做先把自己变为常人，具有一颗平常心的人，才能够感知病人是怎么得病的，脉象是在哪里出错的，进而知道应该如何纠偏。古语叫，持脉之道，虚静为宝。心清虚，气平静，指下自动明了，如宝镜鉴照，洞明丝毫。

211
三伏天把以前的寒气也逼出来

问：老师，这个夏天天气很热，今天下午吃了一片凉西瓜，胃就隐隐地疼了一个多小时，不是剧烈的那种疼痛，就是一点一点的疼。以前怎么没有这样的情况啊？是我的身体变好了还是变坏了？我该怎么去调理？如果寒气入脾，我想趁着这个三伏天把以前的寒气也逼出来。请老师教些方法。谢谢！

答：阳气足，百邪除，阳气虚，万邪欺。

像你这种体质，是偏虚寒的，所以春夏养阳，这时服用姜枣茶，很容易让脾胃振作，抵抗力加强，寒气排出。大枣是补红细胞的，生姜是壮大白细胞的，红糖可以补充能量。人免疫力一提高，就是所谓的正气足，寒气自然排出。

补充很重要，但避免消耗更重要。一个企业要做好，有开拓部，也有节能部，开拓部可以打天下，但节能部却能守天下，有时打天下容易，但守天下却难。我们的身体就是要靠守字来保养的，古人讲守身如玉，身体像玉那样珍贵，要像保护玉那样去保护身体，又讲吹毛用剑急须磨，吹丝断发的宝剑用了后要赶紧保养。现在人普遍都过度使用身体，却很少来保养身体，就好比都知道去用刀，却很少去做磨刀的工夫，这样的刀迟早会废掉。

应该怎么使用这把刀呢？像早睡早起，运动锻炼，清淡素食，平衡心态，都是在磨我们身体这把刀，以让它使用的时间更长久。

212 怎样判断实痛、虚痛及向好的发展

问：老师，我有一个问题搞不通，向你请教一下。比如中医里面有一句经典叫:不通则痛，通则不痛。这句话的余地也很大。一个人如果某部位痛了，我们可以说他身体在向坏的方面发展，不通则痛嘛。但是我们也可以说他在向好的方面发展，因为以前气血不足，现在气血有多，开始想把不通的地方打通，所以会痛。这样的情况我们怎么才可能区分是实疼还是虚疼？也就是说，我们要怎么才能判断一个人痛的时候是向好的方面发展还是向坏的方面发展？

答：有力无力辨虚实，短促剧烈的一般是实痛，缓缓缠绵温和的一般是虚痛，判断一种痛是向好还是向坏发展，要看病人的整体状态。如果精气神健足，那疼痛就向好的方面发展，这叫正能胜邪；如果越痛精神越憔悴，自然是向不好的方面发展。这叫气象盛，虽饥亦乐，气象衰，虽饱亦忧。

关键在于我们怎么样截断扭转，把往不好方面发展的痛苦，转为往好方面发展的疼痛。这就要养成吃苦的心态，同时要掌握一些技巧，比如那天我们赤脚去爬黄山，回来后每个人脚底板都痛得不得了，大家都坐在那里抚摸。我们说很简单，痛处你就不要再去动了，你在脚底板上面的脚踝关节点按穴位，脚底板就恢复得快。几个小伙子一照办，果然疼痛大为减轻，他们不解这是什么道理。这叫以痛止痛。人体的痛处跟周身都有经脉相连，你得到痛处的上一级去放松，那地方就会

减轻，这叫射人先射马，擒贼先擒王，说白了，就是找他的领导。

建议大家可以努力去看原始点按摩法，里面有如何转重痛为轻痛，化轻痛为无痛的按摩之法。但前提是大家不要忘了中医是整体疗法，要使整体精气神足，然后再去治疗局部的病，就能收到事半功倍的效果。

213 油耳朵伴随有腋臭，需清理肠胃

问：老师您好！想向您请教个问题，我妈是油耳朵，就是耳屎发黄，又湿又黏，我也有，又遗传给我儿子了。耳屎什么状态倒不要紧，问题是油耳朵就伴随有腋臭，夏天一出汗就有味，请问老师，有没有好办法可以缓解或根治？谢谢了！

答：食淡病亦淡，情轻病亦轻。

《黄帝内经》曰，九窍不利，肠胃之所生也。不管是口臭、狐臭、耳臭，还是鼻屎多，眼屎多，都提醒我们要清理肠胃。清理肠胃不是用泻药去清理一次两次，而是靠长期的素食，彻底地清理。而且素食也不能做得又油又咸的，要清淡素食，加上七分饱。这些浊阴就能纷纷撤下，从二便通道往外跑。这也是丛林修行者养生的一条重要原则，叫疾病以减食为汤药，不仅要素食，而且要减少饮食。

人当常思维，美食知节量，食则七分饱，安消得保康。

214 腰椎间盘突出，小腿非常沉

问：老师，我前几年每到夏天小腿就非常沉，非常不舒服，这种感觉难以形容，不是痛，也不是酸，睡觉时腿要抬高才好点，冬天反而不会，不知是为何？今年练习打坐，压腿拉筋，感觉好多了，轻快多了。

另外，4年前右腿疼痛，从环跳穴这位置开始到小腿，抬腿就痛，医院CT是4、5节腰椎间盘突出0.5cm。后来坚持倒走和腰敷药袋，有改善，现在只要不弯腰太久，也不怎么痛。小腿沉是否和腰椎有关？老师在《中药讲记》中写到腰椎间盘突出用黄芪、青风藤、黑豆、杜仲、续断、桑寄生，不知用量大小，能否拟一方让我服用，谢谢！

答：不提倡隔空开方，但可远程分析指导，普及中医，互相学习。

夏天湿热比较多，冬天比较干爽，湿气下注于双腿，就容易发沉，通过盘腿拉筋可以让腿部血脉流通顺畅，自然轻快。所以平时没事常静坐，有莫大的好处。无事常静坐，春来花自开。如果练习汉朝跪坐，腰更好。

现在人的病因都不是检查结果呈现的那样，大都是生活习惯病，心态病，心里头有过不去的坎，腿脚就容易不便利。小腿沉，不全跟腰椎有关，跟心态关系最大。一学子，考上大学，跳起来，心态好，病魔跑，结果春风得意马蹄急，一日看尽长安花，平时腰酸沉的问题就这样人逢喜事精神爽，狂走十公里好了。

坚持运动跟敷药，可以改善缓解，但并不能根治。用《中药讲记》里的药阵也可以修复缓解，这些都要因人而调整剂量，不能够轻易开药。

但是要明白恐伤肾，烦伤肾，凡是腰脚以下湿气重，腰肾亏虚，肾主骨功能减退的，大都跟这人害怕担忧的心态分不开。因为恐则气下，气机陷下去，才有这些组织结构的塌陷，最后压迫神经，不通则痛，这样你坐久了容易痛，因为久坐伤脾，久坐耗气，久坐气陷。这时就要多站。不只是身体要站起来，而且心灵也要强大站起来。乐养心，乐活血，乐可疗骨痿筋缩。

215 学脉法要时刻扣紧临床

问：看了师长在微信公众号的回复，倍感鼓舞，诚如师长所言，脉无力而软，常兼缓弱，但和概念不符，不浮不细，只软，能以濡脉称否？谢谢，希望师长答复。

答：回大家问，很开心。大家倍受鼓舞，更开心。开心的事不断地做，就是养生。

在临床上绝对按教科书上称的脉象非常少，教科书的脉象是一个定义，像弦脉一般还会兼数脉，濡脉一般会兼弱脉，所以脉象会偏于濡软濡弱。中医的脉法是从临床出发，所以我们也是临床上体会了，才这样讲。一般把对脉势的拿捏放在第一位，琢磨具体的脉象，微细变化，就要看个人的造诣。而脉象总的无非是虚、实、迟、数，学脉法要时刻扣紧临床，四诊合参。

216
脾有寒气从哪排

问：请教一下老师，你说我脾有寒气，应该吃姜枣茶，可以除寒。那么寒散到哪里去了？是从尿里面排了吗？能不能从汗里面排？现在我每天做运动，出了大汗，这样可不可以排掉脾胃里面的寒气？姜枣茶要煮，我能不能用附子理中丸来代替？出汗后不可以洗冷水澡，那可不可以出汗后直接洗热水澡？今天刚洗完，这样做对不对？

答：寒气可以内化，可以从汗、尿、便中排，但如果是大汗，不单排不了寒，还要伤阳。所以有大汗亡阳之说。张仲景反复交代，不管是运动还是用药，无论是治感冒还是治风湿，在用汗法时，要注意不可令如水淋漓，否则病必不除。要达到微微汗出，寒气内化。现在是夏天，很多人反而肚子凉，为什么？大汗了。中医叫做壮火食气，所以夏天更多懒动气虚的人，他们心急汗多，事情一做完，就瘫倒在凳子上，寒气就从中生。这叫气虚生寒。

用药物和运动来排寒气，主要是表层排寒气，要排深层次的寒气，还要学一些心地法门，因为最深层次的地方，一定在心态情绪上。有些人经常说恶毒的话，我们教他止语，少说粗话，他的腹胀肚子发凉症状就减轻了。这是为何呢？俗话讲恶语伤人六月寒。大家都看过《水知道答案》了，恶语首先伤谁呢？不是伤别人，是伤我们的身体。常说恶毒语的人，在六月大热天里，都让自己全身细胞寒啊！全体脏腑组织寒后，消化运化能力严重减退，所以姜枣茶、附子理中丸都只能治标不能治本。为何禅堂里，对于初修行的人要求止语，而且还挂止语牌？古人讲开口神气散，意动火工寒。当一个人一开口说话，心意识一动念，身体元气就在漏，所以真修行养生的人，都是语默动静体安然。言语以减少为直接。

为什么意动火工寒呢？因为起心动念都是邪，一念邪气就会吃掉一念元气。特别是身体越差的人，越能体会到，发一场脾气，打一场妄想，跟人较量一场，累得你走不动道，吃不下饭。这完全是从病人身上体证出来的。所以你心意识如果一天到晚都动个不停，都是意恶的话，那么抱个火炉，你也暖不起来。你即使去做个火工头陀，一整天烧火，身体还是寒凉的。可见这意念的力量太大了。

有些人会说，止语那不是没情理吗？这样怎么会有好的人际关系？这种担心是多余的，如来是真语者，实语者，说明要多说真实话，止语是叫我们止住是非之语，止住造口业之语，即止住两舌、恶口、妄言、绮语。杀盗淫妄的话语一定要止，但有助于戒定慧的言语要多说，真善美的言语不可以止。孙思邈讲，乱想莫经心，善言不离口。这样元气自充沛，寿命自延长。

217 肢末处容易寒凉麻木，四肢麻木

问：老师您好，我是一名中医爱好者，20年前毕业于南京中医药大学，怀着做医生梦想投入到职海，可是屡受挫折，一直无缘于医生的职业，后来就在与医有联系的药房工作，一干就是二十年，直到今年才有一个机会，让我实现了梦想，穿上了白大褂，圆了成为一名中医的梦想。对

于这个职业，我是倍加珍惜但也有些底气不足，毕竟没有太多的实践经验和技术。今年年初在网上无意间看到您的《跟诊日记》，很欣喜地买来细读，发现从来没有一本中医的书籍让我感觉收获那么多。于是我买了所有中医普及学堂和余浩老师的书籍，准备慢慢研读学习。

现在，我运用您书中介绍的很多观点和经验来治疗一些病人，发现就像书中讲的一样，只要辨证正确，效果都出奇的好。当然我也遇到一些病症，我自己也还没有参透治疗的思路和方法，想请老师帮忙指点一二。

我诊治的一个病人效果一直不太满意，女，64岁，左上臂内侧麻木近一年多，左手臂近腕处肌肤寒凉，左侧大腿外侧麻木近十年，患者平时大便日解两次，稀溏不成形。动则自汗，舌苔白腻，根部稍厚，脉左寸关沉弱。之前我按风湿、气血亏虚温补肾阳及心阳治疗配合针灸，缓解了一些上肢麻木，但内侧手臂的麻木和上肢近腕端寒凉始终没有彻底根除，希望老师能指点治疗的思路，谢谢老师！

答： 药补—食补—睡补—功补—心补，这是《内经》总结出来的愈病延年五环节，用药到了瓶颈，有无想到用功法导引，八段锦来强身，用德音雅乐舒缓来清心，放松神经，心与肠相表里，心舒缓，则肠健康。这病人六十多岁，肢末处容易寒凉麻木，而且脉象还沉弱，明显是气血不足，不达四末。气血为什么不足？我们看她大便稀溏不成形，脉沉弱，就知道中土脾虚，脾主肌肉无力，才导致四肢容易疲倦，力量不够，所以要从中土下手，健运脾胃，补中益气。长期扶正，让脾胃生发气血功能加强后，风湿自散，麻木自消。适当配合针灸按摩，有助于康复。之所以肢末端的寒凉始终没有根除，是因为大本营处的气血没有很好地长出来。

经典上讲，旷野中有大树王，根深蒂固，扎于土中，若根得水，枝叶花果，悉皆茂盛。对人体而言，四肢就如同枝干，它汲取的营养都从脾胃里来，脾胃属土，所以要好好研究《脾胃论》，万病不治，寻到脾胃之中，乃有治法。

而且关于脾胃的保养，要注意不要一味地用药用针去打仗，平时也要注意给病人，就是我们的部队做思想工作。这些思想工作，就是在练兵，思想越单纯，生活越简单，身体越好，人越自在。所以当在药物层面上很难攻克时，要多想想，回归到《黄帝内经》的恬淡虚无养生之道上。

术上难以突破的，往往在道上是小问题，特别是脾虚、四肢不利的病人，为什么脾虚？除了思虑伤脾，还有一个怨气伤脾，如果病人一天到晚，抱怨发牢骚，哪怕你医生再会开药也无用。心性没有转过来，药吃得越多，越是助长他邪思妄想，反而害多利少，这就是医生要非常慎重，下药要考虑再三的原因。

218 学医学什么呢

问：老师，您好！《爷孙俩的中医故事》剩下的部分什么时候讲呢？很期待！

答：古人讲人文蔚起，奕世荣昌。中药篇已经全部出来了，名医篇过几个月也会出来一部分。学医学什么呢？一个是学医学知识，一个是学名医精神。"人文"为什么有个

"人"字？因为有人的精神，才有文化的魅力。现在很多学医者，只有文，没有人了。所以我们要写名医传，让大家有榜样，能见贤思齐，明白"得力全仗古经典，超伦每效名医行"的道理。

219 起床后腰部酸胀

问：两位老师好，请教一下夏天早上起床后腰部酸胀，锻炼后又好一些了，是什么原因呢？有什么好的方法吗？

答：此乃湿气伤下，壮腰健肾丸可除湿补肾。估计你是熬夜了，要么就是凉冷的茶水喝太多了，或者是纵欲过度，久坐不动，所以湿气容易停居在腰脚。解决的办法很简单，休息好，寒凉莫入口，平时多爬山，赤脚走，很快就能湿气除，身体健。身体有些小问题不是坏事，因为它时刻提示我们要去修道。你精进休息锻炼后，症状很快就减轻。所以疾病是我们的老师，我们要以病为师，以人为本。通过疾病的提醒来提升我们做人的品质以及对养生细节的重视。这才是根除疾病的出路，医治顽疾的曙光。

220 眼圈为什么会变成熊猫眼

问：今天一个同事两个下眼圈变成了正宗的熊猫眼，很好奇，问他咋回事？说天热在家打了六分地的稻子，然后晒得头晕，之后就开始呕吐，把中午还没有消化的饭菜都吐了出来，然后躲到阴凉处好了些。晚上洗澡，喝了王老吉凉着了，又开始吐，把刚吃的瓜和王老吉也全部吐出来了，吐了这么多，人不觉得渴与饿。到了半夜才觉得肚子饿，口渴了吃了点饭才慢慢缓过来了。老师，为什么经历了这些，下眼圈会变成熊猫眼啊？还有他以前身体还可以，怎么现在身体这么不经熬啊？是不是活干少了没锻炼透？希望老师明释！

答：急性吐泻藿香正气。慢性眼黑附子理中。

眼眶周围的肉属于脾所主，黑眼眶色黑，乃水湿上泛，所以脾虚水湿上泛，眼眶就容易变黑。特别是夏天本身身体处于阳气散发状态，如果劳力过度，再加上吃些生冷之物，马上就会消化不了，结果不是拉了就是吐了。拉吐过后，大伤元气，脾一虚，九窍都不利。所以要谨慎调理。

人的身体不比绿草年年青，如果不注意锻炼跟修心，身体一过三十岁，就退化得很快，特别是长期疲劳透支过后，免疫力退步得让你吃惊。一般干活要循序渐进，由小活到大活，由轻活到重活，就像学跑步一样，你一下子跑太过了，肯定要摔倒。所以吃饭要量力而行，干活也要量力而行。

现在很多人的体力都埋葬在电脑、手机、电视里去了，张仲景称之为"忘躯殉物，危若冰谷"，俗话叫玩物丧志。这几天还有一个小伙子连续看了十多天的玄幻小说，都看得脱力了，几百万字的小说看完后，脸色煞白，吃不下饭，连路都懒得走，就想躺在那里，眼眶也是黑的。所以说，现在人啊，都是自己把自己折腾坏了。我们要明白精血从哪里来，精血都到哪里去了，然后开源节流，身体就会不断强大。

221
蜂蜜的用处以及禁忌

问：老师，可以用中医解释一下蜂蜜的用处以及禁忌吗？最好教下我们怎么辨别真假蜂蜜，现在这个社会，都说自己是真的，真不可信啊！看一个视频说辨别真假蜂蜜：拿矿泉水瓶子装点水放点蜂蜜然后摇，摇起泡了而且不退或者泡退得慢就是真蜂蜜，因为蜂蜜里面有葡萄果酱，掺了糖的没有泡或者泡少一下就退。就这一下就可以鉴别出真假蜂蜜。可是我去超市买蜂蜜的时候，好多蜂蜜的标签上面都是这样写的：蜂蜜、葡萄糖果酱……这哪里是纯蜂蜜啊！人家不掺糖，但是可以掺葡萄糖果酱啊！那视频里面教大家的方法是不是有点太侮辱老百姓的智慧啊！都说蜂蜜美容养颜，难道就没有副作用吗？蜂蜜封藏作用那么强，怎么也没有人说说是什么原因？希望老师给我们详解一下，谢谢！

答：在山里对于正统的冬蜜，我们见得比较多，老人家跟我们说，辨别真假蜂蜜有三条秘诀：一是真蜂蜜猪油色；二是能用筷子一插到底，中间没有阻力；三尝起来滑润，而不是沙粒感，味道是清甜的，而不是浊甜。当然也要看蜜蜂采的是什么花粉，是哪个季节采的，这两点不同，蜂蜜的口味也会有所不同。

张仲景用蜂蜜一用来润肠通便，二用来解毒。蜂蜜是甜的，甘缓，甘能缓急，所以有养阴缓急之效果。对于燥火的人来说，可以用蜂蜜，可是对于脾胃虚冷的人来说，吃蜂蜜时一定要加姜，或制成姜蜜。

现在很多人说蜂蜜能养颜美容，《黄帝内经》讲，心其华在面，蜂蜜的养颜美容作用，必须建立在心开意解上，可怎么心开意解呢？一个人不读圣贤书，不经常熏修圣贤学问，很难心开意解，对很多事情就会计较，心就会打很多结，你脸上再怎么荣光都是假象，都是扭曲的肌纤维。

俗话讲，三日不读书，则面目可憎，言语乏味；但古人不会说三日不吃蜂蜜，则面目扭曲，荣光不焕发。其实书卷乃养心第一妙物，特别是圣贤书，人的气质是靠立志，跟个人精神心胸长养起来的。没有好的胸怀，就不可能有好的面目。

有好的胸怀，还要经常熏修，才能不断保持良好的气质，这叫读书能变化气质。现在很多人都去找外在的保健品来变化气质，找营养品来营养精神，殊不知这些都是心外求法。《大藏经》讲，心外求法，无有是处。想通过外求来让自己身心安详，身体健康，这是不可能的。外求只能解决你一两分的问题，另外八九分的问题，还要靠你自己内心去熏陶修炼。

所以见蜂蜜时，当愿众生，读圣贤书，心乐如蜜。

只有靠长期的读书乐，法喜充满，禅悦为食，人的气色才能真正容光焕发。

222 工作要求多说话，例假变少，气血虚

问：老师好，我的例假从去年开始变的比较少，看中医说是气血虚，已经吃了两个半月的中药了。感觉效果不是很明显，我现在已经早睡早起了，尽量少看手机，不看电视。我是一名教师，工作要求必须多说话，您能给我提一

些保养身体的建议吗？谢谢了，关键是我今年才31岁。

答：多话不是问题，关键要看讲什么话，用什么心态。不是说言多耗气吗？为何孔子学而不厌，诲人不倦，怎么就不耗气呢？不仅不耗气，反而吾善养吾浩然之气。这是因为他在教弟子时，并没有动气，并没有跟弟子过不去。他是在传授圣贤知识，却没有强迫弟子要怎么样，也没有半点居功的心态。述而不作，信而好古，讲出来的话，不单不累还干劲充满。如同唐伯虎讲的，天然兴趣难摹写，三日无烟不觉饥。

经典上讲，子之骄气与多欲，皆不利于子之身体。骄气跟私欲这些东西都在暗伤自己的身体，特别是骄慢的人，不是颈椎出问题，就是咽喉出问题，功高我慢，气机不降。而多欲的人，容易疲累，欲望伤人最重，欲望消耗气血最厉害。

月经量变少，除了久视伤血，言多伤气，熬夜伤精外，还有一条就是妄想伤神，这一条最厉害。神比气血津液还贵重，神一伤就要大量气血津液来养来补，神就像气血津液的将帅，将帅动荡不安，部下就如一盘散沙。所以说上医治神，上医是养生的，养生要学会养神，养神最重要的一条是清心寡欲，忘我注内。

我们每天为何要出坡劳动，或者练练毛笔字，以及读读经书，因为这些都是能够让我们制心一处，忘我注内的休息方式，可以把神跟精不断聚起来。

223　焦虑症怎么用中医治疗？

问：老师好，我想请教一个问题，就是焦虑症怎么用中医治疗？

答： 焦虑有两个原因，一个是私心太重，所欲不遂，入苦里叫求不得苦。私欲减轻，做到与人无求，与世无争，心会慢慢平复。另一个是气血短缺，好像一个人没有油米下锅了，就会急得像热锅上的蚂蚁一样。这在贫穷年代经常会出现。人身体也是这样，当长期过用气血后，人就会很烦很躁，很焦虑，总觉得身体缺少什么，其实就是过度疲劳缺少休息，所以焦虑不是疏肝解郁、柔肝缓急那么简单。从深层次来说，还要宁心安神，大补元气。这也是我推广《安祥集》《菜根谭》的道理。善书有安神定志之功。

以前老师治一个焦虑的病人，这病人服用大量疏肝解郁药，并不能得到很好的效果，老师就在小柴胡汤里头重用红参，大补元气。《神农本草经》上讲，人参能补五脏，安精神，定魂魄，明目，开心益智。这膻中之气一补足，就像家里有粮食了，缓了口气，就不焦虑了，睡觉也变好了。但要从根源上解决焦虑问题，还必须找出透支精血的地方，万事万行皆须符合中道，万事皆忌过度。

224 小孩睡觉磨牙

问： 老师您好，想问一下，小孩十三岁了，从小到大，睡觉磨牙，想知道是什么原因，该怎么解决。谢谢！

答： 磨牙是一种消磨的行为。为什么要消磨？因为身体有难消磨的东西，一是痰浊，二是过量的饮食积滞，三是血脉不通畅。所以孩子要少吃肉，多吃素，阳光底下常散步，身心通透了，磨牙自然减少。

磨牙还是一种紧张不安的行为。孩子平常要少看电视，越看剧烈搏斗的电视或动画片，那神经就会绷得越紧。要教孩子站桩，习劳，学会放松。著名的解痉放松汤，芍药20克，甘草20克，即对缓解磨牙有效。

现在很多人都在学加油拼命，但是都忘了放松，不知道万事都是阴阳相合。亢奋过度了，必须要用平静放松来恢复。平静放松是大药啊，专医人体紧张不安。还有一种嗔恨时，人们咬牙切齿，磨磨作响，脾性大的磨牙，要用疏肝的越鞠丸。

225 生完小孩后，手臂肩膀酸软无力

问：自从生完小孩，两个手臂和肩膀经常酸软无力，难受得无法入睡，请问，有什么治疗办法吗？万分感激。

答：此乃产后百脉空虚，邪风水湿入体。

心主上肢，肾主腰脚，当手臂肩膀酸软无力，又是生完小孩后，一般是心中气阳两虚，动力不够。这种情况，一般可以按照坐月子的病来治。用桂枝汤加重红参，大补心中气阳，令心主血脉功能加强，这样心君泰然，则百体从令。当然还要看舌头，如果偏白，唇色不是特深红，就可以用。

还有，坐卧不当风，汗出莫入水中，一分预防胜过百分治疗。

226 怎样治疗狐臭？

问： 先生你好，我27岁，最近一年才发现有狐臭，俺母亲也有，那我的孩子以后是否也会被遗传呢？有什么方法可以治疗或者让味道减轻呢？万分感谢。

答： 若人近贤良譬如纸一张，以纸包兰麝，因香而得香。三日不读书，则面目可憎，言语乏味。要广读善书，深入经典。

饮食厚味，还有脾气粗重的人，身体容易发出臭气。饮食清淡，还有脾气不粗重的人，身体不容易得狐臭。狐臭不会遗传，但是生活方式习气却会遗传。要想减轻很简单，口中食得清和味，读诵经典心平静，久而久之，身体不仅没有体臭，还有体香。建议每日持诵一部经典，《清静经》或《心经》《道德经》。我治疗一位狐臭到人不与之进餐的患者，方法简单得不可思议，就是天天赤脚在沙地上走一小时，背个15斤的包听善音乐，喝完2斤的水，结果1个月全好了。

227 双手有点浮肿，而且手里面很痒

问： 老师，我早上起来双手有点浮肿，而且手里面很痒，什么情况啊？

答： 浮肿乃肝湿，可用渗苓白术散，发痒时已化热化毒，

还可加湿毒清胶囊。

"诸湿肿满，皆属于脾；诸痛痒疮，皆属于心"，这是《黄帝内经》病机十九条上讲的。脾为何化水功能减退了，心为何主血脉功能减退了？脾怕的是思虑，喜欢的是平静；心怕的是乱想，喜欢的是运动，所以人如果每天久坐在电脑旁，动都不动，乱想又消耗大量精血，这样身体亏虚，那些代谢物质搬运不走，停留在局部，就导致那里不是肿痛就是瘙痒。所以要通过静心跟运动锻炼，令身体微汗，气化，则周身通泰。这叫动一动，少生一病痛，懒一懒，多喝药一碗。

228 早上八点二十分准时胃疼

问：老师，这两天我每次都是早上八点二十分准时胃疼，就是隐隐的那种痛，这是怎么回事啊？我没有乱吃东西啊！难道一天吃了两个鸡蛋也会胃疼？再说了，那也是昨天吃的，应该消化掉了，也不应该准时早上八点二十痛吧！求解。

答：定时痛的，一般治肝胆，名方是小柴胡汤，治情志胃痛，效果超好。

要想一下有没有吃生冷的东西，比如凉水，有没有喝水太多，还有吃东西时有没有动气，这都是很关键的因素。前几天还有一个病人吃了饭后动了气，结果胃痛得两天都吃不下饭，后来做检查也查不出原因。这胃脉有股气郁在那里，散不开来，平常草木难以建功，于是带他一起去赤脚徒步，才慢慢把中焦的郁气匀开来，随后就能吃得进饭，胃也不痛了。这赤脚徒步，比香砂养胃丸还管用。

现在很多人一看到胃痛，就找胃痛药，止痛治标；深层一点的人，他会想到不通则痛，就吃活血行气止痛的药。这还是外求，外求的都只能暂时治标，稍安而已。他们不明白徒步是大活血化瘀，是大行气止痛，你痛的是局部，我活血化瘀的是整体，整体气血匀和，局部滞塞就会慢慢被带动通开。

229 牙龈老是出血

问：师父，我最近牙龈老是出血，刷牙也出血，平时也出血，这是什么导致的啊？应怎么调养？

答：舌尖红的大都是心胃有热，用竹茹熬水，降心胃之热，气降则血止。如果唇白舌白，平时容易短气乏力，贫血，这时是脾不统血，心脾两虚，就要用归脾汤。

出血大都跟急躁分不开，心主血脉，心急则血溢脉外，心躁则血液妄行。朱砂安神片有安心定神之功，心主血脉，自然心静血气平。心为什么会急躁？为什么有这烦恼障？对于当今时代来说，最重要的是竞争后唯利是图，这叫财迷心窍，对利益太过计较，为人不安守本分，血气也就不安于脉内。不循常道，不循规蹈矩，血溢脉外，叫热盛动血。

230 下肢深静脉血栓，常年吃华法林钠

问：老师您好！我老公35岁，前年得过下肢深静脉血

栓，手术放入滤网和支架，需要常年吃华法林钠，请问，有什么副作用？他大便总像有脓似的，是什么原因？他牙龈萎缩得也很厉害，耳朵也皱巴巴的比以前小了，是肾虚吗？我觉得他是肾阳虚，脾肾虚寒，湿气重，就是不知该怎样调理。他还总觉得有痰，又咳不出多少。他还有静脉曲张。请老师百忙之中给指导一下，谢谢了！

答： 现在不少人都是未老先衰，壮年得病，为何呢？因为长期透支身体太厉害了。凡事都忌过度，每一样你都过度了，比如开车求快，熬夜厉害，这些都会导致衰老加速。安详的生活很重要。急功近利老得快。

有位游客到丽江，发现有个老人很安详地走着，这游客走马观花，便问为什么不走快一点呢？老人笑笑说，年轻人，生命的尽头是什么？这人说，当然是死亡了。老人又说，既然是死亡，为什么要走得那么快呢？

当下的人都处于加急状态，我们这时代是把时间与生命交给金钱跟效率的时代，人要时常反省，如果得了天下，却失了性命，何益之有？天下由来轻两臂，世间何苦重连城。

常思病疾苦，恒发菩提心。这菩提心是清净心，利他心，是医疾苦的良药，延寿命的灵丹。疾病纵便千变万化，总离不开生命能量消耗太过。而生命的能量绝大部分都在心念上消耗掉，如果不降伏其心，用再好的药都会竹篮打水。读书人可多看《格言联璧》《小窗幽记》等修身奇书，有助于安全使用身体。

231 无精症看《了凡四训》

问：偶然看到您在网上写的《爷孙俩的中医故事》，感觉真好。40岁，男，结婚14年了，一直也没小孩，心里挺着急的，各地的中医也都看过，化验的结果是无精症，功能正常。您有什么办法吗？如果您对外给患者就诊，我可以去您那儿。请您理解我想要小孩的迫切心情。望回复，谢谢您！

答：无精症的男性产出的精子相比精子数目不够，活力不强的男性，要难治多了，但相由心生，有无相生，人之有精神，方有精子，精神充足，则精子数渐足；人之精神不振，则精子活力减退。所以要从精气神下手，从整体下手。精生于液，如同鱼生于水，水足鱼自生，水枯鱼必死。因此中医的玉液汤、增液汤以及壮水第一方地黄丸都可以助体液生成。旷野牛迹水，久了自动有鱼，只要天地交泰。同样，人体津液充满，久了自动氤氲出精虫，只要心肾交泰，早睡早起，回归自然。

建议你好好研读一下《了凡四训》，看看了凡是如何恢复他的精气神，如何转血肉之躯为义理之身的。

232 医道与道医

问：老师，每天看你们的文章已经成为我生命的一部分。谢谢你们让我开始接触传统文化，既改变了我的思想价值观，也改变了我为人处事的态度。相信一定也能转变我的命运，让我成为一个顶天立地的男子汉。

对于学中医，我知道自己还差得远，自己没有学医背景，但学医入道依然是我梦寐以求之事。学医之梦并非我一时心热的决定，现在可以说已有4年了，但总是断续不得法，今年也是为学医而来北京，但所教非我所想。后来知道学习还得靠自身，学医不学文，终是一场空。现在明白应该一步步来。但在日常中，一是总会被各种琐事所扰，二是没有那种学习环境，久而久之就会懈怠以致信心缺失往他处攀缘，说了这么多废话但依然不能完全表达我想的，希望您能理解。

答：学医最快的路子是发心，然后是读经典。俗养鲲鹏志，须读圣贤书。心发则医道可成，书读则苍生能救。老师曾经问：医道跟道医有什么不同？借医来悟道，由医入道是医道；悟通道理后，再来学医，是道医。所以先领悟天地自然之道，然后再来学医，有事半功倍之效。

现在很多人都认为医学是知识与技能的叠加，不知道没有道悟就没有灵魂，所以学医不学道，才是最可怕的。不发菩提心，修诸善法是名魔业，就算是学医这样天使般善意的职业，如果没有发菩提心，结果也容易着魔。

文学文采再好，容易助长个人的贪嗔痴慢，会令心更加狂放不安，所以发菩提心是学术之基，是万行之首。现在很多人学习都轻视了发愿，只想取得硕果，却忘却根本。所谓大心难发，又说初心不退，成佛有余。

所谓佛是大医王，他用觉悟的药，医众生的愚痴，不怕医难学，就怕你心退转。不是外面的事情干扰，而是本身的心就定不住。所谓万法本静，人自闹，但自无心于万物，何妨万物常围绕。

老师常告诫我们，要一边学医，学技能，善巧方便助人，另一边必须读一些心性学问，比如止学，如何止住心意识欲望。还有儒家四书五经，是案桌必备，古之医者必通儒。这些看似跟学医关系不大，却是决定你境界高低的关键。

233 双眼周围皮肤越来越黑

问： 曾、陈两位老师好！从去年在网络上看到《药性赋》以后，一直关注着你们。从你们发表的文章中不仅学到了许多中医知识，更对为人处世、修身养性的道理理解得更加深入。非常感谢你们这么无私地为中医普及做出了这么多的贡献！我想请教一个问题：我26岁，女，从20岁开始，双眼周围的皮肤颜色就变得越来越黑，不是一般人那种因为睡眠不足导致的黑眼圈，而是像大熊猫一样的。我妈妈也有，但是没有我的严重。读了你们的文章，以及从各地方了解到的知识，我判断是肾阴虚，今天看到微信上推送的文章，您说是脾的问题，请问，这个需要怎么调理呢？诚恳地希望两位老师可以给我一些建议，谢谢！

答： 《伤寒论》上讲，五劳虚极羸弱……食伤、忧伤、饮伤、房事伤、饥伤、劳伤、经络营卫气伤，内有干血，两目暗黑……女孩子可用桂枝汤合四物汤，这叫血阳足，脸色红扑扑。

如果你没有疲劳过度透支身体，一般双目不会现暗黑色，这黑眼眶虽说有很多原因，但总的都离不开劳伤。饮食过度伤脾，悲忧过度伤肺，房事过度伤肾，生气过度伤肝，计较过度伤心，五脏劳伤在前，才有暗黑在后，有其内伤，必有其外相。找出自己属于何脏何腑所伤很重要。

很多女孩子睡眠是很足，但是生气也很足，这样精气神都不够生气所耗掉的，所以气色显得很憔悴。人要是不气了，脸上马上平静发光，这种光是一种谦光。所谓谦光逼人，谦光可掬，这样的谦光是一种白净之光，周围人都喜欢清净之光。这种光要靠心量修出来，心量越大，这种光越明显。心量越窄，就像乌云越多，大地就越乌暗。

心其华在面，所以要想面色恢复光华，最直接的办法就是让心恢复广大，我们要让狭窄的心变得宽阔，让宽阔的心变成无量广大，这是真的对自己身体好，也是让自己相貌最快改变的办法。

可是说起来容易，做起来不易啊！但只要你真心想做，就不难。平时老容易说你错了的人，脸色是暗黑，肌肉是扭曲的；如果反过来说，我错了，立马脸色变为柔和，一团白净之光从中生起。因为指责人时是带较劲的，会死细胞，而赞美或甘心认错时，是和顺的，会生养细胞。生养则明亮，死亡必晦暗。认不是就是一种谦虚，是暖心丸，暖自己的心，也暖他人的心。心如果暖了，温和了，脸色能不红润亮泽吗？所以要改变虚劳疲累状态很简单，直接从心上改是最直接最快速最有效的方式。

234　到低海拔地区丘疹变严重

问：老师，您好！很感谢老师对于各种风痛的解惑。最近有个问题困扰着我，一直没有想明白，所以请教老师：我平时生活的地方海拔在2000米左右，我偶尔会长丘疹。最近因为经常到平原地区出差，发现一到低海拔湿热地区，丘疹发得很厉害，而且面积特别大，小的有2cm，大的有5～6cm，高于皮肤，又痒又红并且丘疹的皮肤很热，吃防风通圣丸会少痒一些。但只要到高海拔地区，超过3500米的高原地区，就会不药而愈。刚开始以为水土不服，但这次并没有回家，而是去了高海拔的地方，结果丘疹又好了。昨天回到平原湿热地方，丘疹又长出来了。想来想去没明白个中原因，想请老师解惑。谢谢！

答：可服用升阳除湿的汤方，如升阳益胃汤。

这很明显是湿热的原因。高山它比较干燥，古人认为水流湿，火近燥，又说高处有风，低处有水，风水者高低也，调风水者调高低也，调人体疾病者也是调高低，高低就是阴阳。你可以通过调整地域来调整自己的体质，像很多风湿痹痛的人，属于湿气重的，一到干爽的地方居住，症状马上减轻。湿疹的病人，特别是南方腰脚以下湿疹的病人很多，而且春夏多发，一到了秋冬季，或者到西北方，症状马上减轻。当然还有饮食清淡，多运动，也能让症状马上减轻。

但最高明的治疗方式不是到处跑来跑去，像大雁一样迁徙，最高明的方法是让自己具有高山的美德。俗话说高山仰止，又说仁者乐山。仁者是利他爱人的人，有这种品质过后，身体的气质都会为之变化。我们看《凤仪言行录》，就可以明白：人家王凤仪十二年疮痨，经常流水，老好不了。有一天听闻三娘教子的故事，豁然开朗，顿时明白古人争罪，今人争理，古人认不是，今人怪他人的道理。于是一夜之间，疮痨结疤，不再流脓水，从此不再因为别人的不是而闹心，这样很快就解决了诸痛痒疮皆属于心的问题。

虽然在身体上搬运气机，行气除湿，疏通经络，可以缓解湿疹湿疮，但如果能从心这源头上正本清源，降伏其心，使人不闹心，自然疮不闹病，心君泰然，百体从令。所以应对你说的这种情况很简单，做一个有道德的人，让别人竖起大拇指称赞的人，这样的人必定是一个常认自己不是的人，认一分不是，就排一分病气，改一分过失，就长一分正气。像这种心法，已经失传很久，只有福德智慧的人才能听闻得到；只有善根具足的人，才能够落实践行，并从中得大利益，这也是人生健康幸福的大根大本，而聪明智慧不糊涂的人，首先都要解决人生大根大本的问题。

235　气血的生成和转化

问：很喜欢你们的学堂，每天都看你们的文章，跟着学习。我从心里佩服你们，祝愿你们的学堂越办越好。

老师，《医间道》讲到食物通过胃腐熟后成食糜进入小肠，小肠进一步消化吸收，将精华部分通过脾的运化上输到肺，肺通过宣发和敛降，将精微物质营养皮毛四肢，浊物通过三焦水道滋养五脏。学生有个疑问：营养不是存在于血液，通过血液流动营养四肢皮毛么？那血液从哪里来的，食物是如何转化成血液的？还有，脾是否运化血液呢？谢谢！

答：气血阴阳是一不是二，没法把气从血中分出来，也没法离开血来讲气。营养存在于血中，讲的是一种现象，而在血中靠五脏之气去推动变化，讲的是本质。我们中医为什么治本？中医不是讲输血来补充成分，而是讲提高脏腑运化造血能力来解决问题。脾运化的不仅是气血，还有津液，脾要把食物转为气血津液，需要人体的元气，还有大自然的清气。

我们拿个很简单的现象来说，有两个孩子，一个吃的营养很丰富，却坐在卧室里少运动，结果肺活量很小，养得憔悴，面黄肌瘦，很容易伤风感冒；另一个孩子吃得粗粗糙糙，清清淡淡，经常容易肚子饿，他却要干活，肺活量不断变大，结果长得粗壮有力，精神饱满。

所以我们除了从营养物质成分来分析，还要从人的运动心态来分析气血的生成跟转化。像忧郁的人大补会变为大毒，快乐的人清斋淡饭也会变为大补。郁闷的人吃点生冷东西就拉肚子，还说过餐之物不可食；快乐之人吃隔夜的东西，照样吃得很香甜，不仅不拉肚子，还精气神饱满。所以学医学，不仅要从物质角度上来研究，还要从精神角度上，身体的运动角度上来研究，这样才算是全面圆满。因此《内经》早讲，精神内守，微动四肢，都会将抵抗力提到新高度。

236 耳胀与耳鸣

问：老师，您好！又来向您讨教了。是我的一个病人，男，69岁，半年前春节期间，外出吹了冷风后，回家右耳出现耳鸣直到今天，病情已经持续有大半年。耳鸣持续如蝉鸣，按之不减，兼有发胀感觉，情绪易受波动，容易发怒生气。

观前医针灸20余次，并给天麻钩藤饮加减20余服中药给其服用，皆未取效。

后病人来我处要求用耳压治疗，我给其耳部取穴内耳、耳、心、肝胆、脾、皮质下、降压沟、神门、大肠、小肠、肺，用王不留行籽敷贴于耳部，双耳每隔4～5日轮流敷贴，并嘱其服用耳聋左慈丸。后从《跟诊日记》看到关于耳鸣的治疗，如若外感所致当法仲景，用葛根汤加减，于是与病人商量服一剂试试。考虑感受风寒乃半年前之事，风寒内闭日久应该化热，所以将方稍改如下：羌活5克，防风5克，葛根20克，桂枝5克，荆芥8克，牛蒡子8克，薄荷6克，白芍10克，生甘草3克，枳壳4克，桔梗5克，郁金10克，柴胡5克，香附10克，生葱3根。

病人取药回家后，当天服后即全身发热，浑身无力，头晕头痛，药力过后恢复如常，耳中胀感消失，但耳鸣依旧，声响未减轻，另外患者自述解出大量棕色大便，无其他不适。后患者将这一剂中药又加水煎服了两天，后两天未再出现发热头疼症状。

目前治疗到这个阶段，患者仅耳中胀感消失，耳鸣依旧，想请教老师就我之前的治疗给以指点，我感觉像是肝胆火盛之耳鸣，可否用龙胆泻肝丸治疗？还请老师指点一下治疗思路，谢谢老师！

答：点点按按病去一半。药攻针扎乏效时，不妨思考足底按摩。肾于腰脚，开窍于耳，将双脚按暖，必有助于耳窍，气血回流。

耳中有胀感，是因为气机不通，气滞则胀，通宣理肺，气滞消除，胀感消失。一般耳鸣初起都是外感邪气，久病必属肝肾亏虚，脾胃不足，这叫暴病多实，久病多虚。所以《内经》有云，九窍不利，肠胃之所生。这时到疾病后期，都要从脾胃下手，恢复正气。

脾胃如果亏虚，五脏气都会不平，不平则鸣。久病耳鸣要从这里来看，所以要找出是什么令脾胃亏虚。中医治病就像侦探抓贼，要找出贼的做案动机跟手段，要明白病人是如何将自己的脾胃搞虚的。

人除了自己伤害自己外，没有人能够伤害你。思虑伤脾若不解除，清气永远难上升，五官七窍难以饱满，所以很多老人情怀不畅时，马上关节就痛，耳朵就鸣，心中一有事，身体马上有病痛反应，就像槌敲鼓那样，心动则五脏六腑皆摇。

所以对于一个中医师来说，要先分清楚这是身体病，还是心性病，这样你用药时就有自信有底气。要是方向不对，努力白费。如果是属于心性上的问题，再不断地使劲琢磨身体，也只是稍安而已，就像牛车陷到泥潭里，你是打车还是打牛呢？

237 怀孕后左臀部疼

问：您好，请教一下，闺蜜怀孕两个月了，臀部左侧一动就痛，是怎么回事？谢谢！

答：可选择轻柔的按摩，心柔百症去。

怀孕期间，身体要大调整，经脉筋骨肌肉都要有所变化，这时要注意节饮食，慎风寒，惜精神，戒嗔怒，特别是不要沉迷于手机、电脑。一切气血，优先养胎，而非用于久视伤血。

现在很多人都把精气神葬送在手机、电脑里去了，因为没有个人的志向跟信念，结果精气神随手机、电脑转，就会出现各种各样的问题。张仲景叫华其外而悴其内，忘躯殉物，危若冰谷。

238 唇干燥的原因

问： 老师，我下嘴唇干燥有竖纹，就是一条一条的，下嘴唇看上去不饱满，是什么原因啊？可以给我们讲讲使用蜂蜜的禁忌吗？

答： 脾开窍于口，唇病治脾。唇干燥有两个原因，最直接的是津液耗损过度，就是阴伤则燥，这种情况一般舌红少苔，用些养阴之品，柔润之物，如生脉饮，增液汤，一服用就好了。还有另外一种原因是阳气不足，阳能够化气，津液要靠阳气蒸腾渡化到九窍去滋养濡润。可用四君子汤。

有个病人鼻干唇干，眼睛也常干，又是枸杞泡茶，又是喝上等蜂蜜水，都没有用。我们一看他舌头淡胖，就说明这是缺少运动，水湿在体内运化不开来，再多津液也白搭。他问该怎么办。三个字——运动去，徒步穿越五公里，还没喝什么水，居然口舌生津，干燥解除。以后天天坚持徒步，没有再喝那些泡茶的汤方，干燥之症就消失了。可见很多病根本就不算病，只是缺少运动，是身体在提醒你该去活动运动了，运动发汗，则气血温升，无处不到，无孔不入。而不是去借助药物来为你的懒惰买单。

239 橘叶茶用新鲜的还是阴干的橘叶

问： 请问二位老师，经常看你们提到橘叶茶。请问，橘叶是用新鲜的还是阴干的？谢谢！

答： 乳腺增生橘叶茶，安全顺气效堪夸。

橘叶带有一股锐气，新鲜的气更足，干燥、老的会平和一些，所以胸胁间有郁结之气，不得疏达，用橘叶可以疏肝解郁，破气消滞。但如果气虚的话，就不宜久服常服，或者应该同一些补气之品连用，如党参、枸杞子。研究茶饮方，可以看清朝宫庭药茶方，安全有效，口味又好。

240 糖尿病和易出汗的调治

问： 《小郎中学医记》很有意思，在讲故事中掌握常见病疾的治疗，易学易记，在趣味和神奇的医技中百看不厌。真诚的感谢老师，通过网络这个大平台悬壶济世，功德无量。

另外，请问老师，糖尿病人除了迈开腿，管好嘴外，还应该注意哪些方面？中药有宜于糖尿病人体质方面的药物吗？易出汗体质有什么中药可治疗吗？谢谢。

答： 糖尿病人除了管好嘴，迈开腿外，还应注意：遇事不怒，食不胀肚，坚持徒步，夜不出户，劳逸适度，基本吃素。

药物要因人而异，而不是因病而异。中医是以人为本，肥胖型湿盛的糖尿病，要以化湿气为主；消瘦型舌红的糖尿病，要以养阴健脾为主。这叫肥人多湿痰，瘦人多虚火。易出汗，前面也讲过，汗为心之液，心气虚容易汗出，还有心急容易汗出，当然胖人也容易汗出。易出汗的人不宜多讲话，讲话会带动精气神外出，当然讲利他助人的话，真善美的话例外。心在液为汗，你去悟，只要管好心，不乱想，让神安气定睡眠好，汗症自消。

241 中医的弘扬普及

问：书籍对公众的影响还是极其有限的，如果能把这些故事拍摄成电视剧什么的，就太好了！

答：是啊，这个建议非常好。一部《大长今》，使人迷食疗，一部《医道》让人热爱中医。如果有机缘的话，拍一些中医宣传片或中医普及片子，这样大众在欣赏之余，能够为健康充电，为生命加油，岂不两全其美？剧本容易写，但要有一班人马来拍摄，就要等待机缘。像我们广东有一部片子，叫《外来媳妇本地郎》，跟现实生活结合，老百姓都爱看，茶余饭后爱谈，所以一拍就拍了好几百集。如果中医能够融入这么接地气的电影或电视剧，那中医的弘扬普及力度就更大了。

君子善借万物，确实弘扬中医，要多借助网络媒体和电视，仅仅用口说，用书写还远远不够。这叫弘扬医道多元化！

242 如何减轻脾气和焦虑失眠

问：老师，我和丈夫都30多岁，孩子一个8岁，一个

5岁。全家人都脾气暴躁，一句话不对盘就发火。我丈夫尤甚。莫名其妙的就摔门，每天必定找我的麻烦。我基本不吵，忍让，好好说话。但我自己知道，我生气了，硬忍着。这些年基本睡不好，焦虑，多梦，健忘，肝功能轻微受损，胃一直都不好，一生气心脏那块就疼。四口人基本都有口气。平时大人孩子基本没断过肉，尤其猪肉。还都喜欢吃辛辣食品。看了文章后，我在想，如果改变饮食会不会好一些？我也改变自己，修身养性，不生闷气。孩子们从小就爱生病，尤其是上呼吸道感染，若是像您说的，多吃素，尽量少吃肉，会不会好一些？但会不会又导致营养不够呢？请赐正确养娃妙招。我都糊涂了，不知道怎么养他们才是正确的方法。

答： 养娃要从善书《达生编》开始看，通达生命规律。

改变饮食可以减轻脾气，饮食清淡，脾气减少；脾气减少，身体变好。脾气大身体差，你可以直接看《新世纪健康饮食》，看了后就知道该如何健康地饮食了，既环保经济，又健康营养。

心理学上认为，人焦虑失眠是因为欲望太大。为何欲望太大会让人焦虑呢？俗话说欲海难填，你用什么去填欲海？就用你的能量气血，所以欲望大就处于高消耗生命能量的状态，而处于这种高消耗生命能量的状态，人就很容易变得亏空，容易疲劳累烦，进而着急、郁闷，最后觉得心中很苦。于是脾气就自动变大，心就自动不安，因为你身体没能量了，五脏自然就不安。水少鱼着急，血虚神不安。所以要多看修身养心的传统国学书籍视频，所有正统的国学经典都是指向降伏欲望，自在利他的。如《德育故事》视频，《内经》认为，上医养生，即养德，厚德载物，厚德生物。德育小故事，既通俗易懂，又让人感动，有力量，乃居家首选，教子必备。

243 疏肝解郁的方法

问： 老师好，我想问下，女性40多岁，脖子下面胸部以上这个地方经常疼痛是怎么回事？有什么方法治疗吗？

答： 一般此处乃上下阴阳交接处，有郁结可用半夏厚朴汤配合逍遥散，百试百效！

中医认为，凡局部堵塞疼痛，皆气机不通，这叫痛则不通，又叫肝气郁结。肝气郁结不可怕，可长期郁结，得不到疏解却非常可怕，小问题经不起久拖。

最快的疏肝解郁的办法，就是学一套功法，通过运动四肢来带动周身百骸气机流通。有些人说我每天都有运动啊，其实很多人的运动都只是局部运动，身体的有些"拐弯抹角"处运动不到，不能达到整体运动的效果。要整体运动，就像徒步穿越一样，浑身上下每一个毛孔都在努力地扩张收缩、吐纳。这样大气一转，自然病气乃散。实在懒，可出钱请人按摩代劳，尤其足底按摩效果好，此上病下治，寒头暖足之上法也。

244 赌气和腰疼

问： 老师您好，从去年11月到现在不定时的会出现腰疼、腰困现象，多是在经期期间，我今年28岁，怀孕10周。

答： 百病生物气，百气生于家，家家有难念的经。

除了做正常体检外，还要平衡心态，别干活的时候赌气，这很伤身体，特别是夫妻赌气，伤的是腰部。腰乃先天，跟上辈、祖上生气，也会气岔腰了。当下很多人动不动就腰酸，极少是因为干重活累的，哪有那么多重活干，大都是赌气后久坐久卧，或者边赌气边干活，边赌气边吃饭，边赌气边睡觉造成的。这时你动哪里哪里就伤到，只有把赌气消掉，身体才会慢慢和好。

245 容易担心、焦虑

问： 我已经看到微信里的答言了，十分感谢。我还没有具体地说明我情况，望老师谅解。我是这么个情况，我老是把一些不好的事情加在自己身上，什么听到人家有跳楼自杀的我就害怕自己哪天也跳楼自杀，看到刀什么的也害怕自己拿刀去杀人，害怕哪天把孩子弄死了，反正各种害怕，心里紧张，身上就出虚汗，就想上厕所解大便！求老师指点。还有就是我老公说我老是按照自己的要求去要求别人，稍有不顺眼就生气，找了个中医说我肝郁肾虚。最近在看修心的书，感觉挺好的，反省了一下自己。还有就是现在我讲我的情况其实内心很紧张，心好像揪在一块了。说了这么多，自己表达的也不知道老师是否知道我的情况，请求老师答疑或是推荐本好书静心，不胜感谢！

答：早晚须念亲命语，晨昏莫忘祖炉香。

害怕是因为恐伤肾，是你肾虚在前，恐惧才从中生出来。可肾怎么会虚呢？肾是先天代表父母祖宗，所以要跟父母祖宗连根，怎么连根？常想念他们，念亲恩，述祖德，找祖宗的好处长处，找父母的苦处难处，常放在心上，这样就会特别感恩现在的生活。那么就没什么好害怕的了。女子服点安胎丸可壮胆气，安胎者为人母也，女子本柔，为母则刚。

故书不厌百回读，熟读深思子自知。好书有非常多，《善书述要》里头都是好书，但知道一丈，不如行一尺。要把善书里的智慧拿来照自己，而不是照别人。学习传统文化，最危险的一点是，学习后拿传统文化去套别人，就变成封建剥削；如果用来修炼自己，照向自己，就变成自强升华。这样悟透半句多，一两句名言，经名就成了。比如爱惜精神，他日自能担当宇宙。这样就不会熬夜、应酬损精神。

246 尿毒症

问：师兄，我现在在余浩老师这边跟诊学习，突然得知大学班长得了尿毒症。对此你们有没有什么建议或办法？

答：尿毒归肾，肾藏精，为何藏毒，因为至虚之处便是容邪之所。试想若于伤精，何来败肾。意净不染，君子有终。可看《俞净意公遇灶神记》的视频，或有启发。

以前我们在大学学医时，也有个同学得了癌症，当时大家除了捐钱外，就是写一两句祝福的话。我们给这同学写道：全真导引，毫望必争，诚明忏悔，死地后生。不管是什么重大的疾病，都是身心出了问题，身体要靠经脉通畅，心灵要靠感恩忏悔来滋养。上天不杀悔过的人，弥天大罪，一忏便消。所以除了配合医生治疗外，病人只要有一丝的希望，都要付出百分之百的努力。现在我们这个时代疾病层出不穷，这些疾病是从哪里出来的呢？余师讲，按照现在这样发展下去，离癌症大暴发已经不远了。余师为何要办养心山庄？因为世人普遍心浮气躁，散乱不定，所以五体不安，四大不调。息心即是息病，心若浮躁，当安心向下。常做利他之事，最能调伏身心。关于尿毒症，在《根除烦恼秘诀》这部老师倡印的书籍里头有提到一些反参的办法（即反思调整心态之法）。

247 日用食材的药性

问：非常感谢你们的辛勤介绍！有个小想法，可否介绍一下日常食材，比如蔬果、葱、姜、花椒等等的药性。它们配合针对一些日常小毛病，这样中医普及更深入生活，会更易推广开。谢谢！

答：葱为通中发汗所需，中空如管，心散善开，所以凡诸窍易闭之症可以用之，比如毛孔为风寒所闭之感冒，鼻子流清鼻涕不得宣通，耳窍不通气耳鸣响，皆可葱管通之。我们学好一味药，要找出这味药的特点，就像一个人，你一听到这人的名字，就能想起他最主要的性格，就这葱管它就是一条管道。

而辣椒辛温发散为阳，开发之力最大，小量用可以开胃纳食，大量用可以发汗解表，是强大身体的卫气，保卫疆土。国不可无防，表不可无卫气，在山里我们时常会碰到一些砍树的工人，这些工人的孩子，风吹雨淋都不感冒，他们大都是从北方来的。而山里南方的孩子，更容易感冒，家里的大人，一看到刮风下雨，赶紧给孩子撑伞，怕淋着；北方那些孩子，淋得满身是水，也不感冒。村里人很疑惑，大都认为贱人有贱命。其实不是，后来才知道他们的小孩子都吃辣椒，水寒之气还在体表就被赶跑了，靠辣椒在体表布一重金钟罩，如果不懂其中的道理，就很难解释。这叫辛香定痛驱寒湿。

如果不靠吃辣椒行不行啊？当然也行，你就要练一套长拳，或者八部金刚，照样可以把卫表金钟罩建立得很好。彪悍的动作就是辣椒，疏通的动作就是葱管。人体有大药，我们学每一味草药，要用身体去感受，要放在身体里面来体验修炼，就能得天地药草之精华，而不是仅仅掌握一个偏方秘方或者食疗的营养学。同时，不要光学食材功用，要学领导食材之法，即性味总诀：辛香定痛驱寒湿，苦寒清火消炎热，酸涩收敛涤污脓，甘甜益力生肌肉。此乃将兵点卒之道，非区区临症格斗之术。

248 关节炎和孝道

问：老师你好，请教一个问题，我奶奶68岁，症状是四肢疼痛不能做活，且双手浮肿，手指拘挛，屈伸不利。腿疼痛不能多走。遇热则舒，遇冷则剧。一生气症状加剧，肢节未有变形症状，我怀疑是风痹和湿痹。烦请您给分析一下。

答：《不生气就不生病》一书上讲，老人骨性关节痛基本都带有忧劳，忧心劳心，在儿女，在家庭，不是简单的关节炎。忧心一个火，劳心一个火，二火加为炎，忧劳又深入骨髓，故得骨性关节炎。前面我们讲，凡关节炎，一个是要从肾入手，肾主骨。第二要从脾胃入手，阳明主束骨而利机关，诸湿肿满，皆属于脾。第三要从肺入手，肺主治节。现在很多老年人得关节炎，都知道调脾肾，却忽略了肺，不知道悲忧伤肺，肺伤则气结不行，四肢不通，行动不利。《圣经》上讲，快乐的心是疗伤圣药，忧伤的灵能令骨枯槁。现在很多老年人的病，其实药就在他身边。在农村，人们都知道毒蛇出没的地方，周围方圆数十米以内必有良草，是为解毒药，这是天地生一物必有一物克之，这叫阴阳。人为万物之灵长，只要他生一种病，在他周围的村县里就有人能救他，就看他的儿女能不能把孝字尽到极处。

《孝经》上讲，孝悌之至通于神明，光于四海，无所不通，而孝感动天就是这样来的。儿女首先要明白父生病是为子劳成疾，母心忧是忧儿未成器。父母的病忧是给孩子送来良药，要孩子成为孝敬礼让之人。如果孩子阳刚之气发出来，那么整个家庭的阴湿之气立马消解。如果不消解，那是因为孝敬之心还不够。阳是能够制阴的，但小火不能够将大水度化，必须要离照当空，整个家庭充满和乐，这份积极的心就像阳光照在哪里，哪里亮。

半个月前，村里有个八十多岁的老阿婆，双腿风湿肿，门坎都迈不进来，她儿媳妇陪她来，已经花了几千块钱检查理疗，腿肿始终没消，痹痛始终未除。我们一看她们用的都是非常好的活血化瘀疏通关节之药，医院用药没有错啊，但为什么没有理想效果呢？我们就说，这样吧，你们回去拔些艾草，再放些姜熬水，然后晚上给老人洗脚，一定要儿子或儿媳妇帮老人洗，不能请人代劳。

一周以后她们很高兴地来说，怎么不花钱的艾草跟生姜，比医院先进的药物还有效？我们说，不是艾草跟生姜有效，虽然《本草纲目》上记载，艾草能走三焦而逐一切寒湿，转肃杀之气为融合，灸之能透诸经而逐一切病邪，起沉疴之人为寿康；生姜也能够发汗解表，温通经脉；但是这些药物如果没有一颗平和的心为将帅所使用，它们就不能发挥到极致的效果，而孝悌就是一颗平和之心，用这颗心去带领药物，往往攻无不克，战无不胜，能真正体现古医书上的药物效果。所以不是艾叶跟生姜胜过那些先进的药物，而是艾叶跟生姜，加上传统的孝道文化，才胜过各种先进的止痛药、风湿药。

249 人与自然社会的关系

问：两位老师好，我想知道如何处理好人与自然、科技、生活的关系，感觉中医与科技只有一条主线。

答：敬畏二字，敬人者人恒敬之。爱敬大自然，便可真正享到大自然的福。

真正发达的国家、发达的社会是科技与人文并荣，道德与经济齐飞。如果只是科技发达，人文跟不上，那么人间就是一个不断被污染的社会，谈不上可持续发展。如果只是经济腾飞，而道德沦陷，那腾飞的经济是泡沫经济。虽然科技跟经济可以给人带来无限的便利，但这种便利如果不是在仁心指导下去运用，那么科技越便利，罪犯作案手段就越高强；经济越发达，对社会的破坏就越重。

现在我们广东的广州认识到这问题了，崇尚温良恭俭让的儒家文化，与仁义礼智信的道德修养。现在我们到广州时发现，地铁站、公交车牌，还有路上的宣传围墙，到处都贴满了传统文化的精神文字图画。现在广东人意识到了，打造经济广东这条路子太狭窄了，越走下去，人心越不安。于是才发现，要结合传统文化，打造幸福广东。人如果没有文化，外面越便利，堕落得越快，所以我们要做个大善中国人。而不做富不过三代的懒人。

古人讲方便出下流，便利是好的，但是如果你过于依赖这种便利，产生了懒惰习气，这就是不好的。所以为何我们以前住的山村，山民要去挑水喝。明明可以引一条水到村前的，也可以装上自来水，但老一辈的人还是要去挑水。这挑水不是为了喝水的需要，而是身体得到锻炼的需要。习劳苦身体就容易感到知足，知足的人就有福，就跟传统文化的精神相应。所以如何处理好人与自然社会的关系，就一句话，做好自己、管好自己，用自己身教去影响别人，正己化人。

250 腹胀与土德

问：曾老师，陈老师，今天还有其他文章发吗？每天看你们的文章都成一种习惯了。

请问腹胀怎样解决？我41岁，女性，特别爱腹胀，着点凉就更容易胀，特爱排气，总是很尴尬，吃饭不算多，但食欲正常，右侧下腹部总是有一团气聚在那儿。以前总爱头痛，附近中医让我吃加味逍遥丸，吃完后出现有时候右侧肝部胀，我脾气有点急，自己也知道身体不好，但应怎样调理呢？继续吃逍遥丸吗？

答：腹者，能容也，宰相肚里可撑船，要做个量大福大的人。

古人讲，胸满用枳实，腹满用厚朴，所以张仲景治疗腹中大实满有大承气汤；治疗虚人腹胀，有厚朴生姜半夏甘草人参汤。

一般疲劳后腹胀加重，属于虚人腹胀，然后用上行气消胀之药，稍微佐以温通补气之品，这样身体亏虚之元气得补，滞塞之胀气得通，腹中满胀自除。要根据脉象来定是补虚的多一点，还是行气的药多一点。

脾主大腹，一般长期腹胀的问题，是土德出了些问题。现代人仅把道德当作是个人的修养标准，不知道这道德还是一个严格的生命科学概念。道德是有能量的，而且是正能量。我们常说德能，古人讲大德者必得其寿，必得其禄，这人的土德薄了，不是吃点牛肉就能补的，要勤习劳苦，为大众做事。

人越付出，道德越厚，这叫积功累德，土气就越足，人就越厚实；越厚实，脾主运化能力就越强，就像厚土能够生长万物一样，这叫厚德载物。如果一个人德不够，就算是多喝点水胃都胀，这是提醒我们要去积德，没有德，滴水都难化啊！所以那些消化很好的人，一般都是很为大众服务的。

251 四肢病和脾胃、孝道有关

问：老师你好，我有个病例想请教你，我奶奶，四肢疼痛已经两年了，症状有四肢疼痛，手指拘挛，浮肿，按上有些硬，遇热则舒，遇冷则剧，骨节未发生变形，不能做活，做些活就疼，不能生气，一生气就加剧。脉细弱，早晨五六点时经常出汗。烦请您给推断下。

答：生气是拿他人错误惩罚自己。人不能生气是真的，不能做活是假的。大凡身体病弱之人，更容易体悟到养生之道。天降福人以逆，他一生气，身体就没力，关节痛就加重，这是身体内证的经验啊，生气对身体的破坏性太大了。生气就像一个国家的将军造反一样，将军本来是保卫国家的，如果它犯上作乱，问题就大了。所以容易手指拘挛，要知道肝主筋也。

人只要活着就能干活，干活实是人活下去的动力，不干就不活。一个人连活都干不了了，他的身体可想而知。干活不是别人的需要，而是自己身体的需要。中医认为脾主四肢，诸湿肿满，皆属于脾，老年人四肢风湿肿，脉又细弱，必须寻到脾中去治疗。

用补中益气汤加一些祛风通络走肢节的药，能够很好地强大脾主四肢的功能。还有前面我们讲的，大家不要以为孝只是一种美德，它更是一股能量。行有不顺，皆是不孝，气脉不通，亦是不孝。

《增广贤文》讲，子孝父心宽，妻贤夫祸少。一个家里有贤妻，丈夫不会有横祸；一个家里孩子非常孝敬老人，老人的心脉就非常宽松通畅，各种痛症就少了。所以当我们看到老人疼痛，行走不力肿胀时，就应该反思到诸痛痒疮，皆属于心，反思到孝心不足这里来。

《孝经》上讲，孝悌之至，通于神明，光于四海，无所不通。一个家中有真孝子弟，家里一般不会有大病大疾，所以《了凡四训》说，忠孝之家，祖宗未有不绵远而昌盛者也。老人身体出了问题，就是我们年轻人反省德行的时候了。

252
角膜炎

问： 老师你好，不好意思又打扰你了。我同事他儿子回了趟老家东北呆了一个月，得了病毒性角膜炎，听医生讲好像有点角膜溃烂，眼睛的黑色部分现在有个白点，请问得病原因是什么啊？应该怎么治疗呢？医生说需要住院，有这么严重吗？我同事都吓哭了，我帮她问问，期盼老师的答复，谢谢老师了。

答：《黄帝内经》讲，生病起于过用。人不要害怕疾病，要害怕疾病的原因。疾病的原因是什么呢？就是你过用了身体，菩萨畏因，众生畏果，医生就是药王菩萨悬壶济世。现在很多病人怕眼睛不好，却不怕熬夜伤肝血，熬夜伤肝，对着手机就是伤血；却不去怕久视伤血，久坐伤肉。

大家都怕三高，却不怕胡吃海塞；大家都怕脾胃不好，身体免疫力差，却不怕懒惰不运动，我们现在人吃了不运动的大亏。

一般急性的炎症，用消炎的思路，中医就用清热解毒之品对症，能有效果，但只可暂用，不可久服。而慢性的炎症，就必须要从脾胃入手，使土能伏火，把溃烂的肌肉长起来。

有位名医他治一个角膜炎，用了不少消炎治眼之药，却没有理想效果，他百思不得其解。突然有一天这病人好了，原来这病人吃了补中益气汤。没有说这汤方治疗眼睛啊？他就去请教医生。另外一个医生说，凡肌肉溃烂长不好，都要找到脾胃中去，脾主肌肉，同时九窍不利，脾胃出问题，脾开窍于口，这口不单指嘴巴，眼睛、鼻孔、耳朵都有口，所以慢性中耳炎、慢性鼻炎、慢性角膜炎，只要炎症日久不愈，转为慢性的，都需要灵活使用"脾开窍于口，四季脾旺不受邪"这两句经典。如果一个人肌肉有力量了，身体没有不健康的，就像田地里土壤肥沃了，庄稼没有不长得好的。

253 白虎汤

问：白虎汤中用的是生甘草还是炙甘草？

答：身大热，汗大出，口太渴，脉洪大，这叫白虎四症。属于阳明经热盛。白虎汤是清热之方，由石膏、知母、粳米、甘草组成，既然是清热之方，那生甘草更偏重于清热解毒。

关于甘草，又名国老，功效有五，清热，和中，补益，解痉等，凡用纯寒纯热药，必用甘草缓其力，寒热夹杂亦用之，调和其性无攻击。唯有中满不食甘，临症还须究端的。

254 左升右降

问：左升右降是男女通用的吗？还是女的会是右升左降呢？

答：从后天角度讲左升右降，从先天角度讲就是一团和气，没有左右。所谓左升右降，大家不要理解为左手升右手降。人身无处不左右，地球自转，太阳东升西落，不管是男的女的，还是动物植物，都符合这种循环。左一般指清气，右一般指浊气，如文臣在左，清贵之象，武将在右，粗猛之象，左升右降，即左文右武升清降浊，论清浊二气升降，于治病有指导意义。

255　过敏的原因

问：老师好，请问，过敏在中医看来是怎么回事呢？

答：过敏属于中医少阳症，忽好忽坏，用小柴胡汤变化加减，可有效。过敏其实就是身体抵抗力下降了。你看过敏性鼻炎、过敏性皮肤病，稍微有些风吹草动，身体就扛不住了，可见体质确实差了，镇不住啊！叫土虚木摇，故用培土固本，像玉屏风四君子可治本。

过敏者过于敏感，容易激动，所以不淡定的人容易过敏。有一点小事就惊慌失措，容易提心吊胆，好像惊弓之鸟，反应很大，吹一阵风就连续打喷嚏，这都是心态不够淡定从容。

过敏跟饮食也有很大关系，吃那些肥甘厚腻之品，容易壅塞胃肠，产生邪毒伤胃肠的反应，本身皮肤顽疾，皮属肺，肺与大肠相表里，肠浊皮肤没有清的。所以若要身体安，淡食胜灵丹。

256　以勤劳为药，是祛湿良方

问：中医对念珠菌治疗可有方法？我这边天气炎热，又下雨了，湿气重，又犯病了，分泌物呈水样，有点乳白色。

答： 莫怪茅坑，自己土虚，不怨湿气。中医有完带汤可以治水湿泛滥，水样分泌物，土可制水也。

要防治细菌病害需要先治理环境，垃圾堆不搬走苍蝇蚊子总是没完没了，人五脏不能保持清洁状态，周身总容易有各种病菌滋生。所以湿浊是因为脾病了，脾不能主湿，阴雨天湿浊加重，这是诱因，最关键的是你的心长期处于阴雨状态，心若安好，便是晴天，阳光的心态，可以让湿气减少。

平时勤习劳苦做家务，可以让血脉流通，将湿邪搬运走。俗话讲，扫帚不到，灰尘不会自动跑掉。人不经常运动，身体的病菌、代谢产物就不能够被充分洗刷跑掉。所以古人讲，人生在勤，勤则不匮，一个人勤劳了，不单衣食不匮乏，连健康快乐也不匮乏。

我们看这湿邪是什么？湿邪就是一团懒惰不肯动之气，好像懒人卧躺在床上。所以湿气重的人往往好卧好坐不好动，腿脚沉重，走路拖泥带水，这叫湿性趋下。这种情况该怎么办？只有勤劳精进起来，才能对治懒惰湿邪。俗话说，勤劳健康最好，以勤劳为药，是祛湿良方。我们在传统文化中心看到很多义工老师们，因为勤习劳苦，无私地奉献，那些病痛湿邪，统统都被炼化掉了。所以我们身体有湿气，真是缺乏吃药吗？不，湿气是懒惰之气，提醒我们正缺乏精进，缺乏勤劳付出啊！

257 恐伤肾，立志是金丹

问： 老师好，为什么我一看到或听到不好的事情，就马上往自己身上想，害怕自己马上变成事情的主角？这在中医上是属于什么情况？

答：怕，心白也，心缺血为白，可用桂枝汤合肾气丸，壮胆补心强肾。这样红红火火，胆子壮大。恐伤肾，肾虚则恐。人要怎么才能不恐惧呢？要能够担当责任。匹夫一立志，便可参天下，人有志则走遍天下，无志则寸步难行。而肾又是主志的，老年人很多腿脚不利，走不动，表面上看是腰脚问题，实际上是灰心丧志了，无志则腿脚不利，寸步难行啊！

所以要树立利他之志，人就会得到天地能量的帮助，越是帮别人，自己的力量越大。我们看心中快乐，没有恐惧，却力量越来越大的人，他们哪个不是常处于利他助人状态的呢？这在《道德经》上讲，既以为人己愈有，既以予人己愈多。所以立志为他人而活，为父母而活，为国家而活，人就会越来越有光彩，越来越有力量。故《曾氏家训》上讲，人说金丹可换骨，我说立志是金丹。人不立志天下无可成之事，就算治病也要立志，你才能成功。要立我的病好了，更要帮助更多像我这样得病之人之志。

这样你为了大众而活着，你的力量就是大力量，仅为了小我而活着，这力量永远是小不丁点。

258 什么是最好的运动？

问：老师，听专家讲夏季泡脚养阳，我也试着用红花热水接连泡了四天，晚上泡二十分钟就大汗淋漓，接着泡了四天之后，最近发现稍微做一点运动就满头大汗。别人看到我出这么多汗很好奇，汗珠都是一粒一粒的。身体也没有什么不良感觉，我这个是虚汗还是实汗啊？这样的泡脚养生到底是行还是不行？打工的人没有出坡徒步的地方，能不能再给我们介绍另外一个适合我们的方案？谢谢！

答：《黄帝内经》讲了，最好的运动就是微动四肢温衣。所谓大动不如小动，小动不如微动，特别对于体质不太好，容易劳累的人，更不能大动大汗。因为壮火食气，而汗又为心之液体，长期大汗会拔心液，而大汗的人烦恼习气也会相对粗重一些。

运动很重要，但心法更重要，如果能够守中不倾，守中就是止语，不倾就是端身正意，这样身体即使不能到外面去运动也非常好，因为他处于缓慢安详从容的状态。我们养生不要管什么法门，其实说白了就是一句话：行住坐卧都是禅，语默动静体安然。得法，卧牛之地可练出强壮身体。有本书《囚徒健身》，那些被禁自由者，尚且能强身健体，因为自律。可见场地大小、自不自由不是最重要的，自不自律，自不自觉才最重要。

259 烦恼的原因

问：非常感谢两位老师的解答，看完之后让我很受启发。的确，我的心胸不宽广，总是为很多事情烦恼，没想到会影响这么大。看了您的文章，心里变得很平静，从现在起要努力改变这种状态，跟随你们的步伐进行修习。我还想问一下，除了心性上亟需改变，是否需要用一些药物、食物来辅助呢？

答：陈皮可顺气，郁金能除烦，枳壳、桔梗各 10 克泡茶，叫宽胸汤。人烦恼有两个问题，一个是心不宽广，另一个是心不觉悟。这两个可以合成一个，宽广的心是觉悟的心，觉悟的心没有不宽广的。《曾氏家训》讲，治心病以广大为药。

为什么呢？十周年庆时，有个叫陈科恒的老师上台分享九针时讲到，针必须跟天地合道，极小的针要用极大的胸怀去使用。我们地面上一条巨河，看起来很大，可在高空上看，就是一条线而已，再到更高的地方看，不就是一个点吗？一个小不点而已。所以洞宾吕祖讲，天地视万物如尘埃，大道视天地如泡影。我们平时为什么为一丁点的小事就烦躁不已，好像天地的压力那么大，那是因为我们心胸狭窄了。心胸博大，再大的问题也是尘埃、泡影；心胸狭窄，再小的问题都能令人梗塞、烦恼。

明白这个道理，人没有不立马变宽阔广大的，所以这就是觉悟的好处。《清静经》上讲，大道无形，生育天地。你想一下，天地那么大，大道都可以生育它，这第一句话就是治心的。现在为什么有越来越多心烦气躁，心梗脑塞的病人呢？心胸狭窄，管道梗塞。人如果不宽广，不要说是生育天地，就连自己的身体都生育不好，都要常生烦恼，身心俱疲。

260 失眠多梦

问：老师好，我想问一下，我四十多岁，近十年来晚上睡觉一直在做梦，只要合上眼就是梦，有时是恶梦有时不是，总之就没有不做梦的时候，恶梦时醒来好累好累，白天累了休息一会儿也是这样，吃过好多安神之类的药也不管用，请问老师，是怎么回事？谢谢！

答：失眠多梦心包经，多拍打心包经可治恶梦。失眠多梦不是什么大问题，关键是要找到方法。没方法小问题都是大问题，有方法大问题也化为小问题。昨天带领大家赤脚在碎石地上行走，刚开始大家走得歪歪扭扭，痛得咬牙切齿，可一个小时坚持下来，两条腿发烫，倒头就大睡，失眠的呼呼大睡，多梦的一个梦也没有。

所以人为什么入不了深度睡眠呢？因为你缺乏引血下行，而脚接地气，接地气就是接坤土之气。坤土乃脾土，至阴至静，睡眠之道，就是以静制动。

《清静经》讲，动者静之基，但很多人妄动却不清净，所谓身动心静乃为益寿良方。人一整天有多余的能量，不用出去，就很难进入深度睡眠。天地创造这个身体生命，就是教我们要付出，要用奉献的模式来使用身体。人体的能量在身体里是留不住的，非要留下来，只能以血糖血脂，让人肥胖的形式储存起来，这时不是在储存健康，而是在储存疾病。

所以当一个人余力未尽时，很难有很好的睡眠。你看我们军训时都没有失眠的，碰到床就立马睡了，根本没有入睡时间，所以我们缺什么呢？不缺安眠药，缺的是每天充足的耐力运动，让气血调匀，其卧立安。

261 锻炼应融入大众

问：感谢老师的解答！现在我知道了自己需要健脾，并坚持做到：遇事不怒，食不胀肚，坚持徒步，夜不出户，劳逸适度，基本吃素。而我们原来是：白日上班，夜里锻炼，游泳打球，体力超限，基本坐车，无有徒步。

答： 锻炼的秘诀，在于热爱。我热爱健身，课间十分钟都要跑到杠架练一场。白日上班，身忙心不忙，夜里锻炼，勿见雾露，勿出大汗，安详行禅。游泳打球，体力充足时，偶尔干干。体力超限，人容易修复，心力超限，人就不容易恢复。所以不怕身体劳累，就怕心灵劳累。基本坐车，忙完事后，照样有时间徒步穿越。人不是没有时间，而是没有心，有心的话，你总能挤出时间，没心的话，节假日你都没有时间。

人这心不变过来，世界观不改过来，听了多少名师讲座，单位给你放多少假都不管用。人要是心变过来，公交车上多站少坐，在单位里勤于打水助人，洒扫清洁，都是最好的锻炼。锻炼应当融入大众中去，利他的锻炼比自己一个人在健身房或山里头锻炼效果要高好几个层次。

262 谦虚是滋润五脏六腑的大药

问： 我女儿5岁，从小到现在一直便秘，有时五六天都不拉，每次要用开塞露，小孩痛苦不说，终究不是长久之计。中西医都看过不少，都没什么效果，希望老师能给点建议或小孩便秘良方，衷心感谢！

答： 芝麻粥乃安全通肠食疗方。一般的便秘少吃荤多吃素，阳光底下常散步，若有时间揉揉腹，很快就能调整过来。

顽固的便秘都跟家庭关系，以及孩子的情绪分不开，而药物唯一不能作用的就是人的情绪。那些老容易赌气的孩子，容易有食积便秘。心胸狭窄了，肠管就不宽大，气堵住了，津液就暗耗掉了。

便秘看似是肠的问题，但心与小肠相表里，不调心空调肠，效果自然不好。有句俗话叫富润屋德润身，一个人富裕了，屋子可以装饰得很漂亮，生活可以过得很滋润；而一个人道德俱全后，身体五脏六腑都会很滋润。所以皮肤干燥口臭，大便秘结，屡治不效，并非大黄不泻，麻仁不润，而是小孩子德行教育出了问题。

没有足够的圣贤教育下去，这孩子的气都难以谦虚随顺。所以便秘不可怕，可怕的是认识不到亏了哪种德，就得了哪种病。人谦虚就像水之归下，亏了谦德，大小便就不容易通下。

所以我们要立志谦虚，《了凡四训》讲，人之有志，犹如树枝有根，立定此志，须念念谦虚，尘尘方便，自然感天动地，造化由我。所以谦虚是滋润五脏六腑的大药。古人讲谦光逼人，谦虚发出来的光芒，所照之处，莫不敬仰，所到之处，莫不通畅。

263 腰痛和心量

问：老师，听说一个偏方，黄麻杆（潮汕吃的麻叶枝骨，去皮）、根，加猪骨煮水喝能治腰酸痛。不知老师有什么看法，能否一试？

答：民间的食疗偏方是有些效果，但腰酸痛的原因众多，如果是平常普通劳损得的，那用这些食疗方效果当然好。可很多人腰痛病根并不在腰上，而在心上。像有欠债之人，觉得酸，好累，一还完债，人跳起来没事了。无形的压力不可小觑。

腰是承担压力的地方，所以当一个人硬撑，压力太大又不能化解时，腰就很容易出问题，如果不从心上解开这些压力，吃上一吨的壮腰方都很难有好的效果。我们昨天讲《清静经》与中医养生时就提到，大道无形生育天地，这一句话就是治心啊！十周年庆时，宏哥来养心山庄，深有体悟地讲出这句话来——怎么养心呢？治心以广大为药。

人在地面上看，江河好像很大，如果从高处向下俯视，江河像一条线，再从更广阔的高空往下看，江河变成尘埃一点。所以不是病痛大，而是我们胸怀不广大，不能心包太虚，量周沙界。为什么说量大的人福大？这叫观福于量，五福里头就有长寿健康，你量小了，小问题都变大事，这叫器小易盈。

所以想要化解当今世界的压力、纠纷和病痛，除了不断提升我们的胸怀跟度量外，再难找到其他更好的办法了。《增广贤文》上说，将军头上可赛马，宰相肚里可撑船，这都是教我们要有大心量，而后可以消掉大病痛，感召大福禄。

264 小孩夜啼

问：老师好！我孩子快八个月了，最近夜里老是哭个不停，吃着奶还行，一旦拔出奶头就嗷嗷哭，这是什么原因呢？

答：小孩子哭一般有三种情况，一是肚子饿了，二是身体不舒服，三是娇气了。肚子饿了，吃饱就没事；身体不舒服，就要及时找医生；至于小孩子娇气，这就管不得。老师常说，教学生就像带孩子，不能捧杀，应该损益他，你捧他就等于杀他，你损他就是益他，小孩子不行，都是家长惯坏的。

现在很多家长都不知道如何损孩子，应该苦孩子心志，劳孩子筋骨，饿孩子体肤。如果孩子还小怎么办？你帮孩子推拿按摩就是劳其筋骨；你给孩子吃粗粮，让他容易饿，不要喝各种高营养的提纯品，这就是饿其体肤。从小要多跟孩子讲志高远大的事，就像宏姐小时候生病哭了，她老爸便边抱着她边激励她说，小志宏志气大，什么困难都不怕。这样孩子很快破涕为笑，而且无形中得到爸爸精神勇气的加持灌注。因此《励志故事》让人坚强，何尝不是灵丹妙药。

当父母坚强时，他的孩子就会慢慢坚强起来；当父母自己都畏难时，孩子就容易软弱无能。这家庭教育太重要了。一切事业的成就都没法弥补家庭教育缺失带来的损失。

265 高血压

问：你好！我婆婆今年50多岁，血压150，其他体检项目（肝功、脑电波、心电图等）一切正常。血压高的症状是偶尔头会轰隆隆的，或是眩晕一下下，其他无症状。最近她又添了脚后跟痛的毛病，走路时脚后跟痛得都不敢碰地，请问，这是哪里的问题呢？

答：用醋与薤白炒热敷脚跟，治后跟痛，效果显著，实用安全，可以推广。血压高常见的有筋脉堵塞，就像我们去浇菜时如果水管折叠了，那管口压力增大，很有可能就会脱落出来，这样水就爆得满地都是。所以高血压的病人，血脉如果压迫堵塞，就有可能引起血管破裂出血，中风偏瘫。因此对于老年人高血压来说，最好的家庭保健莫过于常帮老人捶背和泡脚摸脚，这两招就可以让血脉通调，呼吸顺畅。

高血压还有另外一种虚证，有些人早年操劳过度，或纵欲过度，肾水不足，结果导致肝木虚亢，这叫水不涵木，则木刚硬且动摇。这种肝肾阴虚引起的木火亢盛，也是相当常见的。像这种情况要安神补充阴分，然后配合赤脚功，以及泡脚摸脚，就能把压力缓解下来。

脚是人体的第二大脑，按摩脚底特别是自己亲人儿女去做，能够连根养根，根深蒂固。

同时血压高还应该注意饮食，饮食不清淡，你吃再多药都不顶用，肥甘厚腻荤腥浑浊，能够令血管壁增厚变硬，提前老化。

266 跪坐

问：老师，您好。我发现您在上几期里介绍的跪坐法，我跪坐后发现很难保持那个动作，因为脚蹬趾背很疼。是否说明我有妇科病啊？该怎么办呢？盼复。感恩老师的分享。

答：脚蹬趾那是足太阴脾经所过之处，这地方容易堵塞，说明脾胃功能不够强大，平时太少接地气了。每一个功法都不是单一的，都需要其他功法来配合。就像跪坐站桩一样，你每做一段时间，就需要行禅或小跑一下，让气血匀和，经脉通畅。就像佛门里祖师大德在禅堂里立下规矩，坐完香参禅后，必须要跑香或跑山，不跑血脉就不匀和，将来要得偏枯之病。另外，没有把血脉调均匀，睡觉都不够沉。

我们昨天讲《清静经与中医养生》时提到，天清地浊，天动地静，这大道是有动有静的，但动静都要中节合法度。跪坐是修定静，配合行禅或跑山，就修动力。有充足的定静，你跑起山来会特轻松，有足够的体力，你再跪坐静定，功夫就很容易提上去，这就是常说的动静结合，养生之道。又叫外圆内方，处世大法，身动心静，益寿良好。

因此，如果跪坐时有时经脉闭塞不通，可以靠跑香跑山去匀和，这样身体就会很舒适。故禅堂庙宇经典五堂课，必有禅坐加出坡，一静一动，一阴一阳，谓之通，养生就是顺道而行。学业事业，也是得道多助。

267 肝目之病要化化性子

问： 老师，您好！不知道是不是可以在这直接咨询。我母亲今年61岁，由于常年熬夜，导致现在眼睛经常干涩，发痒，眼睛流水较黏，靠近鼻子的眼角发痒。我母亲年轻时是一名裁缝，用眼可能过度，导致现在眼睛睁久了就酸，眨眼频率高。并且我母亲性格容易焦虑。想请问老师，能否给些相关的建议来减轻这些症状？不胜感激。

答： 枸杞地黄丸与补中益气丸都因甘甜益力可缓解焦虑。

肝开窍于目，肝苦急，性子常焦虑，或身体处于加急状态的，肝就容易扭曲，津液为之暗耗，眼目为之干涩，心态为之烦躁。人一闹心，痒痛就不间断，这在《黄帝内经》叫诸痛痒疮皆属于心。闹心乃痛痒疮之根。

所以平时的小病可以用些药物，比如喝些枸杞菊花茶，松松肝部，养养肝阴。如果长期肝急，眼目涩痒，这时就要化化性子了。不化性用药白费劲，建议你母亲学习一下凤仪道里头的老人道，老人道学会了，疾苦很快就减轻。老人如同烟囱烟灰，不烫手，又能给人以温暖，学了老人道，就能尽终天年，五福临门。

268
脾虚湿盛之虚胖

问：我一朋友，女性，33岁，身体胖，皮肤白黄，检查贫血，一直不能怀孕，中药吃过，不见作用，感觉她的胖不是正常的胖，是发虚的那种胖。请问大夫，针对这种情况，应该从哪方面入手调理呢？

答：参苓白术散可治瘦人不长肉，湿泻，也可治肥人虚胖不扎实。脾主肌肉，脾好了人自动匀称。现在很多人胖的不是肉，而是水湿，走路腿脚沉重，舌头水滑，这都是一派脾虚湿盛之象。脾为气血生化之源，脾虚了就长水湿不长气血，长水湿就猛胖，不长气血就贫血短气乏力，所以叫做虚胖。

这时就要用常规的健脾除湿思路，脾得健运则气血生化有源，湿得渗利则身体肥胖能减。我们还要明白为什么会脾虚，你不运动脾当然不敢动了，脾主四肢啊！四肢不勤劳，脾胃怎么会好？所以我们发现懒惰的人，身体很容易留湿，比如睡懒觉，不肯干家务活，不能利他，这样身体就慢慢在懒惰之中变得虚胖。还有思伤脾的人易虚胖或不长肉，想得多，干得少，叫思虑过度。

《农政全书》中讲到，人生在勤，勤则不匮。一个人真勤劳起来，就像农田勤耕，仓廪不虚，身体勤动，气血不疲。人勤劳了，不仅不缺粮食钱财，连健康气血都不缺。人们常说怎么去湿气？我们说，湿气就像一团懒惰之气，必须用勤劳与精进来对治。大家看湿痰是不是显得很慵懒重浊？没错，必须要靠勤劳精进气血活，才能把痰湿肥胖赶走。所以要管住嘴，迈开腿。管住嘴，则能把肥胖叫停，迈开腿，则能把气血提升。如此何愁虚不得补，胖不得消呢？

269 带状疱疹及治法

问： 我母亲最近后背和胸前出了带状疱疹，内服和外敷了十多天的药，一直没完全好。请问有没有相关的方子，谢谢回答！

答： 带状疱疹也要辨证施药，湿毒内盛的用龙胆泻肝汤，前提是舌红苔黄尿赤，如果气血郁住的就要用瓜蒌红花汤，这对于带状疱疹后期恢复有不错的效果。

带状疱疹又叫蛇串疮，长期串上串下太闹心了，就容易得各种奇奇怪怪的痛痒疮之病，这在《黄帝内经》叫诸痛痒疮皆属于心。我们看病人叫什么？叫患者啊！为什么叫患者？我们看这个患字就是心往上串，你如果老是关注外在的东西，名闻利养，贪嗔痴慢，计较得失，议论是非，那就离做患者不远了。

要从患者走向健康，就必须把上串的心降伏下来。大家看关注外在的人心散乱，容易多病；关注内心的，心平静，身体少疾，活得长寿，这叫宁静以致远啊！人如果不养心空养身，心如果不收回来，如脱缰野马，没有绳子套住，那么我们这辆马车就会被拉垮。

少欲无为，身心清净，得失从缘，心无增减，心静则国土静，息心则是息病，心若浮躁往上串，当安心向下。就像昨天有病人身体痒很闹心，我们大家一起行禅，赤脚在碎石路上走，只走了一个来小时，他回去马上呼呼大睡，也不觉得痒了。人病发得快，病好起来更快，关键是要你懂得让上串的心降伏下来，安住在当下。身体宁静安详后，发挥的能量，超乎你的想象。

270　月经前综合征

问：老师，您好！这几年身体遇到一个问题：每次来月经前一周，情绪就开始不稳定，有时候郁闷；有时候火旺，脾气躁；有时候又是忧伤，感觉找不到自己应该有的状态。最关键是视力会逐渐模糊，直到月经来了，这些现象才会消失。最近关注着老师答疑解惑，也试着去追根溯源，但还是没挖到心里最深处。只发现是这些年心底怨念太深，可总觉得这应该只是其中一个原因。想请老师再给指正一下，究竟是什么原因造成的月经前综合征？及早发现根源，亡羊补牢，犹未晚也！谢谢老师！

答：中医认为，气血情绪不稳，当调少阳，用小柴胡汤。你能够找到自己心念上去，其实已经找到原因了。万法本静人自闹，身体本来应是升清降浊，相当通畅的，只是人不明理，瞎折腾身体，经常闹心，所以疾病纷纷扰扰。人为什么会情绪不稳，又为什么会怨人？因为不明理，缺乏圣贤教育，明理不怨人，你真明白道理后，想怨别人都怨不起来，想动情绪都动不起来。

这段时间我们一直在观看《水知道答案》，这部人生不可不看的科学实验片，让我们明白，怨人就是伤己，爱人就是爱己。科学唯一不能作用到的地方就是人的情绪，而人的情绪却是中国传统文化最能够作用到的。

文化者，以文化心也，人不学习传统文化，就会随情绪沉沦，若瓢在水。如果学习了传统文化，心中安于圣贤教育，就能不为物役，若珠在渊。所以一个人想要身体好，除了常读圣贤书变化气质，常学做圣贤助人为乐这两条，没有更好的路子了。

我们介绍那些有众多情绪困扰的人去传统文化中心熏修学习后，闹情绪问题都大为减轻了。中医认为情轻病亦轻，一个人少闹情绪就是少病。你在传统文化中心国学书院里头一学习就明白，病是吃气的，疮痛是闹心吃火的，人能够减少气火，减少闹心，就能降伏疾病，所以降伏疾病之道在于降伏气火。生气是龙吟，上火是虎啸，若能伏住气血，便能得道。

271
湿肿满皆属于脾

问：身体发胖，下巴有痘爱出虚汗，晚上喝水第二天眼皮浮肿，请问老师，这种湿热体质应怎么治疗？

答：凡水气，一冻即大，一晒即化。饮水浮肿，必气阳不足，如五苓散或平胃散皆可化水胖。中医认为脾主湿，脾虚则水变不了津液而变为湿邪，就像一个单位领导不行的话，留不住人才，人才都纷纷走了。那怎样养出一个好脾，拥有一个好领导呢？我们可以看《水知道答案》这部此生必看的科学实验片，大家发现破碎的水结晶，经过感恩与爱的祝福会重新结晶，变得非常圣洁。现在很多人脾不好了，喝进来的水都变得相当破碎。

而眼皮肿虚胖，这在中医叫诸湿肿满皆属于脾，为什么脾会受伤？脾有两种性德，第一种是缓慢安详，第二种是包容任劳任怨。现在大家都过上焦虑的快生活，脾的节奏被打乱了，每天常抱怨别人，很少从自己身上找问题，怨人伤脾啊！脾伤则不能制水，水湿因之泛滥。

至于下巴长痘，这一般跟伤精分不开关系。中医认为下巴周围对应的是肾，这周围长痘，一般根比较深，痘色比较暗。如果不把伤精还有熬夜的根源挖掉，这痘很难挖根。

具体可看我们接下来要讲的《善书述要》之《伤身、败德、折寿的根源》。

272 多发子宫肌瘤

问：老师好，本人是中医爱好者，《黄帝内经》等都早已看过，一直在天涯跟老师的贴子，后来买了《小郎中学中医》的所有版本，还有《万病之源》等，现在有问题想请教。女，42岁，较瘦，有2～3cm的多发子宫肌瘤，黑眼圈，近一两年月经周期每月总提前4～5天，前两天量较多一直要8～9天才结束，未婚，晚上睡觉时有时会抽筋。该怎样调理好？多发子宫肌瘤应该是前几年大量饮用冻酸奶引发的。请问，如果吃下面这方子治子宫肌瘤合适么？

【组方】银花25克，土茯苓30克，黄柏18克，夏枯草25克，连翘20克，诃子15克，半枝莲20克，野菊花25克，元胡15克，乌药15克，车前子15克，泽泻25克。

【服法】水煎服，日服3次，一个疗程3剂，2个疗程搞定。严重的自己视病情加疗程。

以上打扰了，希望能百忙之中得到老师的指点，谢谢，盼复！

答： 此方以攻利为主，即使对证，也不宜久服。如果属于子宫方面的急性炎症，或许有些效果，但如果是慢性的，多年长的肌瘤包块，就需要用温和的办法，而不是轻易选凉利的汤方。我们看子宫肌瘤是怎么形成的，《黄帝内经》讲，积之所生，因寒而生。又讲，寒气与汁沫（津液）相搏，血瘀不能流行，积乃生矣。

这肌瘤的成因是复杂的，但离不开外寒包裹，里面津液闭结，再加上血瘀不得流行这些原因。所以大家看为何张仲景用桂枝茯苓丸治疗妇人少腹的积聚，虽然只有五味药，却代表了三个法：桂枝能把外面包裹的寒气解开；茯苓渗利三焦，把汁沫水湿流通下来；而瘤者留也，血液流行不畅，这里有桃仁、赤芍、丹皮，专为活血化瘀、凉血下行而设，使血化下行不长包块。

我们看张仲景创的方子，考虑得多周到，没有引用《黄帝

第一集

369

内经》，却处处都暗合《黄帝内经》，所以临床上都是以桂枝茯苓丸来加减变化治疗相关的子宫肌瘤。还有，子宫肌瘤是一个结，是肝气郁结的产物，如果你只把这结果消拿掉，却没有把生闷气、郁闷的原因解除，以后它又会以另外一种形式在别的地方长包块，所以有些妇人把子宫肌瘤拿掉后，可能肝就长囊肿。你不解除肝气郁结的问题，就算用再厉害的手段去拿掉包块也只是治标而不治本。满架葡萄一根藤，要去除肝郁这藤。

273　诸痛痒疮皆属于心

问：老师您好，又来向您请教了。我们医院老年病房的一位爷爷，85 岁了，每天晚上睡在床上，背后督脉这一条路线的皮肤就瘙痒难忍，无法入睡，起床运动片刻，瘙痒会有好转，天天如此，很苦恼。因为他一个人长年住院，儿女很少来看他，所以情绪也比较暴躁。除了这个症状外，他还夜尿频多，大概一夜要小便六七次，身体还算壮实，有脑梗病史，大便隔日一次，舌伸出来有点歪，舌体偏瘦，苔薄白，脉双寸脉有点亢盛，右尺脉沉。请老师就他背部督脉部位瘙痒的的问题给指点一下，有什么好的治疗方法，谢谢！

答：上医看开，舍得，让血脉通，中医导引按摩运动让血脉畅，下医药攻食疗让血脉不堵。《黄帝内经》讲，诸痛痒疮皆属于心，又讲心布气于表，而督脉是足太阳膀胱经主表的地方，阳气稍为不足，肌表最容易敏感反应。

运动过后气血调匀，心主血脉功能加强，血脉流通，皮肤开合有度，其痒自消，所以这告诉我们瘙痒要常活动活血化瘀。

你看人痒了会去搔，搔后气血来回通畅，痒就减轻。这瘙痒提醒我们要重视运动，运动人身血脉活。

同时老人家一个人孤苦伶仃，孤阳不长，如果家中没有儿女时常关心照顾，阳气萎缩得很快，心灵没有关怀，不养心空养身，再好的身体都会很快变坏。

老年人如果找不到生命中一些有意义的事情，人是越活越萎缩的。利他是生命大意义，助人为乐，心脏最喜欢你去帮助别人，因为心脏的性德就是布施，就像阳光一样，阳春布德泽，万物生光辉。

一个人去做义工，或者帮别人的时候，心脏就处于最快乐的状态，因为它符合心脏付出不求回报的性德。你看心脏一辈子都在搏动，把血送出去给五脏六腑，从来都没有停留过。

当一个人自私吝啬不肯付出，不能与众乐的时候，他的心脏就开始不行了。所以帮助别人，不仅是别人的需要，更是自身心脑血管的需要。越不帮助别人，自己的心脑血管就会萎缩得越快。

所以说，中医是把家人的爱调到老人身上，让老人安享晚年；而上医却是激发老人智慧，让老人明理，让老人奉献。人在奉献之中就符合太阳之道，温暖而布施，身心无比调和，哪还有什么暴躁的脾气，歪斜的舌头，跟梗死的大脑呢？

现在的人们严重低估了帮人和奉献的重要意义跟价值，这不是为了别人，而是为了自己。

274

囊肿的治疗和气有余便是火

问：两位老师好，请问一下，中医怎么治疗腱鞘囊肿？还有如何理解"气有余便是火"这句话？

答：囊肿就是一些水液所聚，人劳累过后，水液不能气化，停留在局部，就会成为积液或囊肿。大家看地面上有一滩水，你怎么让它干呢？有两个方法，一个是用扫把把它扫开来，很容易就干了；另一个办法就是吹风再加上阳光，这滩水汽化就很快。而对于囊肿或积液这类的病理产物来说也是这样，一方面，要让自己常运动，保持血脉畅活，就像扫帚把水扫开一样。另一方面，要少受阴寒，不要形寒饮冷，要多晒太阳跟早睡。没有足够的精神，屋子里的灰尘你都不想扫，也扫不掉；而当有了足够的精神，再脏的厕所你都会很快打扫好。所以这些囊肿积液，或脂肪瘤包块等，扫帚不到，灰尘不会自动跑掉；而如果精神不足，运动不够，气血不活，这些积聚包块也不会自动消掉。因此中医用桂枝茯苓丸治囊肿，有桂枝化气阳，茯苓桃仁等活血利水，太阳加扫把，水很快化。

用药想出良好的效果，必须建立在上面那基础上。至于"气有余便是火，气不足便为寒"这句话，我们看大马路上车辆很多的话，就喧喧闹闹，人们一急躁烦闷就很容易上火；如果在偏远的地方没什么车辆，就显得冷冷清清。

有些来自上海、广东的病人，他们长期在喧闹的都市里住惯了，饮食浑浊，经常上火失眠。一来到山庄清幽之地，在山林里行禅穿越，那些虚火上浮之象不治自愈，因为有余的邪火被大自然清幽之气化掉了。所以人要常回归大自然，跟大自然交流沟通，这样又有什么多余的火气呢？

其实那些多余的火气都是你身体营养过剩积累在那里，又不肯去奉献跑山付出的表现。我们看那些越积极，扛的柴越多的病人，脸上笑得越灿烂，身体病好得越快。所以你好好想想，这时代我们真缺乏名医，缺乏良药吗？

不，我们缺乏的是无私奉献不断利他的精神，你如果处于这状态，哪有什么多余的火气呢？都被你奉献出去了，那些血糖、血脂、血尿酸，也被你奉献出去了，所以说当你不考虑自己的时候，老天就会把你的身体照顾得好好的。

275 立志

问：你们好，你们写的内容太值得我学习了，可惜我文化知识学的浅，文言文不太懂，有没有什么办法？

答：一理通百理融，学好中医阴阳升降，再来指导针灸推拿，立马上一个台阶，这叫以道御术，术非道不远。但是这还不够，必须要修德，古圣先贤典籍里头，没有不赞叹德为医之本的。我们拿什么来养道，拿什么来载术呢？

以德养道，厚德载物。张仲景在《伤寒论序》上讲，要爱人知人，爱身知己；孙思邈在《大医精诚》上讲，凡大医治病，先发大慈恻隐之心，誓愿普救一切含灵之苦，如果没有这德为体，那么这针灸按摩的妙用也不能尽显其妙。

十周年庆时，从马来西亚都有学生赶到老师这里来，林明冠因为经常琢磨如何帮母亲按摩，让母亲长期疲劳得以轻松恢复，一念孝心，在短时间内，推拿按摩之术突飞猛进，令人刮目相看，所以欲精其术，先修其德。我们在写《名医传》时，发现古代的大医名医没有一个不是大孝子，医术是从孝道中生出来的，你看当儿女看到父母累的时候，孝心一动，连小孩子都会帮父母捶捶背，端洗脚水。《素书》讲，先莫先于修德。

所以道德医，医术就有无穷上升的空间；如果是名利医，那医术很快就到瓶颈了。至于文言文不太懂，这并不是什么难事。有人问学中医难不难，老师常说要看你怎么用心，老师为什么要写养心山庄励志文，因为人无志不立，不立志天下无可成之事，你不咬牙立个志，自己民族的智慧结晶就算放在那里都继承不了。应弃燕雀小心思，当存鲲鹏大志气。

你看国外那些人还不懂中文，千方百计都要学习中国传统文化，要来取经，他们要克服的困难不更大吗？我们现在起码还识得中文，再稍微用点功夫在古文上，就背三五十篇古文，你就获得了开启古人智慧宝库的钥匙。

有志走遍天下，无志寸步难行。当一个人一立志时，学习就很精进，再大的困难都不是困难。当一个人没志的时候，一丁点的压力困难就让人累得喘不过气来，让人感到压力山大。面对同样的事情，因为志向发心不同，难易也显得不同。所以说匹夫一立志，便可参天地，你想要有天地之才，就立天地之志吧！想要有治病救人之术，就先存悬壶济世之心吧！

276 鸡屎藤的功效

问：谢谢老师的无私分享。我想按照《中药讲记》说的用鸡矢藤和苍术打粉泡水喝，请问，鸡矢藤是不是鸡屎藤？

答：没错，鸡屎藤是藤类药，又带有一股臭浊之气，藤类药的特点就是善钻，臭浊之气就能够以浊降浊，所以大凡人体一些经脉拐角之处，鸡屎藤能钻进去把浊垢降下来，使浊归大肠。因此鸡屎藤乃治食积消膋肉之专药。

苍术气味雄健，健脾化湿之力极强，所以对舌苔白腻或水滑者用之非常好。对于思则气结，脾胃瘀滞者，用苍术既能健脾，又能散气机板结，非常好。苍术还有一个重要作用，在健脾的同时，还能发散风寒湿，所以脾胃不利，又被风寒湿所感，可以用苍术内健脾胃，外去邪气。因此内伤冰饮，外感风冷，即形寒饮冷者，苍术茶最佳。

277 老人冬天捶背、泡脚合适吗？

问：老师，你说对老人要孝道，要多给老人按摩、捶背，以及多泡泡脚。但是我看你写的道法自然，晚上主冬，归藏，不适合任何的运动，要静。那晚上给老人捶背、按摩、泡脚是不是不妥啊？迷惑中，望老师指点。谢谢！

答：不妥的是没孝心，孝心到处自可把握火候。捶背、按摩有力大力小之分。轻柔的力量属于补法，有助于安神归藏，如果力量太大，就属于疏泄之法。晚上不是不适合任何运动，你看佛陀晚上还会在森林里行一会儿禅，也就是说这些令人清静安详的缓慢舒和运动，是可以匀气血的，而非剧烈的大汗运动。

至于泡脚也是很好的一个法门。古人讲，临睡一盆汤，饭后百步走，这是养生之要诀。但要记得汤不要太烫，饭后百步走不要太剧烈，悠闲舒缓地干对身体是有好处的。

278
舌暗红色，舌左边有瘀斑怎么办？

问：老师，我发现自己舌比较胖大，舌暗红色，舌左边有瘀斑。早上起来眼皮比较重。右手脉比较明显，不用摸就能看到脉的跳动，是否肝血瘀阻呢？用什么方比较好？谢谢！

答：平胃散可去胖大舌，四逆散可消瘀滞斑。舌为心之苗窍，这个最为重要。但凡舌头有瘀斑，都跟心中有些纠结过不去有关；而舌胖大，大都离不开脾虚湿盛，思则气结，所以一看舌头就知道这人果不果断，气机通不通达。当断不断，反受其乱，很多人都在一些人生小问题上纠结不已，没有看到人生的大关键，所以身体气机才涩滞不畅。心是人体的君主，假如君主优柔寡断，那么它的士兵就会晕头转向，斗志不高，行动迟缓；如果君主雷厉风行，非常果断，它的士兵就会勇猛精进，指哪打哪。

所以碰到这些瘀暗舌的时候，我们不是叫病人加强运动，就是叫病人少思虑，多干活，一根筋地干，把行动力增强，说一丈不如行一尺，吃上一吨的药，也不如做上果决的一件事，这样气脉自然通畅。

279 脉大是脉形粗吗？

问：师长，请问下脉大是脉形粗吗？

答：脉大既有形粗，也有脉管偏大。男子脉大为劳，极虚亦为劳。脉大有大而有力的，属于实证，也有大而无力的属于虚证。《内经》云，察色按脉，先别阴阳。阴阳即左右，上下，三部九侯，各处独大独小。知何部不利，利之则愈。

280 头皮上有痘痘是什么原因？

问：以前没有用木梳梳头，最近几个月用木梳梳头，感觉头皮上有痘痘，梳头的时候好痛，这是什么原因？以前有过斑秃经历，后自愈，头发属于油性。

答：一般防风通圣散专门对治这种气火上攻头首的疮痘。那是因为肥甘厚腻的东西吃多了，再加上有一颗争强好胜之心，这样那些油脂就会被争斗之心带到头面上去，鼓包成暗疮或流油。所以一方面要清淡饮食，另一方面要息灭贪争之心，少跟别人较劲。人不求人，不跟别人较劲，它气血是最顺的，这在《清静经》叫降本流末，而生万物。

所谓诸痛痒疮皆属于心，疼痛的疮大都跟心有关。病是吃气的，疮是吃火的，心中有气火，这疮就鼓得满满的。要是能把气血降服，这疮就瘪下去，脱掉了。所以说生气是龙吟，上火是虎啸，人生气较劲争斗就是龙争虎斗，我们要是能降伏得住气火便能得道。《清静经》讲，能悟道者，常清静矣。能够领悟到这个道理，人从头到脚都是清静的，怎么会流油长疮呢？

281 如何根治熬夜？

问：老师你好，请问，怎样根治熬夜？

答：《大学》，不止而后能定。知道停止恶习，定慧自生。明理不熬夜，一个人要是不明理，那些坏习气一大箩筐，怎么改也改不了。现在很多人不到黄河心不死，没有熬夜把身体熬得精疲力竭，熬出病来，他都不肯轻易改变这些坏习气。所以要明白熬夜的弊害，人天生就贪生怕死，就想趋利避害。之所以还熬夜，是因为认识不到这里头的害处。

熬夜有十种伤害。第一毁容；第二腰酸；第三腿沉；第四疲累；第五郁闷；第六心很苦；第七很烦人；第八容易抱怨；第九后劲不足，耐力不够；第十头晕，记忆力减退。

这都是现代人常见的十种衰相，所以当你自己去对照时，看自己这十种衰相出现了哪几种，你就知道这熬夜里头有多么可怕了。如果这十种衰相统统都出来的话，那么离大病重病就不远了。

有老师问学生，什么最苦？

学生说，熬夜写论文最苦。老师摇头。

学生又说，生病最苦。老师又摇头。

学生又说，蹲监狱不自由最苦。

老师又摇摇头，其实人所受的境遇都不算苦，内心不觉悟了，苦无休止，那才是真苦。

所以人不怕受苦，就怕不觉悟，觉悟以后，你就能够很快地转苦为乐，趋向健康的生活。

282 如何根除色欲？

问：请问老师，如何根除色欲？我是个年轻人，很好色，很痛苦，总是观看色情片，事后又很后悔，不知道怎么办。老师能否帮助？谢谢老师。

答：人性有两个弱点：好了疮疤忘了痛与不到黄河心不死。人的气血是没有善恶的，全靠心念跟志向去引导。如果往好的方面戒定慧引，它就造就身体，往不好的方面贪嗔痴引，它就破坏身体。

所以引导气血怎么走很重要，上等的导引不是导身体，而是导心念，我们要把它引向圣贤教育。当一个人终日都沉溺在圣贤教育时，就像科学家忘我注内，全心做实验一样，就不会受外界干扰。

这样内观其心心无其心，外观其形形无其形，远观其物物无其物，但自无心于万物，何妨万物常围绕。所以说拔除色欲的根本在于立志，立志干大事，立志学君子，立志利他，这样你天天有事做，以正念代邪念，身体就不断正化了。想要田不长荒草唯有种上蔬菜。

同时要多观看圣贤教育碟片，一个片要反复看，要在心上播种，正能量才能把邪念慢慢剥离掉。三日不读圣贤书，则面目可憎，如果三日不看圣贤教育方面碟片，人就很容易怠慢，邪思妄想就开始渐渐往上长。

当然还有一个很直接的办法，就是抄写《善书述要》。抄经是一种比较好的修行，是戒定慧三无漏一次性完成。这些经典善书极富有智慧，唯智慧水能够熄灭烦恼火。抄写善书时，念念在笔端，专心致志就是修定，抄的过程中，坚持一字不错，一字不漏，这就是修戒。戒定慧功夫上去了，邪思妄想也就日渐减少了。

283 白酒与黄酒

问：请问，书里提到的酒是白酒还是黄酒？看有偏方说槐米和菊花泡茶，问了淘宝卖家，说孩子太小不能喝。

答：泡药的一般是白酒，暖脾胃补气血的一般是黄酒。小孩子生病了以减食为汤药，不要一下子就钻到吃药的洞子里去。毕竟是药三分毒，而且还要过辨证论治这一关。即使药中病所，服过度了也会伤身体。去学习《小儿推拿秘笈》，徒手疗法安全有效，一技傍身免求人苦。

284 《清静经》与中医养生

问：再次衷心感谢老师的指点，这个病人我现在给开桂附地黄丸服用，希望对他的病情有所帮助和改善。我希望自己通过对任之堂中医药理的学习，能提高自己也帮助患者，这样工作起来才更有意义和乐趣。祝老师生活工作愉快！

另外，我背会了《清静经》，但还不能深刻地理解其中的内涵，我古文不好，里面好多的话不知道是什么意思，希望老师讲解一下《清静经》，让我能更好地理解其中的道理，把它传给我身边所有的人，让每个人都能清静下来，反省自己，能有个健康快乐的身体。我想这也是我作为一个乡村医生应该做的事。给老师添麻烦了，在这里不胜感激。

答：开药一定要讲医嘱，不然不负责。开地黄丸，必要节色欲，开理中丸，必要远生冷，开小柴胡，必要戒嗔怒，开保和丸，必要节饮食。所谓请益请益，有请就有益。这几天我们一直都在讲《〈清静经〉与中医养生》，等这些稿件整理出来后，再分享给大家。一个医生如果能持诵一两部经典，非常好，因为医生要不断学习，不可能经常有名师在旁提点，而经典大都是圣贤名师的经验经历之谈，是经久不变的智慧结晶。当你将其烂熟于胸时，关键时刻就能领悟到其中所包含的很多人生大智慧，进而解决各种疑难问题。如，人能常清静，天地悉皆归。常人想到焦头烂额，不知放下一切，神一清静，豁然开朗。

285 为何肝郁会导致风疹？

问：师长，请教一下，小郎中系列中有一个情志和风疹，为何肝郁会导致风疹，不是风胜则痒吗？肝气郁滞，何来风胜？还有一问：肝郁（肝气疏泄不及）和肝旺（肝气疏泄太过）都会导致脾气不好，二者有何不同？

有一说，前者生闷气为主，后者发脾气为主，但见小郎中系列中很多脾气不好的病人，都以疏肝，心存困惑，在此请教！

答：人的情绪跟身体是相应的，情绪波动，必然会引起身体波动，所以常闹心的人身体不好，常闹情绪的人，非常容易累，人一累就容易生病。

中医认为肝主管的是情志，肝是将军之官，为厥阴风木，所以一切风动之象，比如手抖头摇，还有善行数变的皮肤风团，都要想到肝去，这就是情志与风疹的关系。情志波动厉害，外面风疹也厉害，情轻病亦轻。人一紧张不安动情绪，就有抓耳挠腮的动作，这就是情绪之风。

风盛则痒，而诸痛痒疮皆属于心，闹心了一样会痒，所以肝气郁滞，就像小狗本来是自由的，突然把它捆绑起来，它就会拼命挣扎，这挣扎之象，就是风动之象。所以人郁滞后，照样会躁急，躁急者风动也，肝苦急，这种类型的人属于郁躁型，不能单纯地用逍遥散疏泄，要用丹栀逍遥散，既清其躁，同时还要解其郁。客家话叫绑狗臭，放狗清。捆绑郁住的家禽，臭腥味大，散养接地气的体味小。因此要通过小跑爬山踏青的田园运动来缓解臭脾气和肝郁。

286 如何防治乙肝？

问：老师，请问，乙肝可以用中医治愈吗？平时该怎么做有益？还有，我对中医很感兴趣，通过天涯上讲解《药性赋》的文章知道的您，希望能在这里得到您关于自学中医的建议。谢谢！

答：专看一本《遵生八笺》，养生强身之要，一应俱全。要知道如何防治乙肝，以及各类疾病，就必须明白疾病是怎么生成的。疾病的生成也符合因缘法，因加缘才等于果。我们将苍蝇放在垃圾堆里，很快它就会拼命繁衍；可如果放在洁净的屋子里，它就繁衍不起来。这苍蝇是因，垃圾堆是缘，因缘相合就会结出病果，有因无缘，自然没法得病。

所以同样在饭堂吃饭，有人染上乙肝，有人吃了多年照样没有乙肝。为什么？因为即便有那病毒，但是身体没有那个繁衍的土壤，它在身体里也成不了气候。那让疾病繁衍的土壤有哪些呢？

第一，动物性蛋白吃太多了，身体处于酸性缺氧状态，那么各类炎症病毒就盯上你，喜欢你了。

第二，特容易闹情绪，情绪一动，百脉紊乱不通，是故百病皆生于气，动情绪是给疾病送粮草，清心寡欲就是帮身体清扫垃圾。

第三，懒动，懒动的人容易生湿，容易疲倦，湿浊成为各类细菌病毒繁衍的温床，你周围如果没有积水，何来繁衍的蚊虫？同样，身体湿浊消去，炎症就不容易起。

所以那些懒惰的人总容易生病，而勤劳的人，身体常健康。我们没法保证一定不接触乙肝病毒，还有各类致癌因子，但我们可以保证这些种子即使到了我们身体，也没有环境条件成长。断其缘，因没法结成果。

学中医要先在医外，因为中医叫传统中医，先学传统文化，医路就会很宽。传统文化大都是解决心灵层面的东西，人心灵层面上的阻力少了，学什么都快，若是心灵层面上的阻力大了，即使有再好的学习方法和技巧学起来都会很辛苦。

287　孕期感冒，常践行保生四要

问：老师你好，怀孕2个多月了，昨晚太热，一不小心感冒了，鼻子不透气，加上之前吃咸菜过多，导致嗓子沙哑，有痰，伴随不断地打喷嚏，好难受啊，喝了好多水还是不行，也揪了下大椎穴、印堂、嗓子，都出痧了，还是难受，但是精神还不错，脚是凉的，请问我还需要注意点啥，怎么度过这个难关？已请假在家休息，今天吃无盐食物。

现流清涕，估计是晚上没盖东西冻着了，量体温36.8℃，没开风扇，没开空调，只开了2分钟的窗户。谢谢老师了，盼复。

答：做足底按摩，把脚底每日搓热一小时，抵抗力会变强大。这叫足寒伤心，足暖养心，心君泰然，百体从令。慎风寒，节饮食，惜精神，戒嗔怒，这保生四要，不是在生病的时候才想到，在平时就要常践行，养兵千日，用兵一时，生病的时候，你就知道平时的保健养生是多么重要了。

现在很多人抱怨风寒还有病毒细菌，其实这都是你个人免疫力下降，正气不足后，它们才进得来的。免疫力为什么会降低呢？上医治心，有两种人身体抵抗力会不断下降，反复生病。一种是常生气的人，好抱怨的人；另外一种是很喜欢跟别人辩论的人。

《道德经》上讲，善者不辩，辩者不善，智者不驳，驳者不智。一个人一旦养成跟别人辩驳的习惯后，颈就开始僵硬了，脾气就开始刚强了。越是辩驳，身体越是不善，身体的能量绝大部分都是在心上较量掉的。但自无心于万物，何妨万物常围绕。

《黄帝内经》又讲，与万物浮沉于生长之门。我们不是在怕细菌病毒感冒，这都怕错了，它们也是生灵。如果我们保持清心寡欲，心不轻易起波澜，那么你跟它们就互不相干。它们即使在你身边绕，也奈你不何。

288 食淡痰亦淡，情轻病亦轻

问：老师们好！之前有向你们咨询过咽炎的问题，看老师的回复是回归以素食清淡为主，以前每天早上起来喉咙里是黄绿色的痰，自从素食，加上按照《人体使用手册》上的早睡早起和敲胆经后，现在早上的痰变成黄色了，这是往好的方向发展吗？

答：马不跑不能日行千里；刀不切不能削铁如泥；人不炼何来强壮无比，除了淡食外，还要加强运动，助脾运化痰湿自消。痰生百病食生灾，饮食清淡痰下来，清是少油，淡是少盐，即使是素食，也要七分饱，不能搞得很油腻。鱼生痰肉生火，青菜豆腐保平安，坚持素食，痰就会不断地减少。痰越来越少，怪病就越来越少。古人讲怪病多由痰作祟，人只要饮食清淡下来，痰没有不变清稀的。

所以俗话常说，若要身体安，淡食胜灵丹。食淡病亦淡。然后再配合读善书与养心，少动情绪，这样情轻病亦轻。

289 长养正气消杂症

问： 我以前生孩子月子里出汗多，导致两个肩膀特怕冷，自从敲胆经后现在肩膀居然不怕冷了，但两腿很怕冷，这么热的天脚底都冒汗，但两腿冰冷冰冷的，晚上睡觉不开空调也必须穿长裤，不知道这是什么原因。是不是身体里的寒性特别重？请老师百忙之中能指点一下。

答： 当一个人身体长期闹情绪后，会千疮百孔，体伤，能量不足。这时往往顾得了东，顾不了西，好像好了鼻子，又痛了腰，好了肩背又凉了脚，这都是正气不充实的表现。所以需要长期养正气，当正气慢慢充满布散开来，那些乱七八糟的杂症就会纷纷消掉。记住，高筑墙，广积粮，缓称王。高筑墙即补肺，使固若金汤，用拍打。广积粮，是补脾，可服山药芡实粥，缓称王，就是别急，王道无近功，缓字医家第一功。学力根深方蒂固，功夫水到自渠成。天天敲打成必修，久久强大亦自然。

290 心跳过快，常遣其欲而心自静

问： 老师文章中经常提到诸痛痒疮皆属于心，这几年双

脚一到夏天就长水疱，奇痒无比，一过夏天就自愈了。这和心脏有关吗？另外，我小时夏天被电电过，当时手心都是红点。后来经常心跳过快，每分钟都跳180左右，有时候都要跳一天一夜才能恢复正常，医生和家里人都以为我是心脏病。那时家里穷父母也没当回事，就是不让我再干重活了，因为累了经常会眼前一片黑。

现在偶尔也会莫名奇妙的心跳加速，有时候打个喷嚏心脏都会跳快，但恢复得也快，不像以前要跳一天才能恢复，以前跳的频率很高，一个月都要跳好几次，现在是一年偶尔跳一次。问题太多，打扰老师了。

答：桂枝、甘草、龙眼肉各5克，可以去心跳加速。心脏问题很多是自我压力太大，你的心跳速度跟不上你的欲望，身体就会出问题。所以《清静经》上讲，常能遣其欲而心自静。这欲望不降下来，心跳就没法变慢。

怎么遣其欲呢？有两个办法，一个是欲往下比，一个是德往上比。生活要常跟过去最苦的时候比，你就会觉得我好多了；修养要跟最伟大的圣贤古人比，你就会觉得我差远了。欲往下比时，你就知足常乐，心脉自缓；德往上比时，你就念念正气，勇猛精进。这样德就会越来越厚。德厚叫什么呢？叫厚德载物，这身体也是物质，德越厚，身体就越耐用，越好。到最后，最难治的疾病，都是要用德来治。《黄帝内经》叫德全不危，反过来讲，德危就不全，当道德出现危机时，身体很难保全啊！具体的德，即正能量，表现为自强、勇敢、担当、诚实、守信、勤俭等，美德塑好身。

291 小儿肛裂怎么办?

问: 老师们好, 儿子3岁半, 有肛裂, 小时候不会说, 现在经常讲屁股眼疼, 大便前段很粗很硬, 请问, 该如何调理呢? 谢谢!

答: 应远肉近蔬, 红薯、白菜等多食有益。肛裂大都是撑裂的, 为什么会撑裂? 孩子贪吃零食肉类, 导致大便秘结干硬。还有家里压力太大了, 一个家庭压力太大, 最薄弱的人身上首先会出现疾病, 来提醒你该减压了。

所以孩子有时出问题, 是反映家庭关系紧张, 家庭压力大, 不治家空治身事倍功半。想要一个家庭和谐, 最好的办法就是大家一起来学善书, 善意满人间, 就不会有各种莫名其妙的恶疾了。

292 容易上火, 反复上火怎么办?

问: 我老公经常觉得咽喉里如有物哽, 头晕, 身体沉重, 心中烦闷, 体型较胖, 常吸烟熬夜, 容易上火, 喝王老吉后就会减轻一些, 但随后又反复, 该怎么办?

答: 勿忘世上苦人多, 用慈与替他人想方可出离烦恼苦海。现在城市的人不是应酬多, 就是饮食肥甘厚腻过度。中医讲贪生百病食生灾, 大家别小看这饮食, 你弄不好, 灾难就潜滋暗长，你都不知道其实自己每天都在制造病灾。一般胖人多痰湿，可人为什么会肥湿，身体沉重呢？

一个是管不住嘴，一个是迈不开腿。现在人好吃懒动，这是一个非常大的社会问题和身心健康问题。你越懒动，身体湿气就越重，越好吃宵夜、零食，身体就越沉重。大家都知道超载的车子爬坡都爬不动，你如果肠胃长期饮食过度超载了，它蠕动就会变慢，上楼都会觉得越来越沉重。

人一沉重，心中就开始郁闷烦躁，脾气就变得不好了。大家看车子一上坡爬不动时，就老冒乌烟，而当人饮食过度，肠胃负担过重时，就很容易气得七窍生烟，因为你的肠管被塞得肥肥满满，这气机没法对流，你想让他不气都不行啊！

所以修行的人，第一个要学点中医养生，如果不明白饮食清淡七分饱的道理，你越修气就越大，烦恼越重。我们前面讲情轻病亦轻，食淡病亦淡，喝王老吉只是暂时淡化上焦烦闷之火之象，而饮食清淡才能够在根源上革除身体积滞之热。

家里做饭的人太重要了，你炒什么菜，直接关乎一家健康。你喜欢用煎炸炒，用各种调料，这家经常都会处于烦躁上火状态；你如果用的是清蒸水煮，好像口味不是那么好，但吃下去后，身体会很受用，这才能从根源上掐住疾病咽喉。

为何现在广东人一上火就喝凉茶，火降下去后随后又复发？这是因为炉烟虽熄，灰中有火，如果不釜底抽薪，清空肠道，不再制造积滞，身体就很难彻底变好。

现在这么多疾病，大都是生活方式病，如果这个原点错了，后面就会有层出不穷的问题，所以要根除烦恼，解除疾苦，必须回到那个原点上去。

第一集

389

293　白酒药引行气血

问：书里说桂枝酒引药上头，金银花治疮引药达表，用的是白酒还是黄酒？

答：一切头风泛痛，用桂枝泡酒，效果奇好！用的是白酒，酒是很好的药引子，白酒发散，行气血的力量更强些。而且酒乃辛，辛走肺，达表，令人气勇胆大不畏水湿风寒。

294　心脏早搏需清静寡欲规律生活

问：老师好，最近天好热，我感觉心脏也经常有点早搏，一荡一荡的。怎么办呀？

答：天热心跳急用生脉饮，十分养心。要养好心脏有两点要特别注意。第一，心脏是非常有规律地跳动的，所以生活要有规律。从饮食的时间还有量、速度都要稳定下来。再到睡眠、情绪、劳逸程度，这些一旦稳定有规律后，心脏跳动会变得非常有规律。

第二，阴能涵阳，当阴涵不了阳时，阳就会亢。而肾阴乃为五脏六腑之阴，能涵养五脏六腑。当肾阴不足时，五脏六腑都会处于焦急紧张状态，容易激动、亢奋、烦躁。所以保护好肾阴，不伤精，不纵欲，这心气就会慢慢平复下来。就像缺水的鱼，处境很难，当水充足这鱼就优哉游哉了。同样，我们心要自在，必须肾水充足，少熬夜，少纵欲，寡欲则肾水自充，清静则心火自降。

295 瘦人如何增重

问：我是个男生，22周岁，我老爸也很瘦，我从小到大也是很瘦。身高1.7米可是却瘦得跟猴子似的，最重的时候才100斤，现在90斤。体检也什么问题都没有，不过现在好像经常会口干，小便多，大便正常。之前在一家药店吃了一个月的中药，说我湿气重。我想请教下陈老师，怎么才可以增重呢？

答：四君子主脾，大腹皮去腹中浊气，四君子合大腹皮，补脾去积，可以肥体。肥人多痰湿，瘦人多虚火。瘦与肥不必介意，关键是要看精气神饱不饱满。如果饮食有节，起居有常，不妄作劳，精气神充满，你不用管它肥瘦，自然就有适合自己的身体。

现在很多人消瘦，不是营养跟不上，而是不吸收。为什么不吸收？长期处于焦虑紧张状态，生活没办法规律下来，当生活工作规律稳定后，人会慢慢丰满。同时心宽体胖，现在很多人心不宽广，人越瘦心怀越要变大，但如果心怀狭窄了，身体永远都壮不起来。

心理上有包容不了的东西，消化不了的东西，你脾胃就很难消化吸收最多的营养。中医讲火生土，这心火如果处于较量状态，往上一冒，不就口干了？下面一紧张，尿就频了，所以人一安静则心火自降，口中湿润；人一安静则肾水自生，尿频减轻。

所以出现病理之象，说明这个宽心静心的功夫没上去。我们讲过脾主肌肉，属土，其畜为牛，有两种性德，一种是勤习劳苦，一种是任劳任怨。所以不爱劳动的人，脾胃不好；做事老是一肚子怨气一肚子委屈的人，脾胃不好，因为脾主大腹，大腹应该是精气所聚，现在你让它充满委屈跟抱怨，它怎么能消化好呢？

296 献血要量力而行

问：老师，谢谢您耐心的解答和无私的分享！请问老师，从中医角度看，献血对身体有影响么？

答：献血要量力而行。利他的事情对自己绝对有好处，至于要献血多少，哪种状态下去献，还有献完后，要怎么保养，这都要讲究一些方法。

有很多人献完血过后，照样熬夜，负担重，身体很容易就亏伤了。晚上是肾藏精造血的最佳时机，你如果没有充足的睡眠，血气是不会很旺的，所以庄稼都是晚上长得最猛，这叫阴成形。

中医有种疗法叫刺血疗法，也会放掉很多血。很多人献一次血，或刺血疗法一次，会觉得身心舒服，但随后烦恼又来了，就像按摩刮痧能管上几天一样，那怎么管一辈子呢？这才是我们要思考的问题，你献血是为了什么呢？不是为了拿到那张献血证，也不是为了获得，而是为了帮助别人，奉献自己。

人不管有没有钱，处于奉献状态时的自己是最快乐的，人不管地位高低，处于利他状态时的自己都是最幸福的。所以有句话叫助人为快乐之本，利他乃幸福之源。

所以想要奉献利他，不局限于献血，常行好事，莫问前程，与人方便，自己方便。少跟别人争理，多认自己不是，这些暗地里的功德，才是真修实干的大功德。这叫隐功方有德，隐德乃有道。那些干惊天大事业，却做隐姓埋名人的人，才真不凡。

297 小儿不能捧，过度疼爱害孩子

问：老师，您好。有问题打扰老师了，小儿一岁一个月，五天前发烧近40度，先看儿童医院中医，抽血看白细胞低于正常值，C反应蛋白偏高近25，不给开中药。无奈看西医打三天吊瓶，第一天吊瓶后发烧、流鼻涕、轻微咳嗽基本消失，怕反复又接着吊瓶两天。今天小儿开始喷嚏不断，接着鼻水流得很厉害，孩子难受，情绪暴躁。他还是过敏体质，蚊子咬一口就是一个大红包，这种情况是不是过敏性鼻炎啊？该如何治疗？很担心这次像半年前那次生病，住院出院流鼻水一个月最后看中医硬逼着喝药才好。无比感恩老师，不知道该如何照顾病中的小儿，特向老师求助。谢谢老师。

答：风声鹤唳，草木皆兵，这是脾虚家庭常见的。全家要健脾，孩子也不会流鼻水，大人也不会焦虑胡思乱想。中医讲脾主思，胡思乱想也要健脾，健脾名方乃《汤头歌诀》第一方四君子汤。现在很多孩子都容易过敏，对一些蚊叮虫咬就表

第一集

现出极大的反应，这并不是什么好现象。为什么会这样呢？一是跟家庭过度营养，还有吃一些加工食品比较多有关，比如牛奶、鸡蛋、火腿肠、进口奶粉等。

再就是家庭里大人们普遍镇不住，所谓子随母性叛随印，孩子容易暴躁都是父母传给他的。古训讲，身正则影直，端正则器良。也就是说做东西的模板模具如果端正，做出来的器具就会良好。所以大家看如果复印件出现问题时，我们是修改原件，还是修改复印件，孩子的问题都是父母的问题啊！

教育孩子不是先修理孩子，而是父母先修理自己，教育者首先应当受教育。父母可以想一下，自己是不是常心中动荡不安，一点小事就着急焦虑，患得患失。那么这样的家庭氛围出来的孩子，免疫力就相当低。很多父母对一点小事就惊慌失措，《清静经》叫既惊其神，即着万物。人的心神容易受惊定不住，那么它对外面的反应就会非常剧烈，就像孩子碰到点风吹草动就过敏一样。

还有孩子容易高烧，父母要反思一下，是不是疼爱孩子过度了，热爱过度，就得热过了的病。现在儿童医院高烧的孩子排着队，这跟现在父母普遍过度疼爱孩子，营养过度丰富分不开。丰富过度了，积在身体里面，积就会化热，所以孩子福德不够，不能捧得太厉害，有个词叫捧杀，你如果对孩子太热心，捧孩子就等于杀孩子，这一点要加强警惕啊！

298　小儿支原体肺炎用中医如何诊治？

问：您好！太喜欢您的文章了，一直追着看，学习。我看您文中有一方治愈大叶肺炎的例子。我儿四岁，得了支原体肺炎，找不到好的中医，不得已住院治疗打冰凉的抗生素六天，还要继续吃抗生素阿奇霉素断根，还容易复发。请问：小儿支原体肺炎用中医如何诊治？拜谢！

答：中医要分寒热虚实，一般急性炎症都属于实证，慢性炎症容易转为虚寒，这叫暴病多实，久病多虚。现在很多孩子容易长炎症，感染细菌、病毒，为何呢？因为体内痰湿多，营养过剩，非常适合病菌的培养与生长。所以古人讲痰生百病食生灾，你饮食过度了，比二者对身体伤害还大。病菌只是因，你身体有些湿浊，营养残留，消化不干净，这是缘，因缘碰在一起才结出病果。一般用消炎止药，是在消灭因，但为什么疾病还反复？因为这些被消灭的病菌排不出身体，累积在那里，又会成为助长新病菌的缘。所以孩子如果舌苔白腻，舌尖红就容易反复得各种炎症，好像一波未平，一波又起，这该怎么办？把身体的湿浊撤去，就像扫干净屋子，那些讨人厌的苍蝇蚊子肯定会减少。

如何去除身体的湿浊呢？要管住嘴巴，现在很多家人都不懂老祖宗的饮食之道了，饮食之道并不在于增加多少营养，而在于你怎么去减少。减少肉食，减少鱼蛋奶，减少各类加工过度、提纯过度的食物，回归到自然的食物，比如粗粮、蔬果，要吃这些容易排出体外的东西。人之所以疾病越来越疑难复杂，这都是自己造的。大饱伤脾，脾胃一败、百病丛生。

孙思邈讲，四百四十种疾病，皆身手所造，非关于天，疾病不是上天惩罚我们，而是我们的行为太过分了，不是吃撑了就是吃太丰富了。所以养小孩必须明白这一条原则，若要小儿安，三分饥与寒。对于当今时代，缺衣少食不是最可怕的，因为孩子都知道饥饿，而丰衣足食后，孩子不知道饿，才是最可怕的。

从健康角度而言，富贵人家孩子比贫穷人家孩子更可怜，因为他们更难尝到妈妈做饭的味道，还有那种食物的原汁原味，以及不吃撑的快意。所以想要身体好，就别把身体造成痰湿大本营。疾病都是招来的，有什么痰湿就招什么病菌，有垃圾堆就招苍蝇。古人讲减衣增加福，减食增寿，对于绝大部分炎症痰湿，都需要减少饮食，须知疾病以减食为汤药啊！

所以要解决当今众多疑难杂病，不能只靠生产新药，要回归到餐桌上，饮食没调整好，人的免疫力是会节节败退的，所以古人讲饱食一顿，折三日之寿命。你想一想，现在孩子想吃什么有什么，这不是福啊，这是在折自己寿。而明白的家长，就不会让孩子乱来。因为乱来的人，往往得乱来的病，你还很难找到真正的原因。

299 疝气需长养孩子浩然之正气

问：老师您好，9 岁儿子右侧腹股沟疝气三年了，中医断续调理一年多，没有起色，还是每天上午 11 点后就下掉进睾丸。孩子本身身体反应没有什么不适，但是他从小就很敏感，恐惧心比较重。我也知道他的这个疾病是我心灵的显现，加上夏天吃了大量水果如西瓜、芒果、桃子做主食，导致身体后来发出这个信号了。请教老师一些调理方法，谢谢。

答：没错，《黄帝内经》讲，百病皆生于气，而疝气跟恐则气下分不开。有两种人容易得疝气，一种是小孩先天不足，发育还不够完满；另一种是老年气血已亏，中气跟肾气都掉下去了。同时疝气还跟山一样大的压力有关，人压力大后，会显得沉重，被压下去。

所以，一个家庭小孩出问题了，父母要明白，需要给孩子制造一个宽松的家庭环境。一般鱼出问题了，都是这口塘水出了问题。同样孩子出问题了，特别是慢性反复出现的疾病问题，这时特别要想到家庭关系。孩子之所以会恐惧，没有安全感，因为浩然之气不足，浩然之气究竟跑到哪里去了呢？被电视、电脑、手机这些东西分散了。那怎么把浩然之气找回来呢？

读圣贤书是最好的一种方式，读书乃养心第一妙物，常跟古圣先贤交流，人的气质就会像他们。这叫世人本不善，亲近于善人，是故成善人，善名满天下。想要成为善人、健康的人，就要多读圣贤书，常跟古圣先贤的教诲在一起。敬胜百邪，礼敬师长圣贤，各种怪现象自退。

像我们养心山庄里，每天晨起第一课就是诵《清静经》，让我们一天的状态，尽量保持清静。《道德经》讲，清静为天下正，当心越来越清静时，你会发现身体正气越足，浩然正气就是这样养出来的，正气越足后，邪气就会越来越少，这叫邪不胜正。所以一个人读经典，一个人受益；一家人读经典，一家人正气满满，身体健康。这叫若人近贤良，譬如纸一张，以纸包兰麝，因香而得香。

300 鼻子问题怎么办？

问：老师好！请问两个问题：一、两个鼻子，有一个鼻孔流出来的鼻涕是黄的，而且有臭味。这是肺里面有热吗？二、为什么两只手，手掌和手背是暖和的，从手指开始就凉凉的？这是什么问题啊？谢谢！

答：鼻流的是清涕的话，一般属于虚寒，跟伤精纵欲熬夜有关；鼻流的是浊涕的话，带有臭味，一般跟争强斗胜分不开关系。

《清静经》讲，上士无争，下士好争。越是有争强斗胜性子的人，越容易得鼻炎咽炎，为何呢？炎由两个火组成，火就是身体的战火硝烟，身体处于战争竞争斗争的摩擦状态，就会生火生烟，所以俗话讲，一个人跟别人争斗，结果是气得七窍生烟。你想一下七窍都在冒烟吐浊气，就像汽车的尾气筒一样，不都排臭浊吗？

所以如果没有减轻这种好争斗之心，好辩驳辩论之心，那经常都要臭浊上冲，浊火不降。本来《黄帝内经》就讲，清阳出上窍，浊阴出下窍，这些鼻子里的臭浊，应该从肺下归到大肠去。

为何下归不了，还反要从大肠下面上冲到鼻子来？我们可以看一杯浊水，你清静时自然浊垢下沉，清水现前；可如果这时你用筷子一搅，马上沉渣泛起，臭浊上攻。

《清静经》认为，大凡浊阴不降，都是心不清静，不能降本流末，好跟别人争论争辩，每争一次，就像拿筷子在自己身上乱搅一次。这样鼻炎是沉渣泛鼻，皮肤病是沉渣溢表，胸闷咽痛是沉渣扰胸射咽。疾病的名相虽然多，但你读经典后，能够明显感受到它的实质，其实就是心不清静了。

万法本静人自闹，肢末者阳气外达之标志也。当肢末发凉应该想到原因有二：一是气血不足，没法外达末梢，所以末梢先凉；二是气血虽足，却思虑过度，郁闷气结，使气机不能畅达四末。不管是亏虚，还是忧郁，都要从这心上来把问题解决。人体的指端跟心是相连的，中医讲，十指连心，当人少存感恩心，不大愿意付出时，他的肢节就不太好使。

心是君主，四肢是百姓。百姓勤劳，君主就会很安定；君主施仁政，不搜刮民脂民膏，不自私，那这百姓的温饱问题很快得以解决，会觉得没有饥寒，活得很温暖。所以四肢的问题，要想到心上去。《素书》上讲，足寒伤心，民怨伤君。这手足出现凉冷时，是民怨沸腾了。

为什么我们这些手足细胞百姓们会饥寒沸腾呢？因为君主没有放宽仁政。所以大方的人，越来越快乐，而小气自私的人，越来越痛苦，这叫君子乐得做君子，小人冤枉做小人。这心一大方过来，它的气血马上布施出去，广施仁政，四肢没有不受其恩惠而美滋滋的，所以切要从心而治，离心非道。

301 如何提高小儿营养吸收能力？

问： 您好！看到您微信的答复了，我儿恰恰吃得不多，什么都不吃，所以检查缺铁缺锌缺钙。不过他一岁到两岁多爷爷奶奶带的时候属于过度喂养。这是为何呢？有什么好的调理方法吗？谢谢！

答： 人的身体不是看你补多少，而是看你漏多少。池塘有漏洞，你引进多少水都白搭。现在很多父母都担心焦虑，这孩子会不会缺维生素，缺铁缺钙呢？其实这都担心错了，现在的饮食营养绝对不会缺。那缺什么？缺的是转化能力、吸收能力，而转化能力、吸收能力又不是靠吃什么来补的，靠的是你的运动、早睡，还有不吃撑。

我们给大家打个比喻，假如这些田地贫瘠干旱，我们给它下点雨，它就会很滋润，可是如果下瓢泼大雨，搞得江河饱满呢？

结果是得不偿失。这些田地被冲跑，就像人体的营养都留不住，被冲走了。所以为什么不能暴饮暴食？暴饮暴食的营养在身体内是留不住的，它会通过拉肚子尿频或遗精泄掉。

所以孩子不是营养不够，而是容易被欲望所牵，而吃撑吃得太急太快，没有细嚼慢咽的饮食法，就像天在下大暴雨一样，人怎么受得住啊？

《清静经》讲，常能遣其欲而心自静。如果欲望没有降低，你补越多钙，它流失得越快，就像下越大雨，河堤崩得越厉害一样。所以不看你补充了多少，而看你流失了多少。

看到这里大家就明白了，为何人不可以焦躁，不可以暴饮暴食，也不可以暴跳如雷。因为当你做这些的时候，你的身体就像下狂风暴雨，好多营养都被摧毁冲到下游去，精华纷纷流失。

大家想一下，你如果天天施好肥，期待下一场雨，结果这天地却经常下大暴雨，你那些好肥料不都被冲掉了吗？不仅肥料被冲掉，原本的土壤都会被冲掉不少。

302　生病要找医生，健康要靠自己

问：请问，小郎中是在广州吗？我姐就是广东外语外贸大学毕业的，对那一块很熟悉。可以去找您吗？有这个缘

分呢！能找到正治的中医，该是我们多么大的福分啊！您的《药性赋》，我正在学习，可是我门外汉，怎么也不敢自己开方啊！

答：最大的福，不是找对医生治，而是找到点拨自己的明师。行万里路，不如明师指路。生病要找医生，健康要靠自己，不应该只想这一时的病，要想如何使自己一辈子少得病。这时你再去研究学习中医养生，收获就会更大。记住，提高自己驾驭身体的能力，远比到处找高明的修车师傅要强。我们集结《答疑解惑集》目的是大家多分觉悟，人生多点主动，生命多分自强，生活多点方便，而非千方百计变成大家要找看病的医生。

303 大人情绪闹心，小儿瘙痒难忍

问：还有一问题请教，小儿四岁，晚上痒得厉害，胸、后背、屁股、大腿，痒得抓了哭，有时候抓出了疙瘩，有时候不是疙瘩而是突出的小红色疹子，白天又消失了，只看的到抓印疤痕，去医院一直看不好，我多想找好的中医给看看啊，让大人、孩子能晚上睡个整觉。现在他又开始抓了。请问，有无好的治疗方法？拜托了！

答：可以用艾叶、薄荷各20克，煮水外洗去风痒。痒是因为闹心了，为什么会闹心？小孩子可没什么情绪，但是大人的情绪会压到小孩子身上去。同时饮食不干净，糖、香精、添加剂太多了，会让血脉浑浊，而肉食过度了，也会令

血脉不清净。中医讲，心主血脉。心是主子，血脉是下属，当下属有问题时，这主子领导也会操心闹心。就像孩子出问题时，你晚上也没有好觉睡一样。所以要恢复饮食清净，水至清则无鱼，血至净则无病。那些零食、动物性蛋白要少吃，因为这些容易让身体酸化瘙痒，要吃清淡一点，同时千万不要让孩子吃撑了。人吃撑一顿，损三日之寿命。不怒是疗伤药，不撑是延年方。

304 乐读医书，修生养息治腰疼

问：老师好，打搅您了！男，广西人，今年29岁，去年在天涯网站上看了您发的《药性赋选讲》的帖子，是您带我脱离之前如行尸走肉般生活的苦海，让我看到了人生的乐趣，我也在苦研医书中，希望有日能拜上名师您。最近由于干体力活，过劳伤损及腰，一个礼拜未好，也买了药吃了，膏药贴了，喷雾喷了，还未见好转。恳请老师帮忙分析下，并提供些方子，大恩大德，没齿不忘。诚拜上！

答：唐伯虎讲，天然兴趣难摹写，三日无烟不觉饥。医书不是靠苦读的，要乐读，苦读了说明方法没有找着。学而时习之，不亦乐乎。学习真进入状态，都是伴随着喜乐的，没有喜乐的心，不要去死读书，不如到外面活动。干体力活不会伤到腰，但是你如果一边干体力活，一边又觉得压力大，心生恐惧，这就会分神而伤到腰。

人要懂得过简单的生活，做一件事就专注一件事。你简单了，你的病就会变得简单。只要不是精伤得严重的腰痛，你多休息几天就会慢慢恢复过来。现在叫很多病人休息，结果他身体是卧在床上，但手上却没有离开过手机或电视，这能叫休息吗？休息者修生养息也。

要把手头的一切都放下，精气神才会不断产生。不然的话，你在那里身体放假，休息了，这心却在翻江倒海，像打麻将一样，这叫静中闹，反而会身体伤得更厉害。

305 跑步时流鼻血

问：两位老师好！我跑步已经有两个多月了，每天都去跑四五公里，这两天跑到一半的时候会流鼻血，以前都不会的，麻烦解释一下，谢谢！

答：荐一妙方：栀子10克，竹茹10克，煮水，一般突发鼻血速止。不要强迫自己，现在很多人都知道运动好，但如果强迫自己，反而会伤到身体。真正有益的运动有两个，一种是利他的，比如路边有些杂草，或者垃圾，你把它们清开来，好让人通畅往来。

另外一种是精气神饱满后，人自动想运动，这时你才能跑起来。如果精气神不足，处于疲累状态，你最好用慢步行禅法，微汗而不要大汗，使气血调匀，有助于睡眠跟精气神的回归。心主血脉，血液妄行，血溢脉外，这跟人性子急分不开。

所以别着急，慢慢来，才能快。人一旦自己加急后，是很容易累的，暗耗能量是很厉害的，所以运动跑步一定要找到自己最舒适的节奏，然后循序渐进。你可以跑得像乌龟那样慢，只要你觉得舒服，不必急躁。

306 孩子气短，老人多汗

问：老师们好！每天看你们的文章受益匪浅，感恩辛勤付出的老师们，你们辛苦了，谢谢！我有个问题，两岁七个月的外孙有气短的症状，玩着玩着就听他提一口气，又接着玩，有一年了，昨天走楼梯上楼时，还喘大气，孩子不胖，请教老师这是什么原因，该怎么办呢？还有一个问题我很疑惑，就是我五十岁以前不出汗，热得大红脸也不出汗。可这几年特别爱出汗，一动就是汗，今年五十六岁，女。期盼老师百忙之中回复。谢谢！

答：孩子短气容易喘，这是中气不足。补中益气丸主之。我们看人为什么会中气不足，俗话讲求人气短，人如果经常外求，希望得到别人的帮助，身体就会很快进入短气状态。所以要解除短气，一定要换一种世界观，世界观不换过来，吃再多药都很难有理想的疗效。现在普遍人都希望能得到别人帮助，他的心没能转到帮助别人这频道。

一个人不论财富多少，只要他在帮助别人，就是最快乐气最足的。一个人不论能力大小，只要是在给予别人，他就是最开心最饱满的，也是最富裕的。为什么现在不少孩子都被养得面黄肌瘦，养得精气神不够？这跟教育分不开啊。家里父母要常提倡感恩付出的教育，不要追求占便宜自私的教育。占便宜了就吃大亏，为什么？

因为你那外求的心就长出来了，外求的心一长出来，就叫做求人气短，拿人手短，吃人嘴软。大家看为什么那些越帮助别人的人越是脸上有光彩？这叫助人为乐啊，人一乐精神就来，人逢喜事精神爽，所以小孩子精气神不足时，更应该教他多习劳多付出多利他，这是改变身体最快最彻底的方式。健康是这么炼成的，能干也是这么炼成的。

至于容易出汗是什么原因，汗为心之液，心中装的事多了，内化不过来，不淡定了，这汗就容易出来。大家看那些清静的修行者，几天没洗澡，身体还有体香，你闻不到臭浊，为什么呢？他们的心很少剧烈波动，都是很平稳的。你看平稳地开车，车子好用，剧烈地踩油门，车子就冒乌烟，所以我们要学会如何平稳安详地用好一颗心。

307
为何只指导养生，不开方？

问：老师您好！我好想去找你们看看，另外，我看您的回复都是指导如何养生，不开方子。我非常赞同您的"七分靠养"，但是有了病还需诊治。这样边养边诊治，是否更好？其实现在很多中医网诊，要求填写问诊单。发过去一看一目了然，就可以开方子。当然是收费的。老师，可以这样吗？

答：以前弟子在外出参访求学时，都是在家里或者山里打够基础了，确实碰到瓶颈才到外面炼炼。如果基础还不够就到处寻访名师，就像旅游走马观花一样，很难有大的收获。

认定一个明师，认定他的著作，一门心思地积累学习知识，成就的捷径，上山的路有很多条，我们不需要每一条都去走，只需要选择一条，勇往直前就能登顶。我们始终认为老师是一时的老师，经典才是永远的老师。

所有好老师都是学而不厌的，都是在表一个学习的法。见到老师这种精神，就算我们在山里也时常跟老师亲近；如果没有见到老师这种精神，就算天天跟在老师背后，也跟老师相当疏远啊！

其实诊治疾病在当地有很多医生都能做得很好，只是我们对他们不够信任而已。还有我们七分养做得远远不够。没有这七分养在前，你三分治的胜利果实，很容易被不良习气夺走。

中医的最高境界在于养生，养生的最高境界在于养心。这是老师为何要办养心山庄的道理。不养心空养身，不养心空服药，都是舍本逐末的做法。把心养好，你学习快，病也治得快，都很彻底。网上求医并不是上举，而网上传播健康理念，善书善本，往往是时代的需要。

一个名医或者名师，他不是给你多少知识技术，或偏方秘方，而是给你的人生指一条光明之路，让你越走越快乐。所以老师或者名医不过就是大家慧命身命的指路人而已。

说时不饱，指路不达，仅仅只是在讲，而没有去做，那么问题就会越来越多。按照指令去做，就像英勇的士兵令行禁止那样，就没有攻不克，战不胜的问题。一个真正传统的好医师在面对当今病人的疾病时，不仅要调动药物、手术刀这些武器去治病，更要调动病人去治病。忽略了人，武器再精良，辨证再准确都很难有理想的效果。

308 用药禁忌很重要

问：老师，你好。虽然你讲的很易懂，但我发现你主要

讲了药的正面，反面很少讲，用药禁忌也讲得少。

答： 所以建议大家看《药性赋》讲记时，一定要跟教材相配合。讲解时会有很多疏漏，这都需要我们以后再去弥补。大家要知道药物禁忌，同时更要明白饮食禁忌。同样的两个患者，我们都开出桂枝汤的药方，一个没有交代饮食禁忌，结果很容易就上火了；一个交代清淡的素食后，服用后感觉很舒服。可见这饮食禁忌、养生禁忌太重要了。大家说桂枝汤是不是会让人上火啊，那要看他的生活习惯，如果老熬夜，身体处于精油榨干状态，那星星之火也可以把他烧起来，这时你就会很怕星星之火；但如果你饮食有节，起居有常，你就不会有这方面的担心。

这就是为何张仲景在写桂枝汤时要反复交代煎服法还有饮食禁忌。你想一下古人要把字刻在竹简上，真是惜字如金啊，每一个字都需要千锤百炼，不然的话很难流传千古。张仲景用了不少字来论述饮食禁忌，比如大病后不可以过饱，生冷黏滑、肉面、五腥、酒酪、臭恶等物要远离，我们不要以为这是老生常谈，稀松平常而忽略它。人能够先把自己修好，看书的障碍就很少，治病的效果也会越来越好。

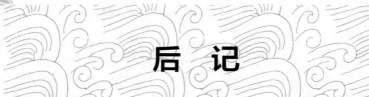

后 记

龙山。

夕阳西下。

曾师高举斧头，再往下猛的一劈，啪的一声，木柴应声而开。

我望着那对半而开的木柴，以及如山高的柴堆，问，曾师，为什么你学什么都那么厉害？就像这劈柴功夫，你只学三个月，整个龙山村已无出其右了，请教有何秘诀？

曾师笑笑说，只是担当而已。

山民多老弱，我便义诊，劈柴。

社会缺乏中医普及者，我便磨笔上阵。

老中医经验难以传承，我便执弟子之礼，侍师如父，开跟诊之风。

人民生活日益西化，物质化，我便隐居山林田园，回归《黄帝内经》天人合一的朴素生活，并通过开展山林体验班，把这份健康喜乐分享给大众。

网上对疾病，对中医的困惑很多，于是我用别人闲聊看手机的三余时间，给大家答疑解惑……

众生的需求，就是我的方向，道义所在，也是我成长的动力！

夜幕降临，曾师美美地喝着稀粥，吃着番薯叶，我看见他是那么的满足，那么的幸福。

我想，什么是最可爱的人？这便是！

《中医10000个为什么·第一集》已经完结，敬请大家期待下一部《中医10000个为什么·第二集》。